DAHLEM | HÖLZER-HASSELBERG | SCHOPPER | STEINMANN-LINDNER

Burnout –
mit der Krise wachsen

Wege zu neuer, individueller Lebensgestaltung

Autoren:
Hilmar Dahlem, Renate Hölzer-Hasselberg, Christian Schopper,
Solveig Steinmann-Lindner

Mit Beiträgen von:
Birgitt Bahlmann, Klas Diederich, Kerstin Dietz, Andreas Laubersheimer, Markus Peters,
Theodor D. Petzold, Matthias Schenk, Markus Treichler, Lasse Wennerschou, Eva Wolter

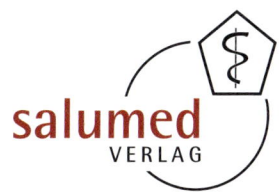

salumed
VERLAG

Inhaltsübersicht

4 „Auf neuen Wegen" 122

5 Ein Ausblick und ein Fazit 183

Anhang 193

Vorwort

Burnout ist allgegenwärtig. Seit in den 1970/80er-Jahren amerikanische Psychologen das Burnout als psychosoziales Konzept für die Forschung entdeckt und diesen sprechenden, selbsterklärenden Begriff in die Nomenklatur eingeführt haben, ist eine Flut von wissenschaftlichen Arbeiten zu diesem Thema publiziert worden. Umfangreich ist bis heute auch die Rezeption in populären Medien. Und die Zahl der Publikationen wächst weiter. Warum dann noch ein Buch über das Erschöpfungssyndrom?

In unseren Arbeitszusammenhängen in helfenden und beratenden Berufen begegnen uns immer wieder Menschen, die das Burnout-Syndrom aus eigenem Erleben kennen oder Burnout-gefährdet sind. Viele von ihnen haben sich an die Hannoversche Unterstützungskasse e.V. gewandt, um Vorhaben zu realisieren, mit denen sie körperlich, seelisch und geistig gesund bleiben oder werden können. Es war für uns an der Zeit, uns fundiert mit den Fragen zur Gesundheit unserer Versicherten (vor allem Lehrerinnen und Lehrer sowie Erzieherinnen und Erzieher) auseinanderzusetzen. So entstand der Impuls, Burnout aus anthroposophischer Sicht zu untersuchen und die Ergebnisse dieser Recherche in einem Mut machenden Buch zusammenzutragen. Auch Renate Hölzer-Hasselberg in ihrer psychotherapeutischen HP-Praxis und Christian Schopper als Klinikarzt erfahren täglich, dass es einen großen Bedarf an Information und Beistand gibt, sodass sie sich der Initiative gerne angeschlossen haben.

Dieses Buch richtet sich an Betroffene und ihr begleitendes soziales Umfeld ebenso wie an professionelle Begleiterinnen und Begleiter und an interessierte Menschen, die das Zeitphänomen Burnout tiefer verstehen möchten.

Das Burnout-Syndrom ist ein sehr individuelles Geschehen. Deshalb stehen in diesem Buch immer wieder Menschen mit ihrem persönlichen Schicksal und ihren individuellen Entwicklungswegen im Mittelpunkt. Diese Menschen wurden befragt oder haben ihre persönlichen Geschichten in Berichten selbst aufgeschrieben. Diese Geschichten und ihre Analyse können die Leserinnen und Leser sensibilisieren und zur Bewertung ihrer eigenen Situation beitragen. Zum vertiefenden Verständnis haben wir Fachleute verschiedener Professionen um Beiträge gebeten, die spezielle Aspekte des Burnouts intensiver betrachten, aus der Praxis berichten, Institutionen vorstellen oder in Form von Übungen Handlungsanweisungen geben. Beigetragen haben Ärzte unterschiedlicher Fachrichtungen, die in Kliniken oder in freier Praxis tätig sind, ein Arzt und Psychotherapeut, der ein Zentrum für Salutogenese leitet, die Leiterin eines Instituts für Pflege und Gesellschaft, ein Heileurythmist, eine Biografie-Beraterin und eine Kunsttherapeutin. Matthias Schenk (Schloss Freudenberg) rundet das Buch mit einem ganz besonderen Fazit ab. Es kommen also gerade in den Exkursen unterschiedliche Ansätze zu Wort, sodass ähnliche Aspekte von verschiedenen Standpunkten aus betrachtet werden können.

In Expertengesprächen zwischen Verlag, Autorenteam und weiteren Fachleuten entstand das Konzept unseres Buchs. Die Kasuistik, der Blick auf individuelle Erfahrungen mit dem Burnout, bildet den Ausgangs- und Kernpunkt, jeweils eingeführt und analysiert durch das Autorenteam. Weiterführende Informationen bieten die dazugehörigen Exkurse. Mit dieser Grundgeste läuft die Darstellung über drei Hauptabschnitte. *Gut unterwegs* (Kapitel 2) handelt davon, wie man sich vor dem Burnout schützen und einer beginnenden Erkrankung in einem frühen Stadium entgegenwirken kann. Kapitel 3, *In der Sackgasse*, schildert die Situation von Menschen, die mitten in einer schweren Burnout-Entwicklung stecken, es widmet sich auch den Interventionsmöglichkeiten auf der Grundlage der Anthroposophischen Medizin, Therapien und Rehabilitation. Schließlich geht es in Kapitel 4, *Auf neuen Wegen*, darum, wie Menschen ihre Burnout-Erkrankung überwunden haben und wie ein nachhaltiger Paradigmenwechsel gelingen kann, der in die Zukunft trägt.

Christian Schopper, nach langjähriger ärztlicher Tätigkeit an der Universitätsklinik Zürich jetzt Leiter einer Psychosomatisch-psychotherapeuti-
schen Fachklinik und einer Rehaklinik, übernahm die umfangreiche fach-
liche Einleitung. Auch die übrigen fachlichen Beiträge sind durch die jeweiligen Verfassernamen ausgewiesen.

Die Arbeiten zweier Künstler – Fotografien von Angelika Ackermann und
Aquarelle von Stefan Krauch – unterstreichen subtil die Botschaft des
Buchs: Innehalten, Wahrnehmung, Vertiefung, Ermutigung und Auf-
bruch.

Danken möchten wir dem Salumed Verlag für Inspiration und Begleitung
bei der Konzeption dieses Buchs; ein besonderer Dank geht an unsere
Lektorin Claudia Schulz, die die Entstehung des Buchs von Anfang an mit
hoher Kompetenz und freundlichem Nachdruck begleitet hat. Den Fachautoren, die aus ihrem spezifischen Blickwinkel zur inhaltlichen Vertiefung und Vielfalt beigetragen haben, sind wir verbunden. Unser großer
Dank gilt schließlich allen, die uns ihre persönlichen Erfahrungen mit der
Burnout-Erkrankung geschildert haben. Ihrer Einwilligung in die Veröf-
fentlichung verdankt das Buch seine Authentizität; so wurde es möglich,
immer wieder den einzelnen Menschen mit seinem individuellen Erleben
in den Blick zu nehmen.

Hannover, im Frühjahr 2011

Hilmar Dahlem, Renate Hölzer-Hasselberg, Christian Schopper,
Solveig Steinmann-Lindner

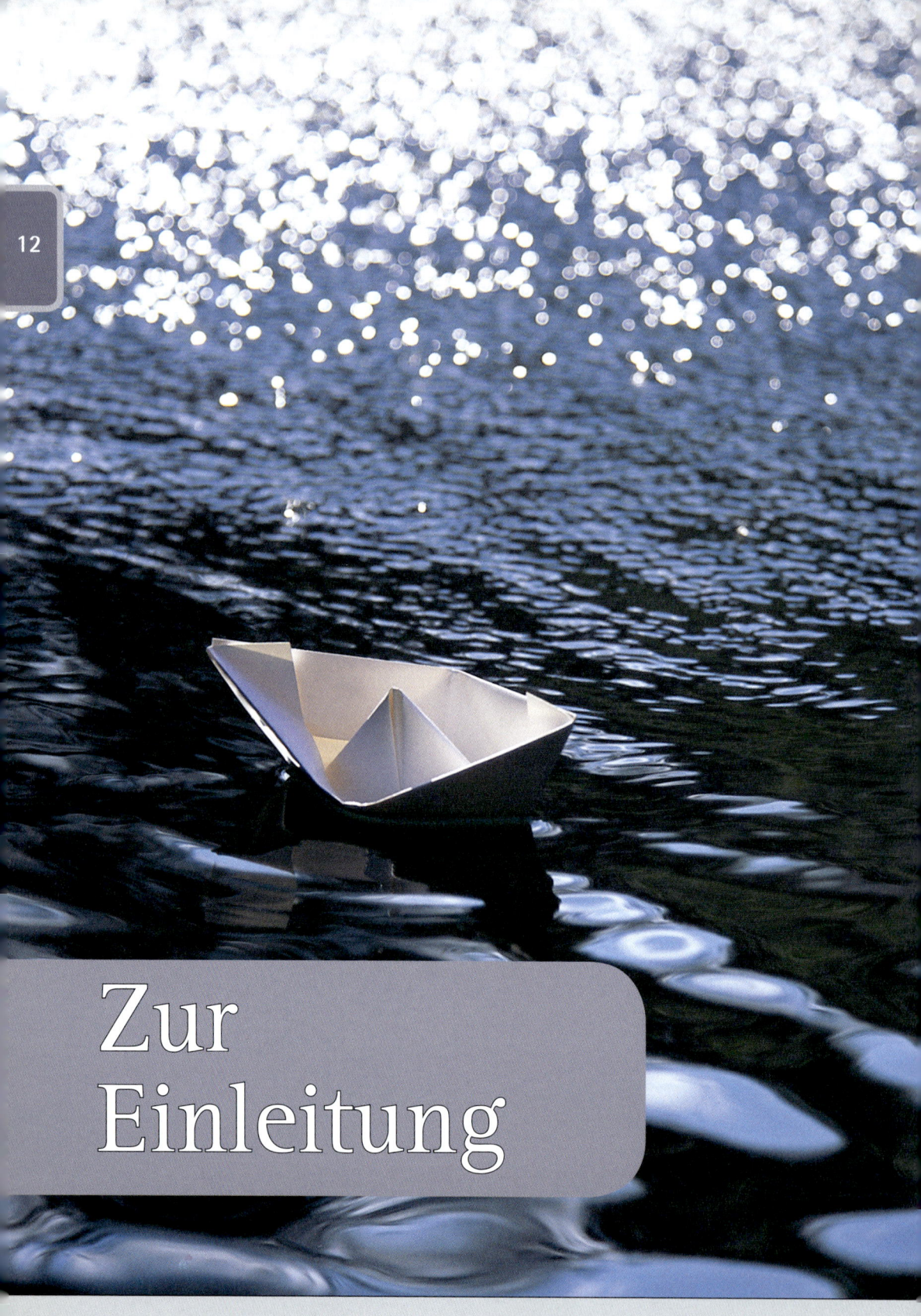

Zur Einleitung

Kapitel 1 *Zur Einleitung*

Burnout –
eine moderne Signatur

von Christian Schopper

Anruf eines befreundeten Kollegen, wir essen zu Abend. *Mein Kollege hat keinen Appetit, stochert in seinem Essen herum. Er wirkt abgehärmt, schlaflos, übernächtigt. Er reagiert mir gegenüber gereizt, unwirsch, dünnhäutig. Fährt bei jeder Gelegenheit aus der Haut. Beschwert sich über seine Kollegen, fühlt sich unverstanden vom Vorgesetzten der Klinik. Erhebt Vorwürfe gegen Versicherungen, Patienten nerven ihn, er habe keine Geduld mehr für die Arbeit. Er schlafe kaum noch. Er habe keine Zeit mehr für die Ehe, die Sexualität sei schon lange nicht mehr gut. Was sei mit ihm los? So könne es nicht mehr weitergehen, er habe kaum noch Arbeitsleistung und quäle sich jeden Morgen aus dem Bett.*

Gespräch mit einem befreundeten Lehrer in einer Steiner-Schule. *Eigentlich ein begeisterter, idealistischer Lehrer. Er schildert mir, dass er seit mehreren Monaten eigentlich nur noch Probleme im Kollegium habe, es würde sofort Streit geben. Er fühle sich nicht verstanden, würde mit seinen Impulsen nicht ankommen. Die Schüler erreiche er weniger, die Klasse habe man vergrößert, ohne sein Einverständnis einzuholen. Er würde immer wieder mal laut werden, dann fast diktatorische Maßnahmen ergreifen. Einmal sei ihm fast die Hand ausgerutscht. Auch mache er*

zunehmend entwertende Bemerkungen über die Schüler, die leistungsmäßig schlechter würden. Im Gespräch fällt mir auf, dass mein Freund fast sarkastisch-ironisch spricht, was ich sonst nicht von ihm kenne. Die bekannte Elastizität ist nicht mehr da, er wirkt müde, etwas grau und eingefallen, lustlos. Er könne sich auch nicht erklären, was los sei, so kenne er sich eigentlich nicht.

Ich sitze einem Patienten gegenüber. *Ein Fachkollege, Ex-Chefarzt einer großen neurologischen Klinik, jetzt degradiert zum Abteilungsleiter in fachfremdem Gebiet. Stumpf, präsuizidal, es zeigt sich kaum noch Antrieb, kaum noch Leben. Die Augen wirken erloschen, die Stimme matt, alles ist wie aus dem Leben verloren gegangen. Er wirkt dunkel, düster, wie erloschen. Er habe keine Freude, keinen Inhalt mehr in der Arbeit finden können. Er sei immer völlig engagiert und identifiziert mit seinem Beruf gewesen, könne sich das nicht erklären. Er wache immer nachts um drei Uhr auf, habe keinen Appetit mehr und habe deutlich an Gewicht verloren. Er berichtet, dass er bis vor Kurzem mehrere Monate den hochbetagten Vater privat habe mitpflegen müssen, was bis an die absolute Grenze gegangen sei. Tränen habe es nicht gegeben, nach dem Tod des Vaters habe er quasi nichts mehr in sich verspürt. Es habe alles keinen Sinn mehr, er sei auch nur auf Anraten eines Freundes zu uns in die Klinik gekommen.*

Drei Signaturen, alltäglich, die ich sowohl privat als auch beruflich als Klinikarzt einer Psychosomatischen Klinik erlebe. Menschenschicksale, Krankheitsschicksale, wie sie mir vielfach gegenübertreten. Allen ist gemeinsam, dass sie sich hier plötzlich unerwartet, mit mehrmonatiger Entwicklung, einem Zustand gegenübersehen, der für sie zumeist ungewohnt, unbekannt ist. Es sind in der Regel Menschen mit hohem Engagement, hoher Kompetenz, oft überidealistisch, altruistisch, die sich bisher durch große Leistungsfähigkeit, ja übergroße Resilienz und fast Unverzicht- und Unversehrbarkeit ausgezeichnet haben. Häufig haben diese Menschen Führungspositionen inne bzw. sind Vorbilder für ihre Umwelt. Alles dies ist wie verschwunden, die Menschen treten mir ohne Leben, ohne Farbe und ohne Sinn gegenüber. Sie alle erleben ein Ausgebranntsein, fehlendes inneres Licht, fehlendes inneres Feuer. Es fällt auf, dass es gerade nicht unbedingt nur die aus der Zeitung bekannten Managertypen sind, die um den Erdball jetten, von Flughafen zu Flughafen mit 100-Stunden-Wochen, die mir als Burnout-Patienten oder ratsuchende Freunde gegenübersitzen, sondern vor allem auch Menschen aus sozialen Berufen, Helfende, die an einem Verzweiflungs-, einem Endpunkt angekommen sind.

In dem vorliegenden Buch bieten wir den Lesern eine facettenreiche Darstellung zum Thema Burnout an. Es richtet sich sowohl an Betroffene, Freunde, Angehörige und interessierte Laien als auch an Menschen, die täglich beruflich mit diesem Zustandsbild Umgang haben. Das Burnout-Syndrom wird unter verschiedenen Gesichtspunkten, sowohl unter praktisch-therapeutischen als auch unter sozialwissenschaftlichen Aspekten, beleuchtet. Im Mittelpunkt steht im-

mer wieder der einzelne Mensch mit seiner persönlichen Lebens- und Arbeitssituation, seinem Schicksal und seiner Biografie. So werden Wege in, durch und aus dem Burnout nachgezeichnet. Dieses Buch soll aktivieren und Mut machen.

Es wird ersichtlich, dass das Burnout-Syndrom sich nicht auf ein psychiatrisches Zustandsbild reduzieren lässt, aber auch nicht nur ein Modeschlagwort ist, sondern eine moderne Signatur, einen Zeittypus beschreibt, den wir heute tendenziell auch in uns selbst antreffen. Die große Diskrepanz zwischen Anforderungen und Ver-

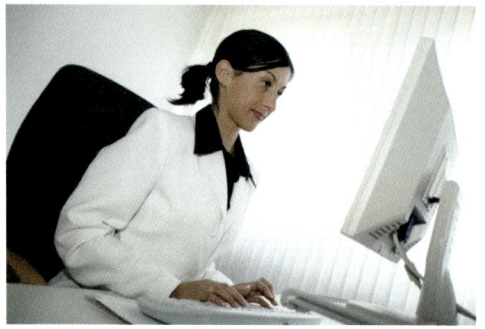

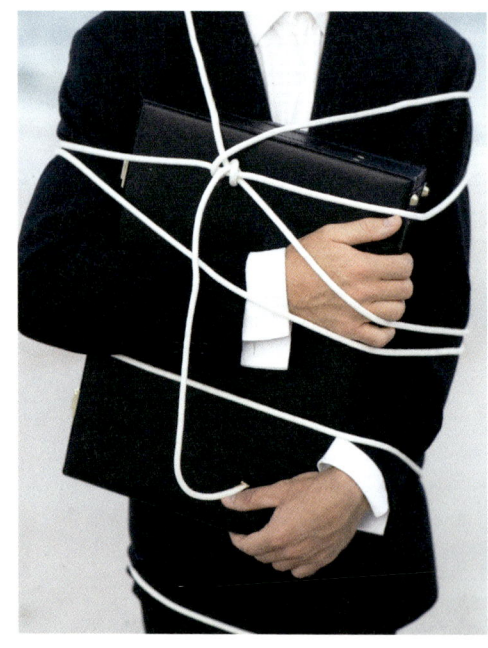

mögen, zwischen Selbstachtsamkeit bzw. Selbst-fürsorge und gestiegenen Ansprüchen, sozialem Druck und sozialdarwinistischem Verhalten, die auch bei uns selbst häufig nur noch mit Mühe zusammengehalten werden, erzeugt immer mehr Widersprüche. Wir möchten mit dieser Publikation zu einem tieferen Verständnis des Burnout-Syndroms bzw. des Burnout-Begriffs anregen und dazu beitragen, dass unsere Leser ein Rüstzeug zum Verständnis und einen Zugang zu Handlungsmöglichkeiten erhalten.

Begriffsgeschichte

Erstbeschreibung

Die Erstbeschreibung des Burnout-Syndroms erfolgte 1974 durch den New Yorker Psychoanalytiker *Herbert Freudenberger*, der es eher in klinisch engerem bzw. psychoanalytisch verstehendem Sinne beschrieb. Es fiel ihm damals auf, dass insbesondere Personen aus sozial engagierten Bereichen wie Pflegekräfte, Sozialarbeiter und Ärzte an einem zunehmenden Erschöpfungssyndrom litten, verbunden mit Reizbarkeit, Sarkasmus, zunehmender Schwierigkeit, den Beruf auszuüben, Leistungseinbußen bis hin zum Vollbild einer Depression. Der Begriff Burnout wurde somit als Ausgebranntsein von engagierten Helfern, d. h. in Sozialberufen tätigen engagierten Therapeuten und Professionellen beschrieben, wobei sich das Ausgebranntsein vor allen Dingen auf den Idealismus und das Engagement bezog. Zudem gab auch Freudenberger als versierter und erfahrener Psychoanalytiker gleich eine die Entstehung und Verursachung beinhaltende Beschreibung und Deutung hinzu: Es fiel ihm auf, dass sich bei den Burnout-Betroffenen häufig biografische Entwicklungen fanden, die von frühen emotionalen Bindungsdefiziten, Beziehungslosigkeit und früher Verantwortungs-

übernahme geprägt waren. Es zeigten sich somit frühe Mangelerfahrungen emotionaler Wärme und Sicherheit, die im späteren Verlauf des Lebens ihre Antwort fanden durch hohes soziales Engagement und Ergreifen eines medizinisch-sozialen, therapeutischen Berufs. An einem bestimmten Punkt begann dann ein Kippen, eine Destabilisierung mit entsprechenden Symptomen, sodass das Überengagement sich in zunehmende Lustlosigkeit, Unterengagement bis hin zu depressiver Resignation verwandelte. In der Regel entwickelte sich eine Dysbalance zwischen narzisstischer Gratifikation und fehlendem innerem Selbstwertgefühl, d. h. es gelang den Betroffenen nicht, zu einer inneren stabilen Selbstwertregulation zu kommen. Nach dem Wegfall der äußeren narzisstisch-stabilisierenden beruflichen Tätigkeit erlitten sie dann einen depressiven Zusammenbruch mit fehlender innerer Ich-Stabilität.

Weitere Ausarbeitung und Differenzierung

Im Verlauf wurde vor allen Dingen von *Christina Maslach* der Begriff weiter gefasst und medizinisch ausgearbeitet, wobei Maslach einen Burnout-Fragebogen, das Maslach-Burnout-Inventory (MBI), mit verschiedenen Clustern entwarf. Auf diese Beschreibung geht die weitere, dann zunehmend inflationäre Ausweitung und Verwendung des Begriffs Burnout zurück. Es muss dabei festgehalten werden, dass die Erstbeschreiber wirklich eine präzise und eher eng gefasste Vorstellung hatten, ohne dass es ihnen jedoch gelang, in einen medizinisch-klassifikatorisch dann neu verwendeten und in der Fachwelt anerkannten bzw. auch benutzten Krankheitstypus vorzudringen. Therapeutische Interventionen waren Selbstwertregulation und psychoanalytisches Durcharbeiten der entsprechenden narzisstischen Defizite bzw. der Aufbau tragfähiger neuer Bindungserfahrungen. Bis heute muss das Burnout-Syndrom jedoch streng von der medizinisch präzisen Diagnose der Depression unterschieden werden.

Der Begriff Burnout dient bisher nur als eine Beschreibung einerseits im sozialwissenschaftlich-arbeitsrechtlichen Sinne bei zunehmender Arbeitsunfähigkeit und einer bestimmten innerseelischen Entwicklung, andererseits einer seelisch-defizitären Entwicklung im Hinblick auf berufliche Leistungen. Es fällt dabei auf, dass sich in den fortgeschrittenen Stadien des Burnout-Syndroms zunehmend Überschneidungen ergeben mit dem Bild der mittel- bis schwergradigen Depression, sowohl vom agitierten als auch vom somatischen Verlaufstypus. Häufig ist zumindest ab dem mittleren Schweregrad das Burnout-Syndrom vergesellschaftet mit Müdigkeit, Schlappheit, Schlaflosigkeit, Abgespanntheit und psychosomatischen Körpersymptomen, was die gängigen Kriterien der somatischen Depression mittlerer bis schwerer Ausprägung sind.

Gesellschaftliche Relevanz

Vor allem handlungsleitend ist die Diagnose des Burnouts heute in der Arbeitsmedizin im Hinblick auf die Genese von Arbeitsfähigkeit und Wiedereingliederung, da in der Regel hoch funktionale, arbeitsfähige und sehr leistungsfähige Personen von einer derartigen Diagnose betroffen sind. Dies hat zur Folge, dass im Hinblick auf Behandlung und Wiedererlangung der Arbeitsfähigkeit sowohl rehabilitative als auch akutmedizinische Anstrengungen unternommen werden, u.a. in der stationären Psychosomatik/Psychotherapie/Psychiatrie. Insofern stellt die Burnout-Diagno-

EXKURS

Fehlende Klassifikation

Bis zum heutigen Tag hat das Burnout bzw. Burnout-Syndrom keinen Eingang in die gängigen medizinischen Klassifikationssysteme gefunden (ICD-10 und DSM-IV). Es sieht auch nicht danach aus, dass in den neueren Auflagen (ICD-11 und DSM-V) das Burnout-Syndrom entsprechend als eigene Krankheitsentität genannt und konzeptionalisiert wird. Phasenspezifisch zeigt sich eine Überschneidung durchaus zu gängigen Klassifikationstypologien, vor allen Dingen aus dem affektiven Spektrum der F3-Diagnosen (Angst-, Depressions-, Zwangs- und somatoforme Störungen) im ICD 10. Da die modernen psychiatrischen Klassifikationssysteme nicht mehr wie früher auch Vorstellungen über Entstehung und Verursachung beinhalten, sondern rein phänomenologisch-deskriptiv angeordnet sind, ist verständlich, warum das frühe eher auf Verstehen ausgerichtete Konzept von Freudenberger und Maslach keine Berücksichtigung finden konnte.

Das Burnout-Syndrom ist bis heute ein sozial- bzw. arbeitspsychologisches Konstrukt, aber keine international gängige Diagnose, während Depression ein klinisches Konzept mit einer klinischen Diagnose darstellt. Die akzessorischen Zusatzsymptome sind jedoch bei beiden Zustandsbildern sehr ähnlich.

se einen sozialwissenschaftlich relevanten und bedeutsamen Faktor dar. Im Folgenden sind die verschiedenen Stadien mit der entsprechenden Symptomatik dargestellt, wie sie in der gängigen Literatur beschrieben sind. Wie schon gesagt, er-

Erschöpfung ist nicht gleich Burnout – Zur Differentialdiagnostik der Erschöpfungssyndrome

von Markus Treichler

Der Begriff „Burnout" wird zunehmend inflationär verwendet. Bei Betroffen wie Therapeuten wird bald jeder Erschöpfungszustand zum Burnout. Eine Differenzierung findet kaum noch statt. So verständlich die Verwendung des Burnout-Begriffs bei Betroffenen bzw. Patienten ist, beschreibt er doch einen subjektiv erlebbaren Prozess oder Zustand des Ausbrennens beziehungsweise des Ausgebrannt-Seins, so notwendig ist für eine angemessene Therapie vonseiten der Ärzte eine Differenzierung hinsichtlich der Genese der eingetretenen Erschöpfung. Denn nicht jeder Erschöpfungszustand ist seiner Entstehung nach ein Burnout, ein Ausgebrannt-Sein. Nach Entstehung und Verlauf können wir vier verschiedene Erschöpfungssyndrome unterscheiden:

1. Die akute Erschöpfung: unmittelbar auf eine akute physische oder psychische Belastung folgend und kurzfristig (innerhalb von Tagen oder wenigen Wochen) durch Schlaf und Erholung zu beheben.

2. Die chronische Erschöpfung, früher Neurasthenie oder nervöse Erschöpfung, heute Chronic fatigue syndrome, CFS genannt: der Definition nach eine länger als sechs Monate anhaltende Müdigkeit/Mattigkeit und Erschöpfung (begleitet von weiteren Symptomen wie beispielsweise Kopfschmerzen, Halsschmerzen, Muskelschmerzen, Lymphknotenschwellung, Nervosität, Depression) ohne vorhergehende besondere physische oder psychische Belastungen, durch keine anderen physischen oder psychischen Erkrankungen verursacht und nicht alleine durch Schlaf oder Erholung zu bessern.

3. Die Erschöpfungsdepression: eine nach anhaltender physischer und/oder psychischer (emotionaler) Belastung/Überforderung auftretende und in typischerweise drei Phasen verlaufende depressive Erschöpfungskrankheit.

ERSTE PHASE: hyperästhetisch-asthenische Prodromalphase, geprägt durch Überempfindlichkeit, Reizbarkeit, Nervosität und schnelle Ermüdbarkeit; Schlafstörungen und Konzentrationsstörungen sowie Leistungsrückgang.

ZWEITE PHASE: psychosomatische Phase, oft über Jahre hinweg anhaltende bzw. wiederkehrende wechselnde vegetative und funktionelle Beschwerden wie Schmerzen, Magen-Darm-Probleme, Herz-Kreislauf-Symptome, Stoffwechselstörungen und hormonelle Störungen, auch rezidivierende Infekte.

DRITTE PHASE: die eigentlich depressive Phase, oft langwierige Entwicklung mit ängstlich-depressiven Zügen, innerer Unruhe, Versagensängsten und Insuffizienzgefühlen, häufig Krankheitsbefürchtungen, auffallende Willensschwäche und Antriebslosigkeit.

4. Das Burnout-Syndrom: ein Prozess bzw. Zustand einer körperlichen, emotionalen und

geistigen Erschöpfung nach anhaltender Überforderung. Das Burnout-Syndrom ist aber bis heute kein klar definiertes Krankheitsbild. Vor allem ist es zu allererst eine Entwicklung: denn um ausgebrannt sein zu können, muss man vorher gebrannt haben! Und wie konnte es passieren, dass derjenige/diejenige nun ausgebrannt ist, also offenbar keine Kraft und keine Substanz mehr zum Weiterbrennen hat und auch keinen Sinn mehr im Weiterbrennen sieht?

Burnout ist ein Entwicklungsprozess, der sich über lange Zeit, meist über Jahre erstreckt, häufig in typischen Phasen verläuft und schließlich, wenn die Entwicklung nicht erkannt worden ist und keine geeigneten Maßnahmen dagegen ergriffen worden sind, zu einem Zustand der inneren Erschöpfung, einem „Infarkt der Seele", einem Zustand des Ausgebrannt-Seins führt. Burnout ist immer ein Signal für Unzufriedenheit und Unbefriedigtheit im Leben des Betroffenen.

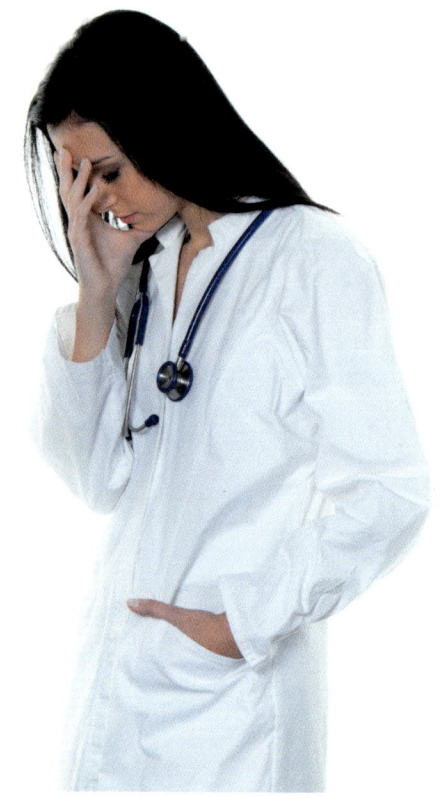

geben sich vor allen Dingen im fortgeschrittenen Stadium erhebliche Überschneidungen zur mittelgradigen bis schweren depressiven Episode mit somatischem Syndrom, aber auch der Angststörung und der Somatisierungsstörung.

Mir scheint gerade die enge Verwendung und Beschreibung des Burnout-Begriffs mit einer klaren Zielpopulation und Dimension, die Entstehung und Verursachung beinhaltet, sehr geeignet, um den immer mehr um sich greifenden völligen Zusammenbruch vieler wertvoller in sozialen Berufen Tätiger, aber auch an anderer Stelle exponiert Arbeitender tiefergehend zu verstehen.

Die hohe innere Bedürftigkeit nach Gratifikation und Bestätigung durch sinnvolle soziale Tätigkeit aufgrund früher emotionaler Mangelerfahrung, die fragile Selbstwertregulation, die häufig fehlenden positiven Vaterbilder und das Defizit an emotionaler Wärme durch fehlende Mutterbindung im Nachkriegsdeutschland, das Thema der narzisstischen Überkompensation in sozialen Berufen, aber auch in spirituellen Arbeitsfeldern und weltanschaulich ausgerichteten Bewegungen, scheint mir hochaktuell und auch sehr gut anwendbar zu sein. Gerade die Berufsgruppen der Lehrer, Ärzte, Krankenpfleger, Heilpädagogen und Sozialpädagogen stellen hier eine exponierte Gruppe dar.

Das Burnout-Syndrom

Zum Krankheitsbild

Burnout-Phasen nach Burisch – ein Überblick

von Markus Treichler

Die typischen Phasen einer Burnout-Entwicklung können wie folgt beschrieben und zusammengefasst werden. Es sind in der Fachliteratur mehrere Phasenmodelle des Burnouts veröffentlicht, das differenzierteste stammt von Matthias Burisch, das hier etwas gekürzt und zusammengefasst wiedergegeben wird.

1. *Warnsymptome der Anfangsphase: Begeisterung, Überidentifikation mit der Arbeit (Aufgabe, Beruf)*
2. *Enttäuschung: meist durch mangelnde Anerkennung oder mangelnden Erfolg ausgelöst, nachfolgend Reduzierung des Engagements, beginnender Rückzug, verminderte Motivation*
3. *Resignation, Aggression: Schuldzuweisungen gegenüber Kollegen, Vorgesetzten, dem Betrieb, der Institution; aber auch Schuldgefühle gegenüber sich selbst; Verflachung und Einengung des emotionalen, geistigen und sozialen Lebens, weiterer Rückzug. Nachlassen von Kreativität, Konzentration, Engagement und Leistung*
4. *Somatisierung: unterschiedliche und wechselnde vegetative, psychosomatische oder somatische Erkrankungen (Kopfschmerzen, Magen-Darm-Probleme, Appetitstörungen und Verdauungsstörungen, Herzrhythmusstörungen, hoher Blutdruck, sexuelle Störungen, Schlafstörungen und Konzentrationsstörungen)*
5. *Burnout: Ängste, Depressionen, Verzweiflung, schließlich ausgebrannt*

In jeder dieser Phasen kann eine Burnout-Entwicklung erkannt und durch geeignete Maßnahmen im positiven Sinn beeinflusst werden. Der Anfang dazu sollte immer ein offenes Gespräch mit dem Betroffenen sein, das zu Einsicht führen soll und zu der meist nicht leicht erreichbaren Bereitschaft des Betroffenen, Hilfe anzunehmen.

In den Arbeiten oben genannter Autoren wird das Burnout-Syndrom als ein Zustand körperlicher, emotionaler und geistiger Erschöpfung beschrieben, wobei hervorgehoben wird, dass es sich nicht um eine gewöhnliche Arbeitsmüdigkeit, sondern um einen Zustand handelt, der mit wechselnden Gefühlen der Erschöpfung und Anspannung zugleich verbunden ist. Hier wird schon darauf hingewiesen, dass es sich um ein Krankheitsbild handelt, das über die Depression hinausgeht und mit der Stressphysiologie bzw. dem vegetativen Nervensystem eng verknüpft ist, einem stiefmütterlich behandelten neurologischen System. Insbesondere die Ambivalenz, dass aus aufopferungsvollen, pflichtbewussten, überengagierten Helfern reizbare, zynische Mitarbeiter wurden, die die Symptome der vollständigen Erschöpfung zeigten, fiel Freudenberger und Kollegen auf.

Symptome und Verlauf

Es gibt eine Reihe von Modellen zur Beschreibung von Symptomen und Verlauf des Burnouts. Dem Phasen- oder Verlaufsmodell, das ich hier vorstelle, liegen die Symptomkategorien von *Matthias Burisch* zugrunde.

(1) In einer ersten Anfangsphase zeigen sich *Warnsymptome*: Der Betroffene hat vermehrtes Engagement für seinen Beruf, seine Kunden oder Schützlinge (Schüler, Patienten, Klienten ...), fällt auf durch Hyperaktivität, gefühlte Unentbehrlichkeit und verleugnet eigene Bedürfnisse.

Hier handelt es sich um den typischen altruistischen Mitarbeiter, der sogar den Urlaub am Arbeitsplatz verbringt, sich unentbehrlich macht, Freizeitbedürfnisse negiert und am Arbeitsplatz „emotional lebt". Gleichzeitig wird das gesteigerte Engagement jedoch nicht mit einem Flow-Zustand (nach *Mihaly Csikszentmihalyi*, dem Begründer des Flow-Phänomens), dem Aufgehen in der Tätigkeit durch Übereinstimmung von Fühlen, Wollen und Denken, sondern schon in diesem Stadium von Erschöpfungssymptomen wie chronischer Müdigkeit, vermehrtem Schlafbedürfnis und deutlichem Energiemangel begleitet.

(2) In der zweiten Phase kommt es zu *reduziertem Engagement*, d. h., der übermotivierte, überengagierte Mitarbeiter ändert sein Verhalten sichtbar für seine Umgebung, es kommt zum Verlust positiver Gefühle gegenüber Schülern, Patienten etc., zur emotionalen Distanzierung bis hin zur Dehumanisierung. Die Betroffenen erleben ein Gefühl des Abstumpfens, es findet oft eine aggressive Gegenübertragung statt, was dann auch in Supervisionen und bei Ärzten z. B. in Balint-Gruppen (Arbeitsgruppen unter der Leitung eines Psychotherapeuten) auffällt. Es kommt zum Kontaktverlust in der Arbeitswelt, aber auch im Privatbereich. Der Idealismus geht verloren, zunehmend tritt eine negative Einstellung zur Arbeit in Erscheinung. Es kommt zu einer höheren Akzeptanz von Kontrollmitteln, zu erhöhten Ansprüchen gegenüber dem Arbeitgeber und schlussendlich zu einem allgemeinen Verlust an Einfühlungsvermögen und menschlicher Wärme.

Somit gehen die eigentlich initialen Basisfähigkeiten, Haltung und Wert, in diesem Stadium weitgehend verloren.

(3) In der dritten Phase entwickelt sich eine Art *innerer Negativierung*, es fällt ein täglicher Widerwille auf, an die Arbeit zu gehen. Der Betroffene benötigt längere Pausen, es kommt zu Fehlzeiten, zu zunehmenden Krankheitstagen. Der Beruf wird nur noch als Job betrachtet, es ist kein Idealismus mehr spürbar, die Freizeit erhält eine zumindest äußerlich erhöhte Bedeutung. Es kommt somit zu einer vollständigen Verhaltens- und Einstellungsumkehr gegenüber dem vormaligen Überengagement. Es findet eine Art innerer Kündigung statt, Bezahlung und Finanzen spielen plötzlich eine große Rolle, der Mitarbeiter eckt an, hat das Gefühl, ausgebeutet zu werden, das Gefühl mangelnder Anerkennung. Es kommt zu vermehrten Konflikten mit Vorgesetzten, Lohnabteilung und Personalbüro, die Sicherheit, die „Corporate Identity", geht verloren. In der Gesamtheit entsteht ein Verlust der positiven Grundeinstellung und des Berufsidealismus, was gerade in therapeutischen Berufen desaströse Folgen hat.

(4) In der vierten Phase treten *emotionale Reaktionen* mit Gefühlen der Hilflosigkeit, Insuffizienzgefühl und deutlicher Selbstwertminderung auf. Der Betroffene erlebt Schuldgefühle, fühlt sich schuldig für Fehler und sein Verhalten. Nun sind manifeste Stimmungsschwankungen spürbar. Es zeigt sich eine deutlich verringerte emotionale Belastbarkeit. Es kann zu Zuständen innerer Leere und Apathie kommen, zudem zu einer Verbitterung (insbesondere in den neuen Bundesländern wird zunehmend ein eigenes Syndrom beschrieben und konzeptionalisiert, das zwischen dem Burnout und der posttraumatischen Belastungsstörung anzusiedeln ist, das „posttraumatische Verbitterungssyndrom").

Der Betroffene wird zunehmend dysphorisch und ärgerlich, aggressiv gegenüber sich selbst und der Umwelt. Er erscheint reizbar, deutlich nervös, hyperaktiv und ungeduldig. Aufgaben können nur noch mit einer derartigen Haltung überhaupt erfüllt werden. In diesem Stadium können alle Symptome einer leicht- bis mittelgradigen depressiven Episode auftreten. In dieser Phase kommt es auch zum deutlich konflikthaften Umgang mit dem Arbeitgeber und anderen Arbeitnehmern, schließlich zu einem zunehmenden sozialen Rückzug, was bis hin zum Verlust des Arbeitsplatzes führen kann.

5   In der fünften Phase kommt es dann zu *Abbau und Defiziterscheinung*; so tritt eine Minderung der geistigen Leistungsfähigkeit, der kognitiven Funktion, die vorher in der Regel hoch gewertet wurde, zu einer deutlichen Motivationsminderung bis hin zu einem Realitätsverlust ein. Insbesondere können in diesem Stadium keinerlei Führungsaufgaben und -tätigkeiten mehr wahrgenommen werden, und zugleich ist der Burnout-Betroffene auch ein potenzielles Opfer des Mobbingverhaltens anderer Mitarbeiter, die seinen Zustand nicht erkennen und nicht entsprechend auf ihn eingehen können. In diesem Stadium zeigen sich nun auch Symptome bis hin zu einer ausgeprägten Depressivität, so sind sämtliche Formen von Hirnleistungsdefiziten möglich, Konzentrationsschwäche, Erinnerungsschwäche, Merkfähigkeitseinbußen. Es kommt zur inneren Desorganisation mit Entscheidungsunfähigkeit, vormals entscheidungsstarke und aktive Mitarbeiter, vor allem in Führungspositionen, sind plötzlich unfähig, eine einfache Entscheidung zu treffen. Es entsteht eine verringerte Initiative, der Betroffene wird als rigide mit mangelnder Flexibilität erlebt. Wenn in diesem Stadium noch eine Arbeitsfähigkeit vorliegt, wird der Dienst nach Vorschrift minimalistisch ausgeführt, mit deutlichem Negativismus und zudem Widerstand gegen alle Veränderungen, da sie mit Anstrengung und Aktivität verbunden sind, die in dieser Phase nicht mehr zur Verfügung stehen. Der Patient ist in diesem Stadium von seinen Leistungen her eigentlich nicht mehr arbeitsfähig, er müsste aus dem Arbeitsprozess herausgenommen und entsprechend behandelt werden.

6   In der sechsten Phase erfolgt eine *emotionale Verflachung* mit Gleichgültigkeit, sozialem und emotionalem Rückzug und weitgehendem Desinteresse, was das Aufgeben von Hobbys, das Aufgeben und den Rückzug aus Freundschaften und Beziehungen zur Folge hat. Fatal ist, dass in diesem Stadium keine inneren und äußeren Ressourcen mehr verfügbar sind, d. h. der Betroffene hat keinen Zugang mehr zu eigentlichen Kraftquellen. Diese sind abgeschnitten, nicht mehr verfügbar. Auch bei vorher intensivem spirituellem Leben und künstlerischen Interessen fehlen Ressourcen, sie sind in diesem Stadium nicht mehr verfügbar. Dies wird oft fehlinterpretiert, da man immer den vorher aktiven und überdurchschnittlich leistungsfähigen Mitarbeiter vor Augen hat. Es kommt nun zu deutlichen psychosomatischen, d. h. leibnahen Reaktionen. Es können sämtliche vegetativen auffälligen Symptome auftreten, im Sinne eines Äquivalents einer sogenannten larvierten Depression (nach Kielholz). Es kann zu Ein- und Durchschlafstörungen, zerhackter Schlafarchitektur und mangelnder Erholung kommen, zudem zu Nachtschweiß, raschem und vermehrtem Schwitzen schon bei leichter Anstrengung, Herzunruhe bis zu Herzrasen, Herzstolpern, sämtlichen subjektiven Gefühlen von Herzrhythmusstörungen. Alle Formen von Schwindelsymptomen und Benommenheiten können auftreten, alle Organe können dysfunktional störend wahrgenommen werden. Dies kann bis zu einem massiven Brennen oder Stechen im Abdomen, Druck im Kopf etc. führen, was häufig lange Kaskaden ergebnisloser, unergiebiger somatischer Abklärungen auslöst.

7 Es folgt nun die siebte, letzte Phase der *Verzweiflung mit allgemeiner Hoffnungslosigkeit*, die sich bis zu einer existenziellen Verzweiflung mit wahrgenommener Sinnlosigkeit des Lebens steigern kann. Hier kommt es zu einer Generalisierung der Hilflosigkeitsgefühle, sodass der Betroffene aus sich heraus eigentlich keine positive Motivation, keinen Lebensinhalt mehr finden kann. Nun haben wir das Vollbild einer bis schweren, majoren Depression mit Selbstaggressivität bis zu akuter Suizidalität bei ernst zu nehmender innerer Entgleisung. Es besteht keine eigene Verfügbarkeit mehr. In diesem Stadium sind die Betroffenen äußerst gefährdet für z. B. exzessive Gewalt im eigenen Berufsfeld. So konnte gezeigt werden, dass Tötungsdelikte von Pflegepersonen an hilfsbedürftigen Patienten vermehrt von Fachpersonal in diesem Stadium eines Burnout-Syndroms ausgeführt wurden. Hier gilt es unbedingt, an der sozialen Prävention und dem Erkennen dieses Zustands zu arbeiten, entsprechend unmittelbar zu reagieren und den Mitarbeiter aus der Arbeitssituation herauszunehmen. Es entstehen weiterhin natürlich erhebliche soziale Folgen des Burnout-Syndroms, vor allem sind hier die Beeinträchtigung der Ehe und die Familiensituation zu nennen. Es kann zu gestörtem Essverhalten, kompensatorischer Hyperphagie, aber auch verringerter Nahrungsaufnahme kommen. Auch häufige Arbeitsplatzwechsel können typisch für ein chronisches Burnout sein. Zudem ist die Verflachung aller Freizeitaktivitäten charakteristisch; hier ist auch der vermehrte Suchtmittelgebrauch zu nennen, sodass bei allen Suchterkrankungen – sowohl relativ unvermittelt als auch bei länger bestehendem Suchtverhalten – bei entsprechend exponierten Personen immer auch die Diagnose eines Burnout-Syndroms differentialdiagnostisch in Erwägung zu ziehen ist. Hier entsteht sozial eine umfassende Resignation mit Rückzug auf allen Ebenen.

Gabriele Kypta, deren Modell wie das oben beschriebene auf Burisch basiert, hat noch eine achte Phase eingeführt: den *Totalzusammenbruch*. Sie hat ihr Modell in einer hilfreichen Skizze verdeutlicht:

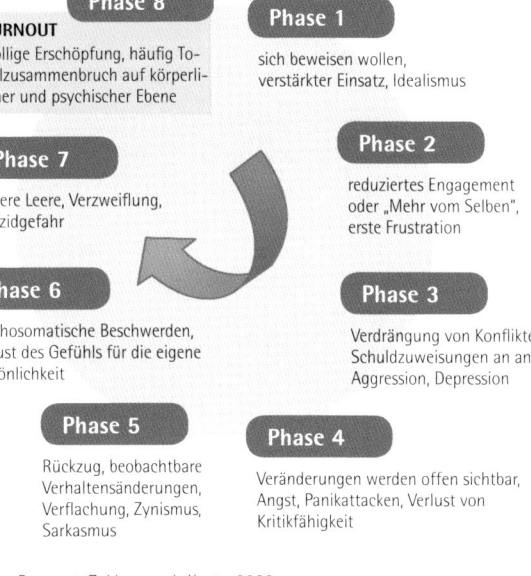

Phase 8
BURNOUT
völlige Erschöpfung, häufig Totalzusammenbruch auf körperlicher und psychischer Ebene

Phase 1
sich beweisen wollen, verstärkter Einsatz, Idealismus

Phase 7
innere Leere, Verzweiflung, Suizidgefahr

Phase 2
reduziertes Engagement oder „Mehr vom Selben", erste Frustration

Phase 6
psychosomatische Beschwerden, Verlust des Gefühls für die eigene Persönlichkeit

Phase 3
Verdrängung von Konflikte Schuldzuweisungen an and Aggression, Depression

Phase 5
Rückzug, beobachtbare Verhaltensänderungen, Verflachung, Zynismus, Sarkasmus

Phase 4
Veränderungen werden offen sichtbar, Angst, Panikattacken, Verlust von Kritikfähigkeit

Der Burnout-Zyklus, nach Kypta 2008

Nicht jeder Betroffene erlebt die gesamte Symptomatik des Burnouts. Einzelne Phasen können übersprungen werden und/oder wiederholt auftreten, man kann auch in frühere Phasen zurückfallen. Burnout ist in seiner Symptomatik und in seinem Verlauf ein höchst individuelles Geschehen. Aber – und das ist eine der Botschaften unseres Buches – Burnout kann zu jeder Zeit und an jeder Stelle seines Verlaufs erkannt und mit geeigneten Maßnahmen in eine positive Entwicklung umgewandelt werden.

Es gibt also eine phasenübergreifende neunte Dimension: den Weg aus dem Burnout heraus und die Entwicklung danach. Dies gilt ausdrücklich auch für die von Kypta genannte achte Phase des Totalzusammenbruchs. Dass dies ein schneller und einfacher Weg sei, kann allerdings nicht zugesagt werden.

Burnout-Gefährdung

Wie bereits von Freudenberger konzeptionalisiert, finden sich als Persönlichkeitsmerkmale im engen Sinne bei Burnout-Betroffenen ein labiles Selbstwertgefühl, eine eingeschränkte Fähigkeit zur Selbstwahrnehmung und häufig eine überstarke, histrionische Emotionalität. Auch kann eine narzisstische Persönlichkeit im Sinne einer überstarken Selbstbeziehung mit emotionalen Defiziten, d. h. eine unreife Emotionsverarbeitung mit unstillbarem Zuwendungsbedürfnis bei massiven Versagenserlebnissen in der Kindheit, beobachtet werden. Durch eine Aufopferung von überstarker Helferaktivität wird so versucht, das labile Selbstwertgefühl im Sinne einer Ich-Plombe zu kompensieren.

Organisations- und sozialpsychologische Ursachen

Aus der Organisationspsychologie sind verschiedene Ursachen diskutiert worden, z. B. unklare Erfolgskriterien bei Führungspersonen, Überforderungen im Zeitmanagement mit mangelnder Möglichkeit der realistischen Zeitbewältigung, übergroße Verantwortung. Auch fehlendes Feedback, mangelnde autonome Arbeitsplatzgestaltung und überstarke Kontrolliertheit werden als Ursachen beschrieben. Auch wenn eine deutliche Diskrepanz zwischen Arbeitsalltag und inneren humanitären Werten bei zudem großer Arbeitsunzufriedenheit und Rollenunsicherheit besteht, kann dies in ein Burnout hineinführen. Ebenfalls aus der Sozialpsychologie werden allgemeingesellschaftliche Ursachen beschrieben, wenn sich z. B. in einem Berufsbild eine grundlegend geänderte Einstellung der Wertigkeit ergibt, so etwa bei den Vietnamkriegsheimkehrern mit einer völligen Ablehnung der Soldatenrolle oder in der Bankenkrise mit geringer Wertschätzung von

EXKURS

Wer ist besonders Burnout-gefährdet?

von Markus Treichler

1. Menschen mit einer zu hohen Identifikation mit ihrer Aufgabe/Arbeit/Beruf
2. Menschen mit hohen Erwartungen an sich selbst
3. Menschen, die ihr Selbstwertgefühl ausschließlich aus der beruflichen Leistung/dem Erfolg schöpfen
4. Menschen, die schlecht nein sagen können und keine eigenen Prioritäten setzen
5. Menschen mit einer starken Leistungsorientierung
6. Menschen in helfenden, pädagogischen oder sozialen Berufen
7. Menschen mit einer hohen Arbeitsbelastung
8. Menschen, die unter Zeitdruck arbeiten müssen
9. Menschen, die unter schlechten Arbeitsbedingungen arbeiten müssen (fehlende Unterstützung im Team, von Kollegen oder Vorgesetzten, fehlende Supervision)
10. Menschen, die keine Unterstützung von Partnern oder Freunden bekommen oder sie nicht annehmen können
11. Menschen, die keine sie erfüllenden Interessen/Freizeitaktivitäten/Hobbys haben (oder sich keine Zeit mehr dafür nehmen)
12. Menschen, die sich schlecht von den Erwartungen anderer abgrenzen können

Bankern. Auch die fehlende Anerkennung durch die Gemeinschaft bzw. Gesellschaft der sozialen Tätigkeit bzw. das Fehlen von Unterstützung sind hier zu nennen. Besser-Scholz, Hagemann und Hillert weisen mit der viel zitierten despektierlichen Äußerung („faule Säcke") aus führendem Politikermunde auf verbreitete öffentliche Vorurteile gegenüber dem Berufsstand des Lehrers hin, um dessen Wertschätzung es noch vor zwei Generationen ganz anders bestellt war. Zudem handelt es sich in den Lehrerberufen vom Alter her häufig vor allem um Menschen, die die humanistischen Ansprüche aus den 60er-/70er-Jahren verinnerlicht haben, die sich aber in der heutigen restriktiven Sozialpolitik nicht mehr umsetzen lassen. Diese erheblichen Diskrepanzen können nicht integriert und realisiert werden. Unter diesem Gesichtspunkt kann man das Burnout-Syndrom als eine typische Berufskrankheit bei helfenden Berufen ansehen.

Zur Epidemiologie

Die Prävalenzraten, die die Krankheitshäufigkeit anzeigen, unterscheiden sich je nach untersuchter Berufsgruppe erheblich, zeigen jedoch eine erstaunlich umfassende Verbreitung des Burnout-Syndroms. In einer Studie über Notfallsituationen zeigte sich, dass Ärzte und Pflegende zu 30 bis 50 % hohe Burnout-Werte und zu 15 bis 25 % hohe Depressionswerte aufwiesen, bei niedergelassenen Schweizer Ärzten zeigten 16 bis 22 % hohe Werte in einzelnen Burnout-Subdimensionen, bei immerhin 3 % der Ärzte zeigten sich hohe Werte in allen Dimensionen. Eine kürzlich veröffentliche Europäische Querschnittstudie einer Grundversorgung berichtete bei 12 % der Untersuchten von hohen Werten in allen drei Burnout-Dimensionen. Als Burnout-Dimension werden hier die drei Kernsymptome nach Maslach im Sinne von emotionaler Erschöpfung, Depersonalisation/Zynismus und verminderten subjektiven Leistungsbewertungen als Kriterien herangezogen. Jaggi zitiert eine Studie (Rösing 2003), wonach 30 bis 35 % der deutschen Lehrer,

40 bis 60 % der deutschen Pflegenden und 15 bis 30 % der deutschen Ärzte an Burnout leiden. In einer aktuellen Studie aus Schweden wurde ein randomisiert ausgewähltes Bevölkerungskollektiv von mehr als 3500 Frauen untersucht, als Ergebnis fand sich bei immerhin 21 % ein hoher Burnout-Gesamtwert.

Burnout als Zeit- und Stressfolgekrankheit

Unter einem anderen Gesichtspunkt kann das Burnout-Syndrom etwas weiter gefasst auch als *Zeitkrankheit* verstanden werden. In einer insbesondere in der modernen Arbeitswelt massiven Beschleunigung mit vollkommener Entrhythmisierung von Arbeitsprozessen und deutlich vermehrter Druck- und Stressbelastung, zunehmender Entidealisierung und Umsetzung sozialdarwinistischer Globalisierungskonzepte und Planzahlen tritt nicht nur der einzelne Mensch in den Hintergrund, sondern insbesondere die positiv besetzte Motivation, das Engagement, der Idealismus werden „überfahren". Eine sensorische Überstimulation findet statt. Der soziale Druck der Arbeitswelt hat heute eine m. E. nie da gewesene Dominanz entwickelt. Selbst Arbeitsbereiche, die vorherig überwiegend verschont waren (z. B. öffentliche Arbeitgeber wie Post, Telefon, Telekommunikation etc.) sind mittlerweile zu Risikoarbeitsplätzen mit massiver Stress- und Druckbelastung geworden. Zum einen kann man natürlich in dieser Situation mit dem Begriff der Vulnerabilität arbeiten, es zeigt sich jedoch, dass immer mehr Menschen insbesondere der sensorischen Überstimulation und der Beschleunigung nicht gewachsen sind und nicht mit resilientem Verhalten antworten können. Somit zeigt sich unter diesem Gesichtspunkt das Burnout-Syndrom als deutlich stressinduzierte Erkrankung, d. h. als typische Stressfolgekrankheit.

Der Begriff des Stresses

An dieser Stelle folgt ein kleiner Einschub über den Begriff des Stresses. Dieser wurde von Hans Selye in die sozialwissenschaftliche Forschung, später in die physiologische und medizinische Forschung eingeführt. Es war ein einzigartiges Konzept, das Trigger und Einflüsse auf die Physiologie, insbesondere des vegetativen Nervensystems, erstmalig konzeptionalisierte. Wir können heute in der umfangreichen Stressforschung zeigen, dass das Stressachsesystem des vegetativen Nervensystems im ganzen Hormonkreislauf rückwirkend auf alle Körperfunktionen anabole und katabole Rückwirkungen hat. Dies gilt sowohl für die kognitiven Funktionen als auch für die körperliche Leistungsfähigkeit, das limbische System mit Emotionalität, Gedächtnis etc. Hier sind auch die dann protrahierten psychiatrisch beschriebenen Stressfolgestörungen zu nennen, wie die Anpassungsstörung als Reaktion auf eine schwere Belastung mit inadäquater Bewältigung und schwerste körperliche posttraumatische Belastungsstörungen, die zu einem erheblichen sozialen Rückzug, emotionaler Abstumpfung und sensorischer Deprivation als Selbstschutz und Reaktion auf einen überstarken traumatischen Stimulus führen. Selye hat die Begriffe Eustress und Dysstress vorgeschlagen und eingeführt. Mit Eustress ist ein Zustand hoher Aktivität, auch der Stressachse, gemeint, der sich aber noch im physiologischen, aufbauenden Bereich bewegt. Unter Dysstress wird ein Zustand mit einem hohem Aktivitätsniveau im Stresssystem beschrieben, der abbauend, mit negativer „Energiebilanz" und auf Dauer krankmachend wirkt

Wesentliche Symptomfelder des Burnout-Syndroms als Stresserkrankung sind der gestörte Schlaf mit Ein- und Durchschlafstörung sowie erhebliche Nervosität. Die Nervosität kann als ein Zeitphänomen angesehen werden, weil wir mit einer Überfülle von Sinneseindrücken fast dauerkonfrontiert werden, in unserem Wahrnehmungsbereich somit überfordert und geschwächt sind. Das natürliche Phlegma, die Ruhe und Ankerung früherer Generationen und Berufsgruppen finden wir heute zunehmend weniger, zumal legale Suchtmittel und Aufputschmittel des vegetativen Nervensystems wie Kaffee und Nikotin im Übermaße ebenso von exponierten, d.h. Burnout-gefährdeten Berufsgruppen genossen werden. Die moderne Stressforschung hat in diesem Punkt bereits Maßgebliches zum Verständnis der Physiologie und Pathophysiologie beigetragen, so haben z.B. die Studien von *Nemeroff* die Auswirkungen von frühen traumatischen Lebensereignissen – Stress in den ersten Lebensmonaten und Jahren – auf die konsekutive spätere erhöhte Inzidenz bzgl. schwerer depressiver Erkrankungen bzw. anderer Affektstörungen aufgezeigt. Diese Untersuchungen sind sehr solide durchgeführt und ernst zu nehmen. Sie zeigen den Zusammenhang zwischen Stress und später folgenden bis zu schweren Depressionen. In dem Kapitel „Burnout zwischen Starre und Chaos" werden auch stressphysiologische Aspekte konkret dargestellt.

Neben Stress und Entrhythmisierung der Lebens- und Arbeitswelt kann als Burnout-fördernd auch ein Zeitphänomen angesehen werden, das Schiffer als *metaphysische Obdachlosigkeit* beschreibt. Wenn Bergner auf einen überbordenden *Materialismus* in unserer Gesellschaft hinweist, beschreibt er dasselbe Phänomen aus einer anderen Perspektive. Beides zeigt auf, wie wir uns als Zeitgenossen einer naturwissenschaftlich-säkularen, utilitaristisch und ökonomisch dominierten Epoche allzu stark am

Dieseitig-Irdischen orientieren – bis hin zu einer hedonistischen Lebensorientierung, die ganz ohne transzendente Bezüge auskommt.

Burnout-Verständnis aus anthroposophischer Sicht

Es gibt verschiedene Gesichtspunkte, wie wir aus anthroposophischer Sicht das Burnout-Syndrom betrachten und verstehen können.

Erstens kann man es unter der *Polarität der beiden Begriffe der Neurasthenie und Hysterie* darstellen. Der Neurasthenie-Begriff von Rudolf Steiner, wie er ihn in dem ersten Ärztekurs 1920 darstellte, ist nicht ganz deckungsgleich mit dem Neurasthenie-Begriff der damaligen bzw. heutigen Psychopathologie, die insbesondere überstarke Sinnesorientierung mit hochgradiger nervöser Erschöpfbarkeit beschreibt. In der Darstellung von Rudolf Steiner zeigt sich im Wesentlichen ein Überborden des Nerven-Sinnes-Menschen, d. h. es entsteht ein Missverhältnis durch quantitativ und qualitativ übermäßige Zufuhr von Sinneseindrücken bzw. Erlebnissen, die gar nicht mehr aktiv begleitet werden, nicht mehr richtig „verdaut" werden können. Es kommt zu dem bekannten Gefühl „alles was auf mich einwirkt, ist mir zuviel", mit folgendem Quasi-„Zusammenbruch" dieses Systems und entsprechend geringer Fähigkeit, den Stoffwechsel bzw. die Stoffwechselprozesse noch zu durchdringen. Ausdruck dafür bzw. Kernsymptom ist dann die ausgeprägte Nervosität.

Eine weitere Möglichkeit, das Burnout-Syndrom zu beschreiben, ist der Aspekt der *Dreigliederung*, d. h. der funktionellen Anatomie des gesamten Menschen, mit Unterscheidung des Nerven-Sinnes-Prozesses, der Rhythmus- und der Stoffwechsel-Bewegungsprozesse. Dies kann

auch physiologisch betrachtet werden, sodass wir zum einen von einem Nervensystem (inklusive des peripheren autonomen Nervensystems im Rückenmark) sprechen können, das sich dem Denken und Wahrnehmen direkt angliedert, zum anderen vom ganzen Bereich des Herz-Kreislauf-Systems, dem Atemrhythmus und dem Atmen, was eine direkte Beziehung zu allen fühlenden Prozessen hat, und zum Dritten von Stoffwechsel- und Bewegungsprozessen, die ihr Korrelat in den seelischen Willensprozessen finden. Hier sind insbesondere die Einwirkungen und Störungen über das kardiovaskuläre, rhythmische Atemsystem sowie die Zunahme von COPD (chronisch-obstruktive Lungenerkrankung), Asthma, Angina pectoris, der Koronaren Herzkrankheit und insbesondere des Bluthochdrucks im Sinne von deutlichen Zivilisationskrankheiten und Stressfolgekrankheiten zu nennen.

Ein weiterer Aspekt ist eine Anschauung im Sinne der *vier Wesensglieder*, wie sie Rudolf Steiner der modernen Medizin zugänglich gemacht hat. Er unterscheidet

- erstens einen physisch sichtbaren Leib,
- zweitens einen Energiekörper, den sogenannten ätherischen Leib, wie er in der indischen Medizin als Prana und in der chinesischen Medizin als Chi beschrieben wird, der in sich der Gesundheitsleib, der Leib der Fülle und Organisation, Struktur und Kraft ist,
- drittens den sogenannten Astralleib, das heißt die leibliche Dimension des Seelischen, die allerdings übersinnlicher Natur ist, und
- viertens das Ich, das organisierend tätig, aber für sich unsichtbar ist.

Ganz wesentlich erscheint mir zum Burnout-Verständnis das Konzept des „ätherischen Leibes", das für alle Vitalkräfte, Energie und inneren Schwung verantwortlich ist. Rudolf Steiner hat die Integration des wissenschaftlichen Begriffs,

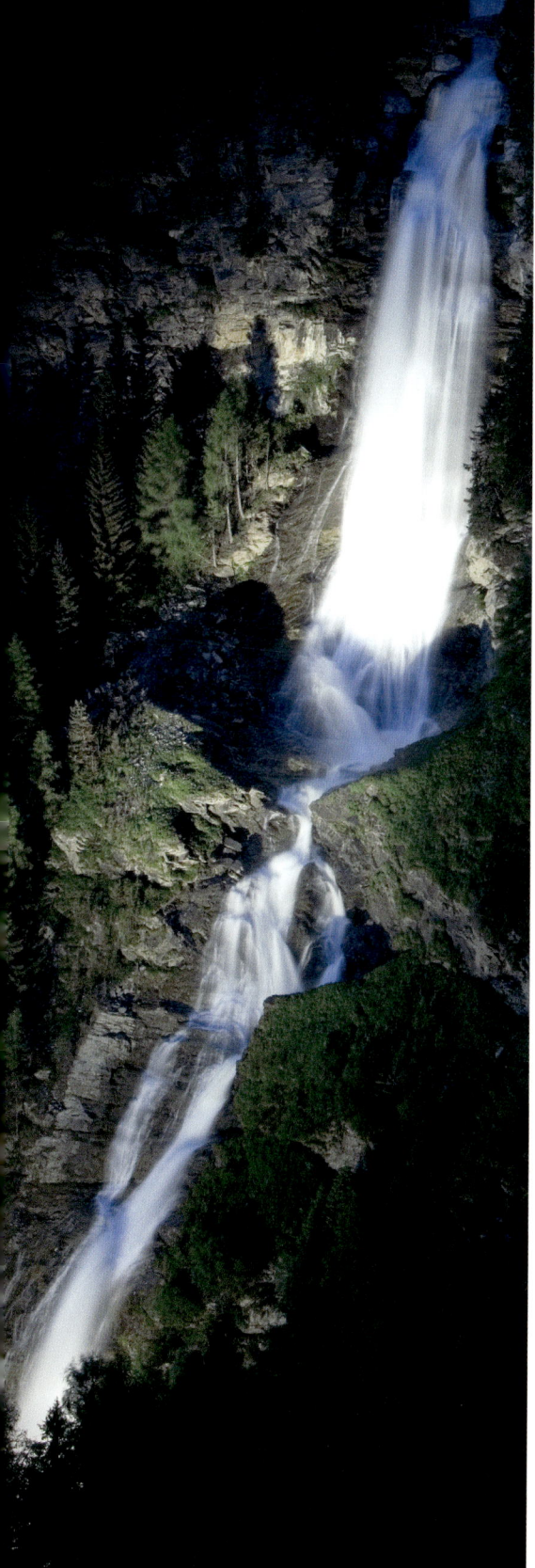

das Verstehen des Ätherischen, als zentral für die Erweiterung der Medizin in den nächsten Jahrzehnten, ja Jahrhunderten beschrieben. Die anthroposophisch erweiterte Medizin unternimmt diesen Versuch.

Die Pflege und Behandlung des Ätherischen, die entsprechende Bearbeitung vor allem des *Rhythmus* sind hier zentral zu nennen. Die physisch sichtbare Verbindung und somit auch der wissenschaftlich-klinisch-diagnostische Zugang in die ätherische Dimension ist der Begriff des Rhythmus. Hier war es Rudolf Steiner, der in einzigartiger Weise und in großer Weitsicht bereits 1920 das sogenannte Rhythmische System bezeichnete. Dieses System stellt eine eigene Entität im Leib dar, die durch die rhythmischen Prozesse (die sich streng vom Takt unterscheiden) ersichtlich werden. Dies kann insbesondere durch die Messung der HRV (Herzratenvariabilität) gezeigt werden, die gerade das Gegenteil von Takt ist und sich in rhythmisch bewegender Form befindet. *Weitere Erläuterungen zur Bedeutung des Rhythmus finden sich in dem Kapitel „Burnout zwischen Starre und Chaos".*

Ein ganzheitliches Verständnis des Burnouts als Zeitkrankheit, seine Prophylaxe und Therapie fordern geradezu ein spirituelles Welt- und Menschenbild, wie es in der Anthroposophie bzw. der Anthroposophischen Medizin dargestellt ist. Eine wirkliche Heilung des Burnout-Syndroms impliziert die Spiritualisierung der therapeutischen Mittel, ja des Betroffenen als ganzem Menschen. Zudem kann es wie ein Aufruf verstanden werden, dass die Grundlage einer erweiterten Psychosomatik bzw. des nachhaltig-holistischen Verständnisses des Burnout-Syndroms die Integration des konkreten Umgangs mit den Lebenskräften, dem Ätherischen, nach sich zieht.

Große therapeutische Kraft hat ein von Rudolf Steiner gegebenes *Kraftwort (Mantram)*:

Ich trage Ruhe in mir.
Ich trage in mir selbst
Die Kräfte, die mich stärken.
Ich will mich erfüllen
Mit dieser Kräfte Wärme,
Ich will mich durchdringen
Mit meines Willens Macht.
Und fühlen will ich
Wie Ruhe sich ergießt
Durch all mein Sein.
Wenn ich mich stärke
Die Ruhe als Kraft
In mir zu finden
Durch meines Strebens Macht.

Burnout, so wird in der wissenschaftlichen und gesellschaftlichen Debatte bzw. Rezeption deutlich, ist kein einheitliches, klar definiertes Krankheitsbild. Folglich gibt es auch nicht nur ein therapeutisches Konzept, sondern unterschiedliche, sich ergänzende Ansätze. Burnout kann – gerade in den Wohlstandsgesellschaften – als eine Zeitsignatur modernen Lebens angesehen werden, als eine Aufforderung zu Entwicklung und Transformation, die durch äußere Gegebenheiten veranlasst letztlich auf das Innerste im Menschen verweist. Menschliche Entwicklungswege sind höchst individuell, so individuell wie die persönlichen Schicksale und Biografien. Häufig ist zum Weg aus der Krise die Hilfe anderer unverzichtbar. Aber es gibt immer einen Weg, wirklich immer.

Welche individuellen Wege einzelne Menschen als Zeitgenossen des 20. und 21. Jahrhunderts für sich gefunden haben und wie sie dabei von anderen unterstützt wurden und werden, davon handeln die folgenden Kapitel.

Quellen und weiterführende Literatur:

- Bergner, Thomas M. H. (2007): Burnout-Prävention. Das 9-Stufen-Programm zur Selbsthilfe. Stuttgart, New York.
- Besser-Scholz, Birgit (2007): Burnout – Gefahr im Lehrerberuf? Göttingen.
- Burisch, Mathias (2006): Das Burnout-Syndrom. Theorie der inneren Erschöpfung. Berlin.
- Csikszentmihalyi, Mihaly (2010): Flow – der Weg zum Glück. Der Entdecker des Flow-Prinzips erklärt seine Lebensphilosophie. Freiburg, Basel, Wien.
- Embracio N., Papazian L., Kentish-Barnes N., Pochard F., Azoulay E. (2007): Burnout syndrome among critical care healthcare workers. Curr. Opin. Crit. Care 13, 482–488.
- Hagemann, Wolfgang (2009): Burnout bei Lehrern. München.
- Hillert, Andreas (2007): Das Anti-Burnout-Buch für Lehrer. München.
- Jaggi, Ferdinand (2008): Burnout – praxisnah. Stuttgart, New York.
- Kypta, Gabriele (2006): Burnout erkennen, überwinden, vermeiden. Heidelberg.
- Poncet M. C., Toullic P., Papazian L., Kentish-Barnes N., Timsit J. F., Pochard F. et al. (2007): Burnout syndrome in critical care nursing staff. Am. J. Respir. Crit. Care Med. 175, 698–704.
- Rösing, I. (2003): Ist die Burnout-Forschung ausgebrannt? Analyse und Kritik der internationalen Burnout-Forschung. Heidelberg.
- Schiffer, Eckhard (2001): Wie Gesundheit entsteht. Salutogenese: Schatzsuche statt Fehlerfahndung. Weinheim und Basel.
- Soares J. J., Grossi G., Sundin O. (2007): Burnout among women. Associations with demographic/socio-economic, work, life-style and health factors. Arch. Womens Men Health 10, 61–71.
- Soler Y. K., Yman H., Esteva M., Dobbs F. Asenova R. S., Katic M. et al. (2008): Burnout in European family doctors: the EGPRN study. Fam. Pract. 25, 245–65.

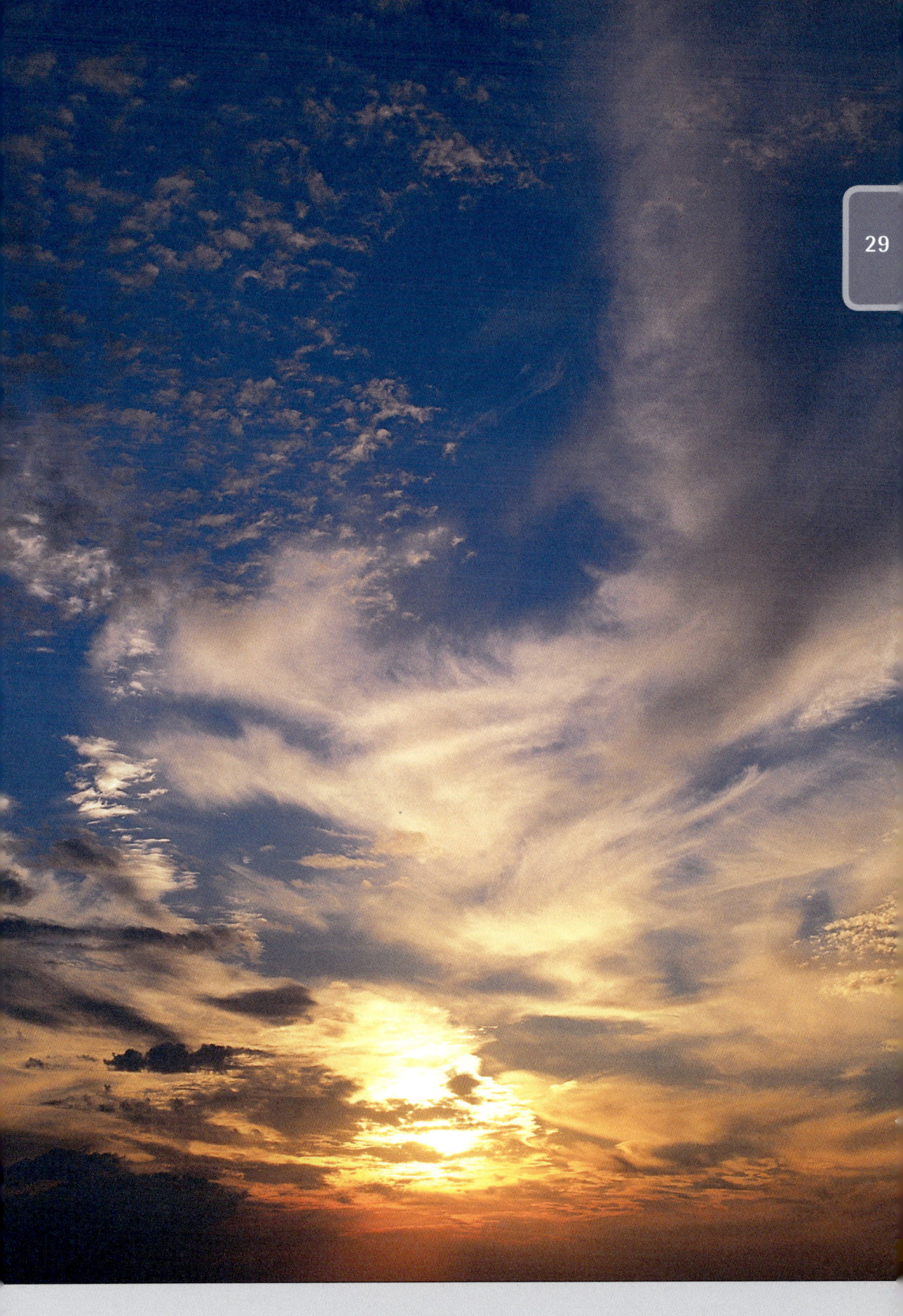

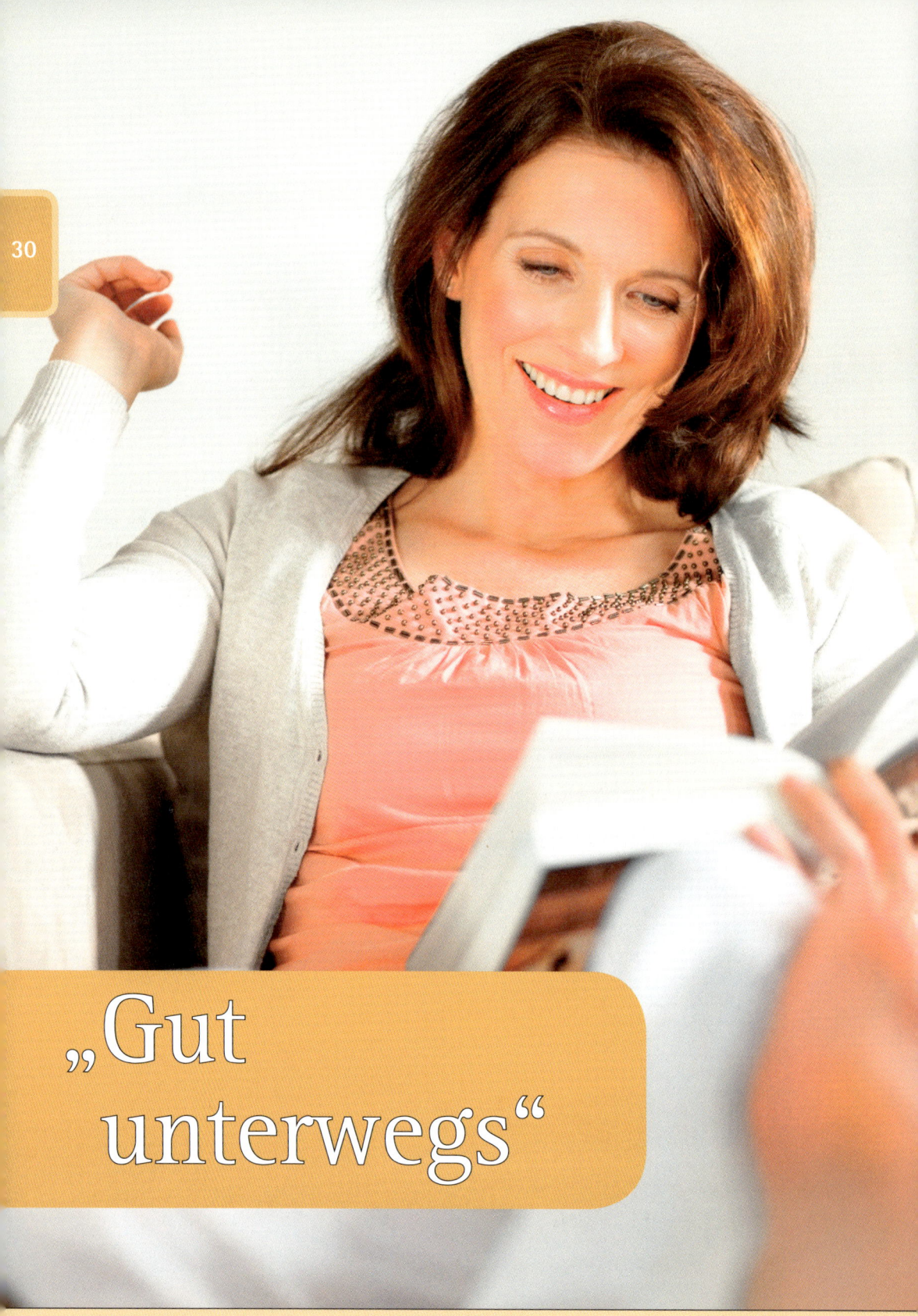

„Gut unterwegs"

Wege zu Kraft und Gelassenheit

von Solveig Steinmann-Lindner

Viele Menschen haben das große Glück, einen Beruf auszuüben oder einer Lebensaufgabe nachzugehen, die sie ganz erfüllen und immer wieder begeistern. Doch zugleich verlangen ihnen diese Aufgaben einen außerordentlich hohen Einsatz ab. Ist dieser Einsatz für andere Menschen existenziell und sind die damit verbundenen Aufgaben grenzenlos, dann fühlt man sich gebraucht und unentbehrlich. Wie gelingt es, trotz drängender Aufgaben nicht ins Burnout zu geraten? Was hilft, wenn sich doch Anzeichen von ungesundem Stress und Symptome einer beginnenden körperlich-seelisch-geistigen Erschöpfung zeigen?

In der Psychologie und Medizin werden in diesem Zusammenhang in jüngster Zeit vielfach die Konzepte der Salutogenese und der Resilienz diskutiert. Beide Konzepte orientieren sich an den Ressourcen der Menschen, nicht an ihren Defiziten. Schatzsuche statt Fehlerfahndung, wie es Schiffer (2001) ausdrückt.

Die *Salutogenese* verfolgt die Frage, wie Gesundheit entsteht, was den Menschen gesund erhält oder (wieder) gesund macht. Gesundheit ist eng verbunden mit einer positiven Lebensgestaltung und Welthaltung. Der israelische Medizinsozio-

loge und Begründer des Salutogenese-Konzepts, Aaron Antonovsky, ging auf der Grundlage von Gesprächen mit Holocaust-Überlebenden der Frage nach, wie es diesen Menschen gelungen ist, trotz schwerster Traumata körperlich und seelisch gesund zu bleiben.

Für Antonovsky liegt der Schlüssel zur Gesundheit darin, dass das Leben als verstehbar, handhabbar und sinnhaft erlebt wird.

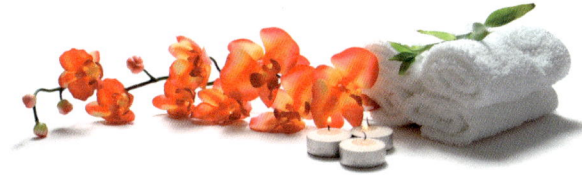

Was im Leben auf mich zukommt, was sich mir an Aufgaben und Herausforderungen stellt, kann ich nachvollziehen – es steht in einem geordneten, sinnvollen Zusammenhang (Verstehbarkeit). Ich bin den Anforderungen, die sich mir stellen, gewachsen und finde Mittel und Wege, auch schwierige Situationen zu bewältigen. Dabei kann ich auf die Unterstützung meines sozialen Umfelds und/oder göttlichen Beistand vertrauen (Handhabbarkeit). Ich erlebe mich in einem sinnvollen Lebenszusammenhang stehend. Mein Leben und mein Schicksal haben ihren Sinn und einen eigenen Wert. Ich habe eine Aufgabe und eine Bedeutung in der Welt. Mich leitet eine Lebensaufgabe, die ich mir vorgenommen habe oder die mir aufgetragen ist, darin finde ich den Sinn meiner Biografie. Mit diesem Sinn der Biografie hängt alles zusammen, was mir begegnet. Ich bin als Mensch in ständiger Entwicklung begriffen, das macht mein Menschsein aus (Sinnhaftigkeit).

Wenn sich diese drei Qualitäten – Verstehbarkeit, Handhabbarkeit und Sinnhaftigkeit – zu einer umfassenden und verlässlichen Verbundenheit mit der Welt zusammenfügen, entsteht das sogenannte Kohärenzgefühl (sense of coherence, SOC). Das Kohärenzgefühl ist die übergreifende Schlüsselqualität des Salutogenese-Konzepts. Fengler (2004) fasst SOC als „erlebte Zuversicht" zusammen. *Mehr zur Salutogenese ist zu lesen im Beitrag von Theodor D. Petzold.*

Der Begriff *Resilienz* (engl. *resilience* = Spannkraft, Elastizität. Ursprünglich ein Terminus aus der Ingenieurwissenschaft zur Bezeichnung von Materialeigenschaften) beschreibt die Fähigkeit von Menschen, mit Belastungen und Schwierigkeiten souverän und erfolgreich umzugehen. Gunkel & Kruse (2004) sprechen von einer biopsychosozialen Kompetenz. Resiliente Menschen sind emotional stabil und haben eine optimistische Grundhaltung. Sie erleben eine hohe Selbstwirksamkeit und Selbstachtung. Im Sozialen sind sie anderen zugewandt, extrovertiert, aktiv und flexibel. Sie haben eine gute Selbstreferenz, Selbstvorwürfe und Selbstabwertungen sind ihnen fremd. Es wird angenommen, dass es sich bei der Resilienz um persönliche Fähigkeiten handelt, die zum Teil angeboren, zum Teil aber auch erworben sind. *Im Beitrag von Theodor D. Petzold wird das Konzept der Resilienz näher erläutert.*

Welche Faktoren können dazu beitragen, nicht in ein Burnout zu geraten? Was kann konkret helfen? Wir greifen an dieser Stelle Hinweise von Christian Schopper auf, der als Leitender Arzt einer psychosomatisch-psychiatrischen Klinik täglich mit Patienten im Burnout arbeitet.

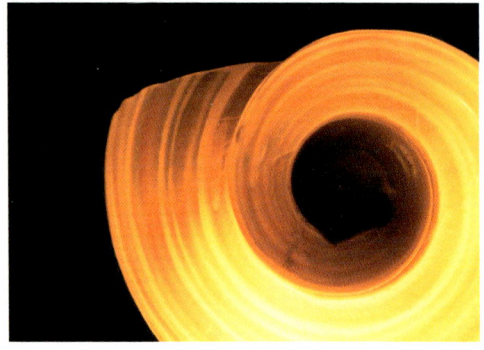

EXKURS

Wie können wir höchste Konzentration und Aktivität verbinden mit größter Gelassenheit und dem innerlichen Lächeln des Buddha, d. h. dem Geheimnis aller wirklichen spirituellen Kraft? Wie finden wir die Kraft der heiteren Gelassenheit, die gleichzeitig konstruktive Aktivität beinhaltet?

Im Rahmen der Prävention sind die Begriffe der Selbstfürsorge und Selbstachtsamkeit zentral. Wie gelingt es, fürsorglich mit sich selbst umzugehen, zu einer Selbstwahrnehmung des Zustandes des eigenen Energiekörpers bzw. ätherischen Leibes zu kommen und die Achtsamkeit nicht nur auf äußere Prozesse, sondern insbesondere auf eigene innere Befindlichkeiten, narzisstisches Verhalten und Überlagerung, innere Motivation oder ätherische Gestimmtheit zu richten?

In bahnbrechender Art hat Rudolf Steiner ab 1914 eine eigene Sinneslehre entwickelt und in Vorträgen und Publikationen vorgestellt. Sie stellt eine Erweiterung der gängigen fünf Sinne auf insgesamt 12 Sinne dar; hier wird dann der sogenannte Lebenssinn entwickelt und vorgestellt.

Im Hinblick auf das oben Dargestellte spielt dieser Lebenssinn ein große Rolle: Die Ausbildung des Lebenssinnes stellt eine wesentliche prophylaktische Maßnahme in unserem Sinnes-/Wahrnehmungs-/Erlebnissystem dar, d. h. es geht darum, einen in uns vorhandenen Sinn als ein Sinnesorgan zu etablieren, um die Lebendigkeit alles uns Umgebenden in und um uns zu beurteilen und entsprechend einzuordnen (wie z. B. die Qualität von Nahrungsmitteln bzw. Speisen, Plätzen und Orten, Sinneseindrücken), das Entwickeln, Schulen und Ausbilden des Gewahrwerdens und präzisen Selbsterlebens des Zustandes der eigenen Vitalität, der Lebenskraft. Der Lebenssinn kann nur entwickelt werden durch regelmäßiges Training im Sinne verfeinerter Sensorien, durch Üben und Erleben an vitalen Quellen der Naturprozesse und intensiven Naturerfahrungen, Orten und Zeiten der Stille, der Entschleunigung und Verlangsamung, der Begrenzung und nicht des Überflusses. Lebenssinntraining kann so direkt zu einer Prophylaxe werden als auch als konkrete therapeutische Maßnahme dienen.

Auf drei Gesichtspunkte weisen Christian Schoppers Ausführungen hin:

- Sich mit spiritueller Kraft zu verbinden, schenkt heitere Gelassenheit als Grundlage für höchste Konzentration und konstruktive Aktivität.
- Selbstwahrnehmung, Selbstachtsamkeit und Selbstfürsorge sind zentrale Anliegen im Rahmen der Burnout-Prävention. Dabei gilt es, die Aufmerksamkeit nach innen zu richten auf den eigenen Ätherleib, die eigene innere Befindlichkeit und Motivation.
- Der Lebenssinn kann zu einem Sinnesorgan für alles Lebendige in uns und um uns ausgebildet werden. Dazu verhilft Üben und Training an Orten und in Zeiten der Stille, Entschleunigung und Begrenzung, insbesondere eignen sich dazu intensive Naturerfahrungen. Lebenssinntraining ist Prophylaxe und Therapie bei Stress und Burnout.

Es ist eine Rätselfrage, warum wir als Menschen in einer Epoche zunehmender Individualisierung, die vielfach sogar mit ausgeprägtem Egoismus einhergeht, so wenig selbstachtsam und selbstfürsorglich sind. So wenig brüderlich im Umgang mit anderen, aber auch mit uns selbst. Wenn sich Menschen beruflich wie privat in starkem Maße und über lange Zeit für ihre Aufgaben einsetzen, verlieren sie die eigenen Bedürfnisse und die Grenzen der eigenen Ressourcen leicht aus dem Blick. Und sie versäumen es auch, anderen ihre Grenzen deutlich zu signalisieren. Bis eines Tages Körper und Seele Signale senden, die sich nicht mehr überhören lassen: Kopf- und Rückenschmerzen, Bluthochdruck, Schlafstörungen, körperliche und emotionale Erschöpfung, Freudlosigkeit, Zynismus, Mutlosigkeit und vieles mehr *(vgl. Kapitel 1)*. Jetzt kann es an der Zeit sein, aus dem gewohnten Lebenszusammenhang herauszutreten und sich der Begegnung mit sich selbst zu stellen, zu fragen, was einem diese Symptome sagen wollen.

Burnout ist ein Prozess, der sich über Jahre (manchmal Jahrzehnte) entwickelt, und gerade in den frühen Phasen ist es für Außenstehende und auch für Betroffene selbst nicht leicht, das Geschehen zu erkennen und die vielfältigen Symptome richtig einzuordnen. Fachleute sind sich außerdem einig: Burnout kann jeden treffen, vom hochaktiven Manager bis zum

Menschen, der aus Arbeitsmarktgründen aus der Welt der Beschäftigten ausgeschlossen ist. Es zeichnet sich jedoch ein Schwerpunkt in sozialen Berufen ab, die eine hohe Dyadenkompetenz (Bergner 2007) verlangen. Als Dyadenkompetenz wird die Fähigkeit bezeichnet, sich auf rasch wechselnde Zweierkontakte einzulassen, wie sie bei Ärzten, Psychologen, Sozialarbeitern, Lehrern und in pflegenden Berufen vorherrschen. Für Lehrer kommt hinzu, dass sie diese Kompetenz auch noch ständig vor der Öffentlichkeit einer 30-köpfigen oder größeren Klasse beweisen müssen, immer unter der simultanen Mehrfachbelastung, dem Stoff, der Klasse und dem einzelnen Schüler gerecht zu werden. Burisch (2006) stellt in einer mehrseitigen Liste die Berufsgruppen zusammen, für die Veröffentlichungen im Zusammenhang mit Burnout vorliegen – von B wie Beratung (Anwälte, Organisationsberater, Schulpsychologen, Steuerberater ...) bis W wie Wirtschaft (Investment-Banker, Kreditsachbearbeiter, Manager, Sekretärinnen ...).

Es gibt aber auch Menschen, die scheinen gegen Burnout gefeit zu sein, weil sie ihr Leben und ihre Aufgaben mit großer Bewusstheit durchdringen und in spiritueller Anbindung gestalten. Hierher beziehen sie ihre Widerstandskraft gegen Belastungen, ihre Resilienz. Andere Menschen erkennen beizeiten, dass sie in eine Entwicklung geraten sind, die sie anhalten und in eine neue Richtung lenken müssen. Dabei kann eine ganz an den persönlichen Bedürfnissen und Vorlieben orientierte Auszeit – vielfach verbunden mit einer Reise – sehr hilfreich sein. Sie gestaltet sich als eine Zeit der Besinnung, der inneren und äußeren Ruhe, bewusster Beschränkung auf wenige tiefe Erlebnisse, der Begegnung mit der Natur und vor allem mit sich selbst und den anstehenden Lebensfragen.

In den anschließenden Abschnitten werden drei Menschen – ein Berater und zwei Lehrer – darüber berichten, wie es ihnen gelingt, mit den hohen Anforderungen in ihren sozialen Berufen umzugehen, und was ihnen hilft, nicht ins Burnout zu geraten bzw. eine sich anbahnende Burnout-Entwicklung aufzuhalten. Jeder von ihnen schildert seinen sehr persönlichen Weg im Umgang mit Stress und Burnout. So individuell die Antworten im Einzelnen auch ausfallen, gemeinsam ist ihnen einerseits die Suche nach Sinn bis in die alltäglichen Tätigkeiten hinein sowie andererseits das Bemühen um eine angemessene Selbstfürsorge. Hierin können sie als Paradigmen einer zeitgemäßen Prävention angesehen werden.

Quellen und weiterführende Literatur:

■ Bergner, Thomas M. H. (2007): Burnout-Prävention. Das 9-Stufen-Programm zur Selbsthilfe. Stuttgart, New York.

■ Burisch, Mathias (2006): Das Burnout-Syndrom. Theorie der inneren Erschöpfung. Berlin.

■ Fengler, Jörg (2004): Resilienz und Salutogenese – Wie wir den Helferberuf ertragen, gestalten und genießen können. In: Gunkel, Stefan/Kruse, Gunther (Hrsg.): Salutogenese, Resilienz und Psychotherapie. Hannover, 349–368.

■ Gunkel, Stefan/Kruse, Gunther (Hrsg.) (2004): Salutogenese, Resilienz und Psychotherapie. Hannover.

■ Schiffer, Eckhard (2001): Wie Gesundheit entsteht. Salutogenese: Schatzsuche statt Fehlerfahndung. Weinheim und Basel.

Menschen und Burnout

Ein Interview mit Adriaan Bekman

Immer beschäftigt – nie ein Burnout

Ein Interview mit Adriaan Bekman über die Frage, wie es ihm gelingt, ohne viel Stress oder Burnout zu leben, obwohl er immer vollbeschäftigt ist.

Als Topberater und Coach eines internationalen Instituts[1] reist Adriaan Bekman durch die ganze Welt, um Organisationen zu begleiten. Er ist selten zu Hause, steht oft sehr früh auf und kommt abends spät heim. In seinem übervollen Kalender sind viele Termine meistens schon ein Jahr im Voraus festgelegt. Er pflegt ein sehr großes Netzwerk und ist über seinen Blackberry dauernd erreichbar. Was ist wohl sein Geheimnis, wie er seine innere Ruhe und den Überblick behält?

Wir haben einen Interviewtermin an einem Dienstagmorgen vereinbart. Als ich bei Adriaan Bekman am Tisch sitze, wird die Aktualität des Themas gleich klar: ein dicker Stapel Papier mit dem Fahnenabzug seines letzten Buchs liegt vor ihm, mit einem Begleitbrief des Herausgebers:
„Wollen Sie bitte diesen Fahnenabzug innerhalb von vier Tagen mit rotem Stift korrigiert zurückschicken?" Eine ideale Situation, um Stress aufzubauen. Nicht so bei Adriaan Bekman.

Keine To-do-Listen – Prozesse aktiv versorgen

Wie schaffen Sie es, so vollbeschäftigt zu sein und trotzdem keinen Stress oder Burnout zu kennen?

Ich bin nicht beschäftigt, sondern aktiv. Es kommen viele Fragen auf mich zu, und ich gehe darauf ein. Ich beschäftige mich dann aktiv damit. Nicht, weil ich es muss, sondern weil ich sie als einen Prozess ansehe, den ich versorgen möchte.

(Anhand des Korrekturabzugs, der vor ihm liegt, erklärt Adriaan Bekman, was er damit meint:)

Wenn dieses Paket eintrifft, sehe ich das nicht als zusätzliche, belastende Arbeit an. Dieses Buch entsteht aus dem sogenannten „Erkenntniskreis"[2]. Korrekturlesen ist Teil des Entstehungsprozesses, und ich finde es aus dieser Sicht interessant, den Text noch einmal ganz aufmerksam durchzulesen. Korrigieren heißt, diesen Prozess gut zu versorgen, und das ist es, was ich jetzt ganz aktiv mache. Ich weiß im Voraus, dass das notwendig ist, und ich mache es gerne. Ich

1   Institut für Mensch und Organisationsentwicklung, www.het-imo.net

2   Adriaan Bekman ist Lektor an der Stenden Hochschule in Leeuwarden (Friesland, Niederlande) und leitet einen „Erkenntniskreis".

lege Wert darauf, dass das Buch gut wird. Dann lese ich zum Beispiel die Zeitung danach eben ein bisschen weniger intensiv.

Heute Mittag habe ich einen Termin und heute Abend werde ich weiter korrigieren. Wenn ich nicht rechtzeitig fertig werde, rufe ich den Redakteur an und sage ihm, dass ich den Text einen Tag später zurücksenden werde.

Wenn dieser Korrekturabzug bei mir eintrifft, denke ich also nicht: Das muss ich auch noch tun. Ich sehe die Bitte um die Korrektur als Teil eines Prozesses an, den ich gut versorge. Deshalb habe ich keine Liste mit einer Aufzählung von Dingen, die erledigt werden müssen. Ich beschäftige mich fortwährend mit den Dingen, die auf mich zukommen in den Prozessen, in denen ich lebe. Ich erledige sie und gehe weiter zum nächsten.

Hinter jeder meiner Reaktionen steht der Entschluss von mir, kurz der Sache mein Interesse und meine Aufmerksamkeit entgegenzubringen.

offen für dasjenige, was mich erreicht, reagiere direkt darauf und habe so jeden Tag eine leere Mailbox.

Auch das Schreiben der Rechnungen für meine Kunden ist ein Beispiel, wie ich versuche, meine Prozesse „lean" zu organisieren, d. h. alle Aktivitäten optimal aufeinander abzustimmen und überflüssige Tätigkeiten zu vermeiden. Dadurch, dass ich rhythmisch arbeite und über eine längere Zeit bei Kunden tätig bin, kann ich die Rechnungen immer im selben Format und fast immer mit demselben Text schicken. Ich brauche nicht lange darüber nachzudenken, wie es war mit der Textaufmachung, mit dem Zeitplan usw. Die Daten stehen im gleichen Format. Ich brauche nur noch einen Briefumschlag und eine Briefmarke und kann die Rechnung abschicken.

Wie machen Sie das zum Beispiel mit E-Mails?

Im Grunde genommen ist das dasselbe. Auch das ist für mich ein Prozess, den ich gut versorgen möchte. Einmal am Tag schaue ich in meine Mailbox. Da ich oft im Ausland bin, habe ich einen Blackberry und kann auch dort meine Mails nachsehen und beantworten. Ich reagiere sofort, und zwar so effektiv wie möglich, sodass ich nicht unnötig Energie verbrauche. Hinter jeder meiner Reaktionen steht der Entschluss von mir, kurz der Sache mein Interesse und meine Aufmerksamkeit entgegenzubringen.

Übrigens hat ein befreundeter Kollege von mir sich einmal darüber beklagt, dass meine E-Mails so kurz und nüchtern sind. Er fand das unangenehm. Ich versuche jetzt, aus meinen Antworten an ihn kleine Gedichtchen zu machen. Aber sonst gilt hier das Gleiche. In dem Moment, in dem mich etwas erreicht, in diesem Fall eine E-Mail, beschäftige ich mich aktiv damit. Ich bin

Vielen Menschen fällt es schwer, „Nein" zu sagen. Das Problem kennen Sie sicher nicht?

Für mich ist es gerade umgekehrt. Im Prinzip antworte ich bei einer Frage oder einer Bitte immer mit „Ja". Wenn das Leben sagt: „Adriaan, hier ist eine Frage für dich", sollte ich dann intelligenter sein als das Leben? Fragen kommen immer in dem richtigen Moment und deshalb greife ich sie auf. Aber ich tue das auf meine Art. Ich benutze meine ganze Lebenserfahrung, um die Frage beantworten zu können. Vielleicht brauche ich eine Weile, um darüber nachzudenken, und kann nicht gleich darauf reagieren. Meistens gelingt mir das aber nach etwa zwei Tagen. Die Beantwortung kann dabei eine halbe Minute, eine Viertelstunde oder auch länger dauern. Das kommt jeweils auf die Frage oder den Fragesteller an. Die Antworten können ganz unterschiedlich ausfallen, aber die Zeit, die ich dafür verwende, bedeutet für mich einen Schöpfungsakt, der mir Freude bereitet. Für mich ist es nicht eine administrative Handlung, sondern etwas, dem ich Sinn und Bedeutung geben kann. Ich mag keine Routine und auch keine Standardantworten. Ich will es jedes Mal ein wenig anders tun. Nur Tätigkeiten, bei denen sich ein individueller Aufwand nicht lohnt, wie die oben genannten Rechnungen, bilden die Ausnahme.

Das klingt wunderbar: das Reagieren auf eine Frage als einen Schöpfungsakt anzusehen. Können Sie das weiter erklären?

Ich kehre nochmal zurück zum Korrekturabzug. Ich lehne die Bitte nicht ab. Obwohl ich Korrekturarbeit an sich nicht mag, lese ich den Druck immerhin gerne nochmals. Es erscheint ja ein neues Buch auf der Welt! Ich gehe auf die Frage ein, weil ich dem Prozess einen Sinn verleihe. Ich tue es nicht, weil jemand anderes mich dazu zwingt, sondern weil es *mein Prozess* ist. Das Erscheinen des Buchs hängt von mir ab.

   Es ist auch ein hygienischer Aspekt dabei: Ich tue das, was an mich gebunden ist. Es tritt auch viel zutage, was anderen gehört, und da mache ich mir dann weniger Sorgen. Dort stecke ich keine Energie hinein. Vielleicht kann ich helfen, dass andere Menschen einen nächsten Schritt machen können. Aber wenn die Frage etwas absolut Unwichtiges betrifft, mache ich schnell Schluss damit. Ich weiß ganz genau, was mir gehört und was ich will und was jemand anderem gehört. Viele Menschen sind nicht imstande, das klar zu unterscheiden, und das führt eben oftmals zu Stress.

Ich tue das, was an mich gebunden ist. Ich weiß ganz genau, was mir gehört und was ich will und was jemand anderem gehört.

In diesem Zusammenhang sehe ich auch die Frage der Führung. Führerschaft bedeutet für mich, aktiv Prozesse versorgen, in denen andere gut handeln können. Das ist mein Leitmotiv. Deshalb habe ich keinen Stress und keinen Burnout.

Führerschaft braucht auf der einen Seite eine Art Faulheit, mit der ich für die Prozesse derjenigen, die vorwärts kommen wollen, dienstbar bin. Was mir nicht gehört, lasse ich bei anderen. Andererseits ist Führerschaft wiederum etwas sehr Aktives: Man braucht eine eiserne Disziplin, um effektiv mit der Zeit umgehen zu können. Meine Hausaufgaben sind immer in Ordnung, von vornherein. Ich sorge immer dafür, dass ich mich frühzeitig bei meinen Kunden melde. Das heißt oftmals sehr früh aufstehen. Dann muss ich aber am vorangehenden Abend rechtzeitig ins Bett gehen. Das gehört dazu.

Sinngebung

Warum sprechen Sie hier von einem „Schöpfungsakt" und von „Sinngebung"?

Weil es für mich immer wieder um die Frage geht, was mit mir und was mit anderen verbunden ist. Womit sind Menschen überhaupt verbunden? In meiner Arbeit als Berater bin ich ständig mit anderen im Dialog über ihre Frage. Dann sehe ich es als meine Aufgabe, Raum zu schaffen für Bewusstsein. Raum, in dem die Frage nach dem Sinn unserer Aktivitäten gestellt werden kann, um bedeutungsvolle Entwicklungen zu ermöglichen. Während meiner Arbeit meditiere ich fortwährend über dieses Thema: sei es während dieses Gesprächs, während der Korrektur der Fahne oder auf dem Weg zu meinen Kunden. Für mich ist es die Gestaltung des christlichen Impulses, sich dienstbar zu machen für andere, sein Interesse auf dasjenige zu lenken, was für Menschen wirklich wichtig ist.

Kann man das auch an der Art ablesen, wie Ihr Kalender gefüllt ist?

Es gibt einen Rhythmus in den Terminen mit meinen Kunden. Ich habe übrigens aus meinen Fehlern gelernt. Ich plane meine Termine oft über eine längere Zeit. Nur so kann ich dafür sorgen, dass alles in der angemessenen Zeit und rechtzeitig erledigt ist. Das ist wieder eine Sache der Hygiene. Ich bin für meine Arbeit immer bei den Kunden. Ich fühle mich zu Hause in den Prozessen, die ich mit ihnen bearbeite, und ich bin für sie da. Oft bin ich im Ausland. Dann lebe ich ganz und gar dort. Nach Hause zu kommen ist dann für mich fast wie Ferien. Ich habe dann Zeit für andere Sachen.

Eigentlich sind Sie in Ihrem Beruf ganz frei. Wie sehen Sie das für Menschen, die bei einer Firma angestellt sind?

Die Frage, ob man verbunden ist mit dem, was man tut, gilt auch in Betrieben. Freilich, in Betrieben hat man immer die Seite der Organisation, das vertikale Element, aber dieses gibt einem keine Erfüllung. Bei Managern, die „dem System angehören", sieht man oft viel Stress. Das Vertikale reibt einen auf und man kann ihm keinen Sinn abgewinnen. Auch deshalb nehmen manche Manager Drogen. Der Mangel an Sinngebung muss irgendwie ausgeglichen werden. Diese Manager sind mit den wahren Prozessen nicht wirklich verbunden. Sehen Sie sich demgegenüber die Menschen an, die mit den Prozessen verbunden sind, diejenigen, die unterrichten, die Kranke pflegen, die Maschinen bauen, die ein Unternehmen leiten. Diese Menschen würden kaum unter Stress leiden, würden sie nicht ständig durch die Vertikalität des Systems, durch die Manager geplagt

Für mich ist es die Gestaltung des christlichen Impulses, sich dienstbar zu machen für andere, sein Interesse auf dasjenige zu lenken, was für Menschen wirklich wichtig ist.

werden. Deshalb ist mein Rat an Menschen in Organisationen: Suche die Horizontalität, wo immer es möglich ist.

Wie kann man in der eigentlichen Arbeit, die man tut, etwas Schönes schaffen und zugleich seinen eigenen Sinn hinzufügen? Wie kann man aus seiner Arbeit als Schriftsteller, als Kapitän, als Anstreicher, als Bestatter, als Coach immer wieder etwas Besonderes machen? Das sehe ich auch als Frage der Führerschaft an: schaffe gesunde Rhythmen, komme ins Gespräch, reflektiere über die eigenen Entwicklungsschritte. Das hat immer eine auffordernde Wirkung auf andere in der Organisation.

Können Sie ein Beispiel geben?

Ich bin Lektor an der Stenden Hochschule in Leeuwarden in den Niederlanden. Das ist eine Organisation mit einer kräftigen vertikalen Struktur, und das merkt man. Man will immer alles Mögliche von mir, aber ich mache stets ganz klar, dass ich mich nur im Horizontalen bewegen will und nur dafür meine Energie einsetze.

Ich versorge Vorlesungen, eine Masterclass, Publikationen und ich organisiere Symposien. Aber ansonsten bleibe ich außerhalb der Aktivitäten des Systems. Das verübelt mir allerdings das Management. Aber was ich dort einbringe, gefällt den Studenten recht gut, und deshalb werde ich akzeptiert. Viele Lektorenstellen an dieser Hochschule sind abgeschafft oder geändert worden, nur meine Stelle gibt es noch immer. Ich bin mir sicher, dass es mein Lektorat nicht mehr geben würde, wenn ich mich dem System gefügt hätte. Es ist ein Beispiel für mich, die Aufmerksamkeit auf den horizontalen Raum in Organisationen zu lenken. Dort kann man Vertrauen gewinnen. Ich reduziere das vertikale Element so weit wie möglich, weil ich dort eben keinen Unterschied machen kann. Kurz gesagt, mein Rat ist: Vereinfache das Leben.

Das klingt sehr einfach: Vereinfache das Leben.

Vielleicht kann ich es anhand noch eines Beispiels verdeutlichen. Was macht ein Bauer? Er pflügt die Erde, er mäht, er versorgt sein Vieh. Das alles wird ihm nie Stress bereiten, auch wenn es seine ganze Zeit beansprucht. Es ist nämlich eine sinnvolle Arbeit, die eine Bedeutung für ihn hat, und darum ist er auch Bauer. Doch heutzutage beschäftigt sich der Bauer größtenteils mit Büroarbeit, mit Tabellen, dem Ausfüllen von Formularen, elektronischer Datenverarbeitung. Manchmal benötigt er dazu 60 % bis 80 % seiner Zeit. Das bedeutet für ihn Stress oder er erleidet ein Burnout, weil er mit dieser Arbeit keine Verbindung hat.

Oder nehmen Sie einen Gemeindesekretär, auch eine Managementfunktion mit viel Stress. Womit ist der eigentlich verbunden? Er bekommt nur Dinge auf seinen Schreibtisch, muss sich um alles kümmern, muss allem hinterherlaufen und unbeschreiblich viel von seiner Energie einsetzen, um die Organisation in Ordnung zu halten. Womit ist er nun wirklich verbunden?

Verbunden sein

Wenn ich Sie höre, ist das ein roter Faden: verbunden zu sein mit den Prozessen.

Es ist vielleicht nicht einfach zu verstehen. Es gibt so viele Prozesse, zu denen man sich irgendwie verhalten muss. Wir leben ein mehrgleisiges Leben. Dabei entsteht dadurch viel Stress, sodass diese verschiedenen Prozesse sich ineinander verknüpfen. Wir können sie nicht mehr voneinander unterscheiden und wir sind nicht mehr

tatsächlich mit etwas Wesentlichem verbunden. Ein Mann hat einen Ehekrach, weil er nicht mit seinen Kollegen sprechen kann, oder er verprügelt seine Kinder, weil er unter ständigem Druck durch seinen Chef steht. So sieht man, wie Prozesse einander beeinflussen. Viele Menschen geraten in die Klemme, weil sie nicht mit diesen mehrfachen Prozessen leben können. Dadurch sind sie mit nichts Konkretem verbunden. Sie ziehen sich zurück auf eine Insel oder in eine Festung, wie zum Beispiel eine bestimmte Glaubensrichtung oder das Familienleben, oder sie leiden unter psychosomatischen Beschwerden.

Rückwärtsbewegungen sind keine passende Reaktion auf die mehrfachen Prozesse. Vor einigen Generationen war unser Leben ganz deutlich und klar in unterscheidbare und begrenzte Bereiche eingebettet. Dadurch entstand nie Stress. Der Priester, der Lehrer, der Hausarzt, der Großvater, sie haben alle ihre Lebensweisheiten weitergegeben. Heutzutage müssen die Menschen selbstständig ihren Schulungsweg im sozialen, im organisierten Leben finden. Und das ist nicht einfach.

Was finden Sie selbst eigentlich schwer in diesem Zusammenhang?

Nicht unbedingt schwer. Ich erfahre vielmehr Unsicherheit bei der Suche, wie ich mich zum Älterwerden verhalten soll. Ich bin jetzt 61 und merke, dass ich mehr auf meinen Körper achten muss. Eine Frage für mich ist – und ich bin da noch mitten in der Suche – wie ich am besten meine Vitalität versorgen kann. Welche Essgewohnheiten gehören dazu, welche Rhythmen von Ruhe und Arbeit sind jetzt passend für mich? Ich schenke anderen Menschen immer viel Aufmerksamkeit. Aber diese Lebensphase zwingt mich auch, mich selbst zu beachten. Wie finde ich das richtige Gleichgewicht, sodass dieser Prozess vom Älterwerden sich nicht vermischt mit den Prozessen meiner Kunden? Hier muss ich meinen eigenen Weg finden. Gleichzeitig ist es ein sehr subjektiver Prozess. Und manchmal werde ich durch Ratschläge anderer Menschen wie: „Dieses solltest du essen" oder: „Da müsstest du mal hingehen" verleitet. Aber letztendlich entdecke ich immer, dass ich meiner eigenen Intuition folgen muss.

Ich glaube, Sie sind ein gesegneter Mensch.

Ich erlebe mich als einen getragenen Menschen. Anders gesagt, ich lebe von Gnade. Ich lebe so, dass ich verbunden bin und bleibe mit den Prozessen, die für Menschen wichtig sind und denen Menschen eine Bedeutung geben können. Ich bin übrigens kein Weltverbesserer. Ich beachte lediglich den Reichtum und die Verschiedenartigkeit der Menschen.

Manche Menschen können materiell gesehen sehr reich sein, aber in einer moralischen Armut leben. Ich suche meinen Weg gerade in Sinngebungsfragen, weil ich da etwas zu geben habe und etwas zurückbekomme. Das bewirkt, dass ich mich getragen weiß, und da finde ich meine Erfüllung. Das ist wahrscheinlich die Hauptursache, warum ich nie in einen Erschöpfungszustand gerate.

Interviewer:
Klaas IJkema (IMO, Berater)

Heutzutage müssen die Menschen selbstständig ihren Schulungsweg im sozialen, im organisierten Leben finden. Und das ist nicht einfach.

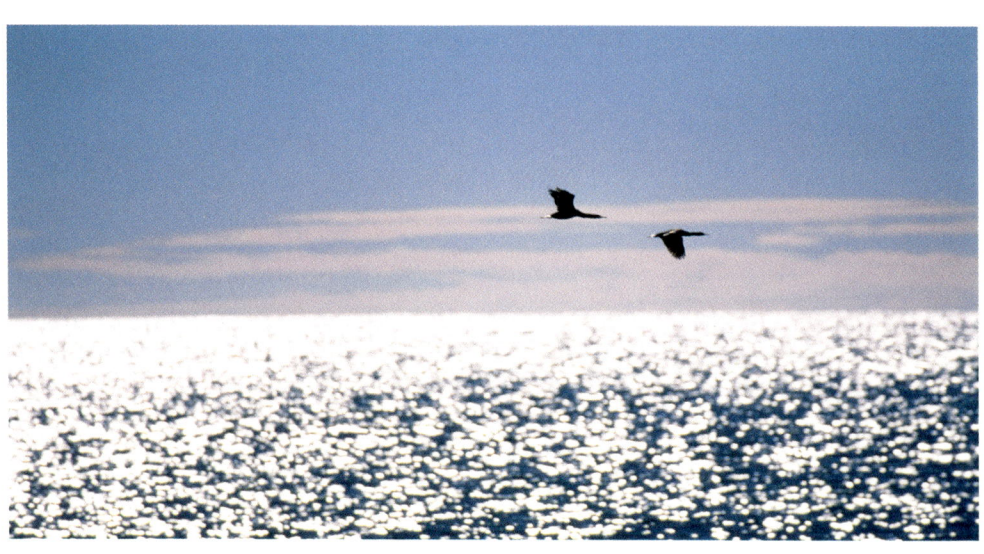

40

Zwei Auszeiten – tiefe Erkenntnisse

von Solveig Steinmann-Lindner [*]

Zwei Menschen bemerken an sich selbst, wie nach Jahren einer erfüllenden, aber auch fordernden Berufstätigkeit zunehmend Schwierigkeiten auftreten: Infekte nehmen zu, Herz-Kreislauf-Beschwerden stellen sich ein, die seelisch-geistigen Kräfte stehen nicht mehr in der gewohnten Weise zur Verfügung. Dies zeigt seine Wirkung im privaten wie beruflichen Leben. Nun ist es an der Zeit, gegenzusteuern. Denn die unübersehbaren Anzeichen von Erschöpfung und die beginnenden somatischen Symptome sollen sich nicht zu einem Komplex gravierender körperlicher und seelisch-geistiger Störungen verdichten, die tiefer ins Burnout führen. Während einer längeren Freiphase wollen diese Menschen Abstand zu ihrer derzeitigen Lebenssituation gewinnen und Kraft schöpfen. Die persönliche Lebensgestaltung und die berufliche Tätigkeit sollen kritisch reflektiert und mit frischen Impulsen belebt werden, möglicherweise wird deutlich, welche Veränderungen notwendig sind. In dieser Weise kann eine selbst gestaltete Freiphase als Präventionsmaßnahme einem drohenden Burnout vorbeugen.

Die beiden Menschen, die im Folgenden über Ihre Freiphasen berichten, sind Lehrer und Familienväter. Sie leben und arbeiten in komplexen Zusammenhängen mit hohen Anforderungen an die soziale und dialogische Kompetenz.

[*] Mit freundlicher Genehmigung der Verfasser können wir hier zwei authentische Erfahrungsberichte wiedergeben

Eine Reise ist ein Trunk aus der Quelle des Lebens

Friedrich Hebbel

Leben und Beruf erfordern ständige Präsenz und Hinwendung zu anderen, wodurch die eigenen Bedürfnisse allzu leicht aus dem Blick geraten. Beide haben sich vorgenommen, zu reisen – und zwar alleine, bewusst spartanisch ausgestattet, mit viel Bewegung in der Natur, mit überschaubaren, rhythmischen Tagesabläufen, die ihren Sinn in sich selber finden: Unterwegssein, für seine Grundbedürfnisse wie Schlafplatz, Nahrung oder Kleidung sorgen. Alles reduziert sich auf das Entscheidende und lässt Raum für das Wesentliche: die Begegnung mit sich selbst und den eigenen Lebensfragen. Das Reiseziel scheint vielleicht nachrangig. Dass es in beiden Fällen die weiten, einsamen Landschaften Skandinaviens waren, mag damit zusammenhängen, dass beide Reisenden nördlich des Mains wohnen. Ein Süddeutscher hätte sich möglicherweise eine Alpenüberquerung, eine lange Wanderung im Tessin oder den Jakobsweg vorgenommen. Wichtig ist, dass von vornherein ein wirkliches Einverständnis besteht mit dem gewählten Reisegebiet und mit der Art des Reisens. Dies gründlich im Vorfeld zu klären, hat für das Gelingen des Unternehmens einen ähnlichen Stellenwert wie die Wahl der richtigen Kureinrichtung, ehe man eine Kur antritt. Wer seiner Sehnsucht folgt, ist motivierter unterwegs.

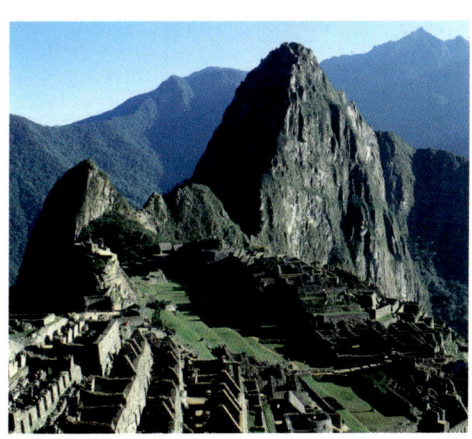

zur Institution des Freijahres/der Freiphase

42

Am Ende der achtjährigen Klassenlehrerzeit ist in der Waldorfpädagogik eigentlich vorgesehen, dass die Lehrerinnen und Lehrer, bevor sie einen neuen Durchgang mit einer ersten Klasse beginnen, ein sogenanntes Freijahr einlegen, das sie nach den eigenen Bedürfnissen und Möglichkeiten selbst gestalten. Nach acht Jahren umfassender Verantwortung und intensivem Arbeiten mit meist mehr als 30 bis 35 Kindern kann es belebend sein, wenn eine Lehrerin/ein Lehrer sich für ein Jahr bewusst in einen völlig anderen Arbeitszusammenhang begibt, z. B. an das Fließband eines Automobilwerks, in dem ein Teil der Klasseneltern beschäftigt ist. Oder eine Lehrerin/ein Lehrer absolviert künstlerische oder handwerkliche Kurse (Malen, Bildhauern, Weben) oder vielleicht ein Landwirtschaftsjahr auf einem Demeter-Hof. Durch den Abstand zum bisherigen Arbeitszusammenhang und die ganz andersartigen Erlebnisse auf allen Ebenen „erfrischt", wird nach einem solchen Freijahr ein gewandelter Kollege an die Schule zurückkommen, der v. a. einen frischen, unverstellten Blick von außen mitbringt. Gut vorbereitet kann er sich der neuen ersten Klasse widmen.

Leider ist die von Rudolf Steiner vorgesehene Institution des Freijahrs inzwischen ein Ideal, das in der Schulwirklichkeit der Waldorfschulen im 21. Jahrhundert kaum noch zu realisieren ist. Immerhin ist es in vielen Kollegien möglich, eine mehrmonatige Freiphase zwischen zwei Klassenlehrer-Durchgängen einzuschalten. Es bedarf allerdings in der Regel der (mitunter hartnäckigen) Initiative der Einzelnen, sich diese längere Pause zu verschaffen. Schließlich ist es dann aber doch meist möglich, eine Vertretung für die letzten Epochen des Schuljahres zu organisieren, zumal am Ende der achten Klasse in einigen Epochen Fachlehrer aus dem Oberstufenkollegium einen kleinen Vorgeschmack auf die Oberstufe bieten können.

Im Sinne der Burnout-Prävention empfehlen sich Freiphasen natürlich nicht nur für Waldorfschulen und sollten auch dort nicht auf KlassenlehrerInnen beschränkt sein.

Abstand gewinnen und neue Impulse aufnehmen

Die Ausgangssituation

Herr G. ist 50 Jahre alt, glücklich verheiratet und Vater von vier erwachsenen Kindern.

Seit 1985 unterrichtete ich als Klassen- und Musiklehrer an unserer Schule. In diesem Jahr ging mein dritter Klassenzug zu Ende. In den letzten Jahren hatte sich mein Engagement als Musiklehrer intensiviert, auch durch den Ruhestand eines älteren Musikkollegen; ich unterrichtete seit drei Jahren über mein Deputat hinaus, insbesondere im Bereich Orchester (Mittelstufe). Vom neuen Schuljahr an möchte ich ganz als Fachlehrer arbeiten (Schwerpunktfach Musik, ferner Religionsunterricht).

Ich litt – zum Glück! – an keiner akuten Krankheit. Es hatte allerdings in den letzten Jahren Phasen gesundheitlicher Labilität gegeben, zum einen im Bereich der Atemwege, besonders der arg strapazierten Stimmbänder, zum anderen im Herz-Kreislauf-Bereich. Ich spürte deutlich ein Nachlassen meiner Kräfte und die Last der andauernden nervlichen Beanspruchung.

Die Idee

Meine Kollegen waren bereit, mir eine Freiphase am Ende meiner Klassenlehrerzeit von zwei Monaten (zuzüglich der Sommerferien) zu gewähren. Diese Zeit sollte einer gründlichen Erholung dienen, mit deutlichem Abstand von der Schule, auch durch die Beschäftigung mit nicht schu-

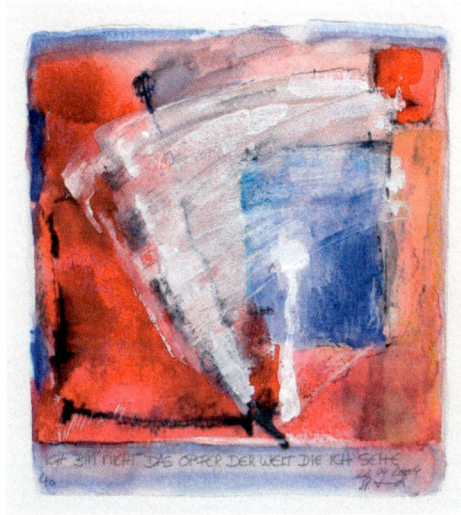

»Ich bin nicht das Opfer« (© Stefan Krauch)

lischen Angelegenheiten. Ich hatte vor, mich sportlich zu betätigen (Kanufahren, Wandern, Schwimmen), viel zu lesen und Dinge für mich zu lernen, so plante ich z. B. einen Sprachkurs im Selbststudium. Diesen wollte ich durch intensiven Einzelunterricht in Schweden ergänzen, den mir eine ehemalige Kollegin vermitteln würde. Zusätzlich sollte die Freiphase es mir aber auch ermöglichen, neue Impulse für meine sich verändernde Unterrichtssituation aufzunehmen.

Ich plante dazu einen längeren Aufenthalt in Schweden (10 Wochen). Dort würde ich sportlichen Aktivitäten nachgehen und auch Muße für die „geistige Erholung" finden können.

Außerdem hatte ich Kontakt zu einem schwedischen Folkmusiker aufgenommen, der nicht nur auf verschiedenen Instrumenten in mehreren Orchestern und Gruppen spielt, sondern diese Instrumente auch selbst baut. Von einem Austausch mit ihm und vom Erleben der Mittsommerkonzerte erhoffte ich mir neue Anregungen, die ich für das Musizieren in Instrumentalgruppen und Orchestern der Mittelstufe verwenden könnte. Der schwedische Mittsommer ist der jährliche Höhepunkt der traditionellen schwedischen Folkmusik.

Ich betrachtete diese Reise als eine frei gestaltete Mischung aus Erholung, Kur und Fortbildung.

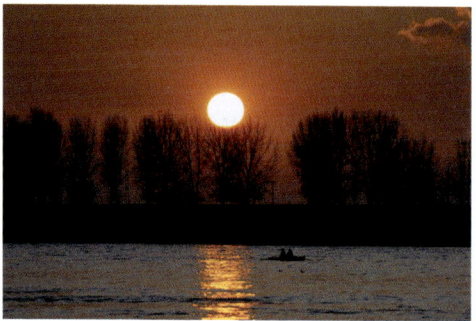

Meine schöpferische Pause – ein Reisebericht

Alleine losfahren

Gibt es ein schöneres Gefühl, als allein loszufahren, wenn andere arbeiten (müssen)? Voller Freude, aber auch voller Dankbarkeit meinen Kollegen gegenüber, die großzügig meine Vertretungen übernommen haben und nun meine achte Klasse in die Oberstufe führen, geht es in den frühen Morgenstunden los Richtung Norden. In Kurven und Nordoststreckenabschnitten erlebe ich den Sonnenaufgang wie ein verheißungsvolles Zeichen. Das Land Schweden kenne ich schon ein wenig vom Familienurlaub. Was aber wird mich erwarten in den langen Phasen des Alleinseins?

Neues lernen – Weite genießen

Nach zwölf Stunden und bald 1000 Kilometern Fahrt erreiche ich das erste Etappenziel, den kleinen See Lönern in der Nähe von Ulricehamn. Hier habe ich vor Jahren einmal mit der Familie Urlaub gemacht und die liebliche Umgebung sowie den einsamen See schätzen gelernt. Darum will ich mich hier mit meinem kurzentschlossen gekauften Seekajak vertraut machen. Nachbarn anerkennen meine ersten Sprachversuche im Schwedischen, das ich mir seit den Osterfe-

rien hauptsächlich im Selbststudium anzueignen versucht habe. Aber letztlich muss ich mich doch erst noch auf Englisch verständigen und täglich Vokabeln büffeln.

Allmählich gelingt es mir, die Schule aus meinen Gedanken zu drängen, indem ich mich auf das Schwedisch Lernen konzentriere oder indem ich versuche, wirklich ganz in das Erleben der wunderbaren Natur einzutauchen.

Nach einigen Tagen geht es weiter Richtung Vänern. Hier erlebe ich mit meinem Kajak meerähnliche Verhältnisse auf Europas drittgrößtem Binnensee und lerne die Qualitäten einer dichten Spritzdecke und das angenehme Sicherheitsgefühl einer Schwimmweste kennen (auch wenn ich sie zum Glück nie in einer Eskimorolle testen musste).

Neue Perspektiven ergeben sich durch den Kontakt mit einem schwedischen Folkmusiker aus Mellerud/Dalsland. Die internationale Verständigung durch Musik klappt hervorragend. Ich bekomme einen Einführungskurs im Spiel der „Nyckelharpa", einer Art Kreuzung zwischen Geige, Gitarre und Klavier, die nur in Schweden gespielt wird (und von ausgewanderten Schweden in den USA), sowie auf der „Dalslandpipa", dem kleinen schwedischen Dudelsack. Und schon ist sie wieder da, die Schule: Wie könnte ich diese Musik mit Kindern spielen? Der Lehrer trägt wieder seine didaktische Brille ...

Ausgedehnte Paddeltouren in die Schärenwelt des Vänern verdrängen diese Gedanken wieder, nur das Summen oder Pfeifen der gehörten Melodien, begleitet von Wind und Wellen, gestatte ich mir.

Meine nächste Reiseetappe führt mich nach Bohuslän an die schwedische Westküste. Hier lebt im Sommer eine Kollegin von mir, die vor zwölf Jahren pensioniert wurde. Sie ist eine sehr erfahrene Sprachlehrerin, die sich nach Kräften (und mit einem gewissen Erfolg) bemüht, meiner deutschen Zunge die schwedische Leichtigkeit zu verschaffen, um nun zwischen „a", „å" und „o" zu unterscheiden, aber auch die reichlichen schwedischen Gaumenlaute zwischen deutschem „sch" und „ch" hinzubekommen.

Üben kann ich gut beim Paddeln zwischen den Schären; irritierend ist allerdings, dass das Möwengeschrei sich nicht selten anhört, als lachten sie mich aus …

Die letzten beiden Wochen verbringe ich im Gebiet von Stora Gla und Stora Bör im Värmland – es sind große, einsame Seen mit glasklarem Wasser und zahlreichen Inseln, ein wunderbares Paddelrevier, aber auch ein empfehlenswertes Wandergebiet. An den (seltenen!) Regentagen studiere ich mit Büchern und CDs weiter die Sprache, und wenn ich genug davon habe, krame ich die Noten hervor, höre CDs mit schwedischer Folkmusik (und denke schon wieder an die Umsetzung im Schulgebrauch – na ja, das steckt wohl in mir).

Nach fast sieben Wochen kehre ich am 28. Juli nach Hause zurück – braun gebrannt, vom Paddeln muskelgestärkt, ausgeruht und erholt – außerdem voller Eindrücke von Natur, Sprache und nicht zuletzt Musik.

Wieder zu Hause

Hinter mir liegt der längste und eindrucksvollste Urlaub meines Lebens, den die Sonne fast täglich wohlwollend begleitete.

Jetzt liegt auf meinem Schreibtisch eine Mappe voller Noten und wartet auf die Bearbeitung fürs Schulorchester, drei Stücke habe ich schon begonnen …

Daneben, damit ich nicht nur für die Schule arbeite, stehen der Vokabelkasten für Schwedisch, das Wörterbuch sowie Astrid Lindgrens „Mio, min Mio" – dafür reichen meine Schwedischkenntnisse inzwischen.

Die Arbeit in meinen neuen Musikklassen, in Mittelstufen- und Klassenorchestern bereitet mir viel Freude. Es sieht ganz so aus, als sei die Entscheidung, vom Klassen- zum Musiklehrer zu „mutieren", richtig gewesen.

KOMMENTAR

Wie Herr G. seine gesundheitliche Situation am Ende von drei Durchgängen als Klassenlehrer schildert, lässt annehmen, dass er sich am Anfang einer Burnout-Entwicklung befindet – altersentsprechend stehen die körperlichen und seelischen Ressourcen nicht mehr in der bisher gewohnten Weise zur Verfügung. Die Erschöpfung beginnt sich in somatischen Symptomen zu äußern: durch Atemwegs- sowie Herz-Kreislauf-Erkrankungen. Zeitgleich (und nicht von ungefähr) stellt sich auch in der Berufsbiografie die Frage nach einer neuen Weichenstellung.

In gutem Kontakt mit sich selbst wird Herrn G. deutlich, dass er nun etwas für sich tun muss. Beruflich orientiert er sich neu, wodurch auch die überhöhte Stundenzahl, die aus der Kollegiumskonstellation heraus entstanden war, reduziert werden kann. Aber die Umstellung will angemessen vorbereitet sein. Durch körperliche Bewegung und aufbauende, stärkende Naturerlebnisse, die die seelischen Belastungen der letzten Jahre auszugleichen helfen, wachsen ihm erlebbar neue Kräfte zu. Daneben widmet er sich einem völlig neuen Feld, ganz für sich selbst, zweckfrei, aber sinnerfüllt. Ernsthaft und ausdauernd lernt er eine neue Sprache. Für die Schwedenreise wäre er gewiss auch mit seinen Englischkenntnissen zurechtgekommen. Dass nach der Freiphase die schwedische Ausgabe von „Mio, mein Mio", das Wörterbuch und der

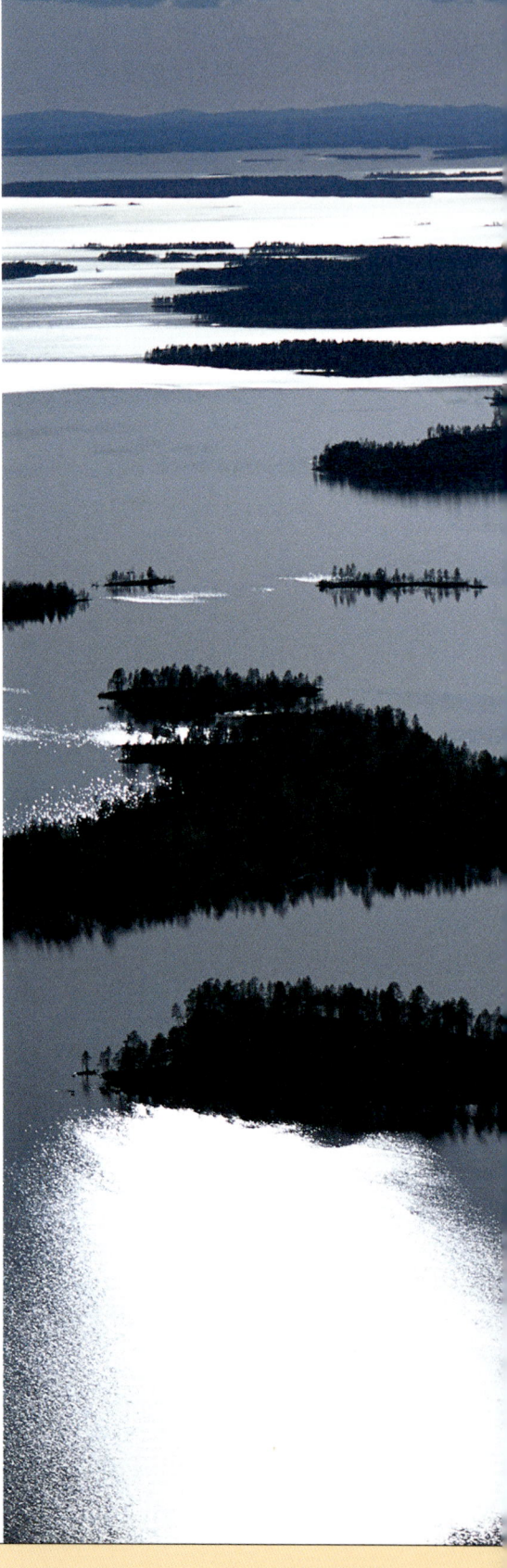

Vokabelkasten ihren Platz auf dem Schreibtisch behalten, ist eine gute Perspektive.

Sehr hilfreich ist im Hinblick auf den Ent-
wicklungsschritt im Beruf sicherlich auch,
dass Herr G. neue Impulse für den Musikun-
terricht aufnimmt, wobei sich der Lehrer mit
Freude als hoch motiviert Lernenden erlebt.
Hierin sind die wenigen Tage der Begegnung
mit Musikern zur schwedischen Mittsom-
merzeit wohl mancher länger dauernden
akademischen Fortbildung überlegen.

Alles, was mit der Schule zusammenhängt,
möchte Herr G. am Anfang der Reise zum
Selbstschutz noch von sich fernhalten. Er
„verbietet" sich die Gedanken an die Schule,
lenkt sich davon ab und paddelt auch später
noch gegen seine „didaktische Brille" an, um
schließlich mit freundlichem Einverständnis zu
resignieren: „... na ja, das steckt wohl in mir."
Das Verhältnis zwischen Beruf und außerberuf-
lichem Leben ist ins Gleichgewicht gekommen,
und dazu gehört selbstverständlich auch eine
gesunde Identifikation mit der Lebensaufgabe
– was für einen Lehrer durchaus der Blick durch
die didaktische Brille sein kann, solange er sie
auch immer wieder rechtzeitig abzusetzen weiß.

Durch Selbsterfahrung zu Selbstbestimmung finden

Die Ausgangssituation

Herr P. ist 40 Jahre alt und Vater von drei Kindern im frühen Schul- und Kindergartenalter.

Ich kam ungefähr vor 10 Jahren an unsere Schule. Noch während meines Studiums am Waldorflehrerseminar machte ich mit meiner zukünftigen Klasse eine Klassenfahrt. Dann übernahm ich eine recht desolate 7. Klasse. Diese durfte ich mit viel unkonventionellem Krafteinsatz glücklich zu Ende führen. Mit großer Freude und gehöriger Achtung holte ich dann die neuen Erstklässler auf die Bühne und habe sie nun bald acht Jahre erfolgreich begleitet. Mein Fachunterricht bestand theoretisch aus Spielturnen, Werken und Tischlern, doch viele Jahre habe ich zusätzlich zu meinem vollen Deputat Stunden gegeben, die nicht zu meinen Studieninhalten gehörten.

Selbstverständlich habe ich an der Selbstverwaltung tatkräftig mitgestaltet, viele Konferenzen geleitet und mich wichtigen, zeitraubenden Delegationen gewidmet. – Das Herzstück meiner Arbeit war jedoch die Rolle des „omnipotenten" Klassenlehrers.

Dieser nicht zu erfüllende Anspruch und die tägliche Belastung ließen mich in gewissen Teilen „verhärten", und durch die fehlende Muße stellte ich überrascht fest, dass mir mein Enthusiasmus, die Freude, der Humor usw. nicht mehr zuflogen. Auch meinem Kollegium gegenüber wurde ich kritisch.

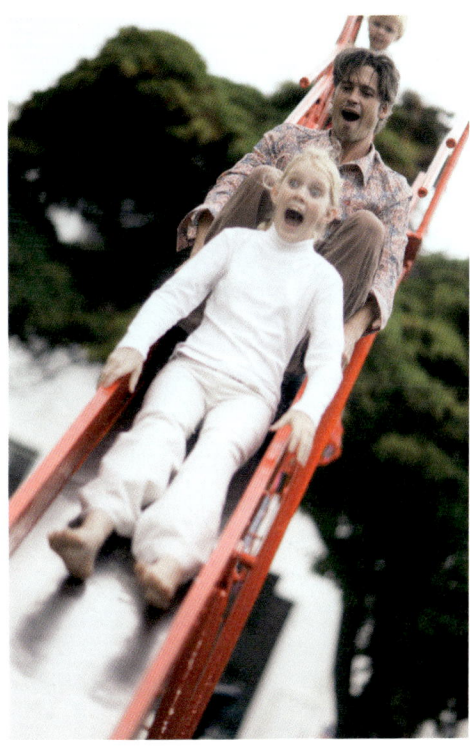

Normale Belastungen durch eine Familie mit drei Kindern kamen hinzu. Kleine Krankheiten zogen sich hin, da der Alltag kaum Zeit zum Auskurieren ließ.

Die Idee

So kam mir die Institution des Freijahres in den Sinn, die ja ursprünglich den Klassenlehrern nach jedem Zug empfohlen wurde. Für diese Zeit plante ich eine längere Reise mit der Familie, danach verschiedene Tätigkeiten in anderen Bereichen und als Abschluss eine Reise mit dem Fahrrad durch Norwegen.

Meine Schule, meine Frau und ich waren bald von der Sinnhaftigkeit einer Auszeit überzeugt und fanden gemeinsam Wege, die Rahmenbedingungen für das Vorhaben zu regeln. Auch wenn diese Zeit für unsere Familie mit finanziellen Einbußen verbunden war, erhofften wir uns einen vielfachen Mehrwert für alle – durch die Erfrischung und Belebung meiner Lehrerpersönlichkeit, die Aufweichung von Verhärtungen und den „Hunger" nach Schultätigkeit und Schulumfeld, der sich in den Monaten der selbst gewählten Distanz einstellen würde.

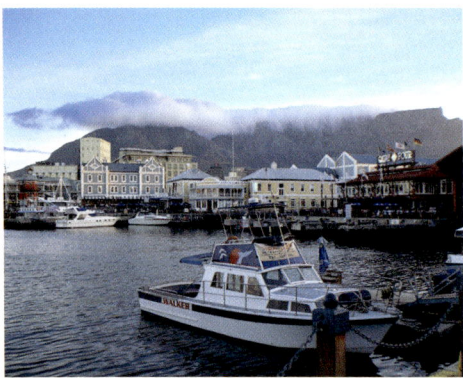

Meine Reise durch Norwegen und zu mir selbst

Meine Reise dauerte annähernd vier Wochen, in denen ich allein auf dem Fahrrad durch Norwegen fuhr und ca. 2.500 km Strecke und 22.000 Höhenmeter überwand. Auf dem Fahrrad transportierte ich neben der notwendigen Kleidung noch Zelt, Kocher und Geschirr, Schlafsack, Iso-Matte, Decke, Essen und Trinken etc. Ich war also prinzipiell autark, konnte auch mal ohne Campingplatz auskommen und brauchte selten eine feste Unterkunft – in dem wohl teuersten Land Europas ein großer Vorteil.

Die Reiseroute

Der Hinflug war fest gebucht, es ging von Bremen nach Sandefjord. Von hier aus folgte ich der „Nothern-Sea-Cycle-Route" ca. zwei Wochen bis nach Haugesund. Dann machte ich einen Abstecher in die Hardangervidda, um dem berühmten Rallarvegen auf 1.200 m Höhe zu folgen. Mehrere Fjorde befuhr ich entlang ihrer Küsten. Ich erkundete einsame Straßen und besuchte Bergen, Ålesund und zum Schluss Trondheim.

Der Tagesablauf

Der Tagesablauf war davon bestimmt, morgens die Sachen zu richten und zu frühstücken, Strecken von 70 bis 130 km zu fahren, Pausen zu machen, Nahrung und Wasser zu besorgen, abends einen Schlafplatz zu suchen, das Zelt aufzubauen, zu kochen und zu schlafen. Was sich hier vielleicht unattraktiv anhört, hat mich während der vier Wochen voll ausgefüllt und ungemein befriedigt. Dies ging so weit, dass ich die Stadtaufenthalte vorzeitig abbrach, um wieder zu fahren.

Begegnungen

Einem „einsamen" Fahrradfahrer begegnen eigentlich alle Menschen offen und meist interessiert, d.h. ich konnte mich, wenn ich wollte, austauschen und meistens auf Englisch Konversation betreiben. So lernte ich eine Menge Menschen unterschiedlichen Alters und unterschiedlicher Herkunft kennen. Auch wenn es durchweg eher kurze Begegnungen waren, war es für mich erstaunlich, welchen Gehalt und Tiefgang (auch spirituell) diese teilweise hatten.

Ich bin sicher, dass die vielen Sympathien und die große Offenheit, die mir entgegengebracht wurden, durch meine innere Einstellung hervorgerufen wurden. Durch das Alleinsein, durch die überschaubaren und schaffbaren Aufgaben, durch die starken und intensiven Naturerlebnisse und gute, stärkende körperliche Auslastung, die auch meine geistige Regsamkeit, meine Gedanken bzw. Meditationen bestimmte und begünstigte, strahlte ich wohl eine besondere Haltung aus, die mir die Menschen gewogen machte.

Selbstbeobachtung und Reflexion

Mit mir selbst kam ich immer mehr ins Reine. Ich wurde ruhiger und verließ mich auf meine inneren Rhythmen. Ich lernte meine Stimmungsschwankungen kennen – erlebte regelmäßige Tiefs und Hochs und wunderte mich doch auch darüber, dass es ja gar niemanden gab, den ich dafür verantwortlich machen konnte – wie schön! Ich dachte über Bewertungskriterien wie „gut" und „schlecht" im Allgemeinen wie im schulischen Zusammenhang nach und relativierte sie stark. Die Faktoren „Schuld" und „Angst" und ihre immense Wirkung im Zusammenleben und -arbeiten beschäftigten mich intensiv, und ich versuche auch jetzt noch, die dadurch entstehende Verminderung von Kreativität, Spaß und Intuition einzudämmen …

Bewusstsein für den Augenblick und aktive Gedankenlenkung ließen mich locker aus jedem Stimmungstief „herausfahren", ich hielt Zwiegespräche mit meinem Ego, das sich irgendwann nicht mehr so wichtig nahm. Die körperliche Ertüchtigung spürte ich in Körper, Seele und Geist, und die wachsende Fitness gab mir zusätzliches Selbstvertrauen.

Innere Freude

Das Alleinsein war für mich als Familienvater mit drei Kindern und Klassenlehrer ungewöhnlich, dennoch ängstigte es mich nicht, sondern machte mich ruhig und brachte mich auf gute, neue Gedanken.

Natürlich gab es auch Unwägbarkeiten und Ärgernisse, diese waren aber im Vergleich zu den positiven Erlebnissen marginal. Ich erlebte teilweise hohe Anforderungen, aber alle waren selbstbestimmt. Ich erlebte mich ganz im Einverständnis mit mir selbst und konnte deshalb bei Entscheidungen meiner Intuition vertrauen.

Es war eine Reise mit einem kleinen „Fun-Faktor" und einem großen „Freude-Faktor". Der kurzfristige Spaß war also relativ klein, vielmehr entstand in mir eine länger anhaltende innere Freude!

Für mich war diese Zeit ein echtes Schlüsselerlebnis, aus dem ich viele Erfahrungen und Bilder mitnehmen konnte. Die positiven Auswirkungen auf mich sind spürbar – hoffentlich auch für die Schüler und Eltern. Bis jetzt ist mein Wirken in meiner neuen Klasse sowie in den Fachunterrichtsstunden von einer großen Freude erfüllt!

KOMMENTAR

Herr P. hatte, als er seine Norwegenreise antrat, bereits eine längere Zeit der Erholung und des Abstandnehmens von den beruflichen Zusammenhängen erlebt, die er großenteils mit seiner Familie verbracht hatte. Die vierwöchige Radtour war das Ende seines Freijahres.

Er konzentrierte sich während dieser Zeit besonders auf einen Aspekt: auf die Begegnung mit sich selbst. Vor Beginn des Freijahres hatte er sich zuletzt ohne Begeisterung, Freude und Humor erlebt, den Kollegen gegenüber empfand er sich als unangemessen kritisch. Die Fachliteratur spricht hier von „Depersonalisierung" als einem der drei klassischen Burnout-Symptome. Hier zu einem gesunden Ausgleich zu finden, war eines der Ziele von Herrn P.s Reise. Erstaunlicherweise bedarf es der Einsamkeit, um sich selbst als soziales Wesen zu reflektieren. Allein mit sich selbst stellt man sich auch den eigenen Abgründen und integriert das, für was man niemanden verantwortlich machen kann. In der Begegnung mit anderen, auch ganz fremden Menschen, kann man sich im Spiegel des „Du" neu erleben – selbst wenn es sich dabei um ganz kurze Zufallsbekanntschaften handelt. Dies führte für Herrn P. zu einer wohltuenden Selbstakzeptanz und einem gestärkten Selbstbewusstsein, wobei ihm möglicherweise vorher gar nicht in der ganzen Tragweite bewusst war, wie sehr er sich von sich selbst entfernt hatte.

Der Reisealltag war betont einfach und vor allem selbst gestaltet. Die rhythmischen, strukturierten Tagesläufe waren mit ihren kleinen „schaffbaren" Aufgaben „ungemein befriedigend". Dies ist gut nachvollziehbar, da der Lehrerberuf eine starke Verzahnung von beruflicher und privater Zeit mit sich bringt, was leicht so empfunden werden kann, dass man mit seinen Aufgaben nie fertig wird und zu jeder Zeit und von allen Seiten gefragt und

gefordert ist. Auch die eigenen vordergründigen Bedürfnisse werden auf einer betont einfachen, beinahe schon eintönigen Reise relativiert, das „Ego" nimmt sich nach einiger Zeit nicht mehr so wichtig. Auf diese Weise gelingt es mit der Zeit immer mehr, Wichtiges von Unwichtigem zu unterscheiden und mit den eigenen Stimmungen umzugehen.

Nicht zuletzt das intensive Naturerleben, auf das er sich vollkommen einlässt, und die ausgiebige körperliche Bewegung helfen Herrn P., sich selbst zu begegnen und zu seelisch-geistiger Erneuerung zu finden.

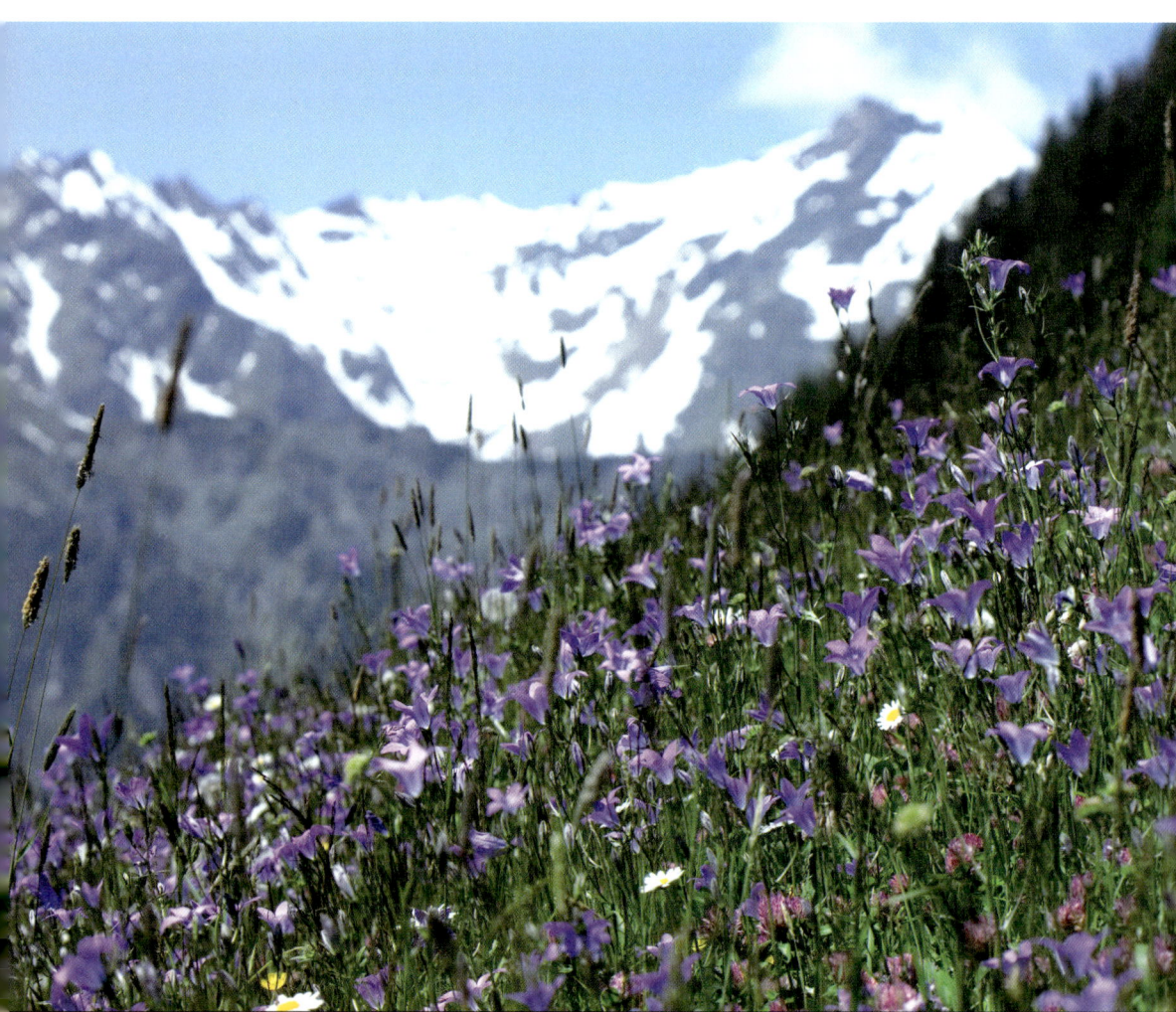

Burnout-gefährdet?

Ein Interview und zwei Erfahrungsberichte zeigen uns Menschen im Umgang mit ihren Aufgaben und mit sich selbst. Ihre Botschaft: Die modernen Lebens- und Arbeitszusammenhänge bergen zwar die Gefahr, sich in der Fülle der Aufgaben aus dem Blick zu verlieren und bis zur Erschöpfung zu verausgaben. Aber man kann sich schützen, indem man sich selbst liebevoll, aber in großer Ehrlichkeit wahrnimmt, die eigenen Ressourcen und ihre Grenzen auslotet und prüft, ob sie (noch) mit den Anforderungen in der jeweiligen Lebenssituation im Einklang sind. Entscheidend ist ein Prozess ehrlicher und tief gehender Selbstklärung. Dazu gehört in einem zweiten Schritt, dem Erkannten dann auch mutig und konsequent die anstehenden Entwicklungsschritte folgen zu lassen.

In diesem Sinne kann es in unserer Hand liegen, wie wir mit (lästigen) Pflichten umgehen. Versuchen wir sie zu ignorieren und zu verdrängen? Lassen wir uns von ihnen bedrängen und bedrücken? Oder wählen wir den Weg eines bewussten und souveränen Umgangs mit den Dingen? Unliebsame und drängende Pflichten lassen sich eben auch in Fragen verwandeln, denen man gerne nachgeht, weil diese Fragen offenbar zu einem selbst gehören und weil sie in einem übergeordneten Sinnzusammenhang stehen. So ist das Korrekturlesen eigentlich nicht Adriaan Bekmans Passion, aber aus dem Manuskript soll ein gutes Buch werden, das in einem für ihn bedeutungsvollen Kontext steht. Also widmet er sich dieser Tätigkeit mit Freude und mit dem Einsatz an Zeit und Kraft, der ihr zukommt. Einen Prozess versorgen, nennt er das: aufgreifen, was ihm an Fragen entgegenkommt, ohne sich einspannen und vereinnahmen zu lassen. Aufmerksam prüfen: Ist es seine Frage oder gehört sie zu jemand anderem? Die fremden Fragen gibt er weiter, den eigenen stellt er sich bewusst und aktiv, so wie seine Zeit und Kraft es zulassen. Mit unwesentlichen Fragen kommt er schnell zu einem Ende, wesentlichen widmet er sich beherzt und gerne. Zugleich arbeitet er effektiv, denn er weiß die Kraft von Routine und Rhythmus zu nutzen, wo es möglich und angemessen ist. Es ist auch ein Zeichen guter Selbstfürsorge und Selbstreferenz, wenn die anstehenden Aufgaben zeitnah erledigt werden. Ob mit oder ohne To-do-Liste: ein freigearbeiteter Schreibtisch und eine geleertes E-Mail-Postfach können ungeheuer zufrieden machen.

Sinn und Bedeutung muss man den Tätigkeiten mitunter sogar selbst verleihen oder ihnen hinzufügen. Auch in den alltäglichsten und unscheinbarsten Handlungen lassen sich Gesichtspunkte aufspüren, die sie zu wesentlichen und lohnenden Anliegen umwerten. Es kommt entschieden darauf an, wie eine Tätigkeit angesehen und ausgeführt wird, nicht welche gesellschaftliche Reputation ihr andere zuschreiben. Mit jeder Arbeit lässt sich immer wieder etwas Schönes, Wertvolles und Beglückendes schaffen. In dieser Weise sind wir daher für unser Kohärenzgefühl als Grundlage einer salutogenen Lebensführung auch selbst zuständig und verantwortlich. Und was die Sinngebung betrifft, so muss diese nicht – aus falsch verstandener Bescheidenheit – zu tief angesiedelt sein. Wir können der Transzendenz auch im Alltagsleben des 21. Jahrhunderts Raum geben, wenn wir (mittelbar oder unmittelbar soziale) Tätigkeiten als die Gestaltung des christlichen Impulses begreifen, durch die wir uns der Bedürfnisse anderer annehmen und uns so in ihren Dienst stellen.

Nun gibt es wohl in jedem Leben Zeiten und Situationen, in denen Menschen in ihrer Tätigkeit so gefordert sind, dass sie die Grenzen ihrer Ressourcen spüren oder sogar zeitweilig überschreiten. Vielfach machen sich auch schlicht die mit dem Lebensalter nachlassenden körperlichen Kräfte bemerkbar. Das Gleichgewicht von Anforderungen und eigenem Vermögen ist fragil geworden und muss auf neue Grundlagen gestellt und wieder ausbalanciert werden. Körper, Seele und Geist senden deutliche Signale, die ernst genommen werden wollen und zum Innehalten, zur Klärung und zu fälligen Veränderungen auffordern. Jetzt kann es sehr hilfreich sein, aus dem eigenen Lebenszusammenhang herauszugehen und Abstand vom Gewohnten zu suchen, z. B. durch eine längere Reise. Neben Ruhe, Erholung, körperlicher Bewegung und Freude an der Natur geht es auch darum, sich kritisch mit der beruflichen und privaten Lebenslage auseinanderzusetzen. Sich den eigenen Fragen zu stellen, erfordert Mut und Bereitschaft zur Veränderung. Wichtig war für die beiden Reisenden, Herrn G. und Herrn P., dass sie in ihrer selbst gestalteten Auszeit ihrem ganz persönlichen Weg folgen konnten. Reisen, Natur erleben, körperliche Aktivität, die (zweckfreie!) geistige Herausforderung einer neuen Sprache, berufsbezogene Fortbildung auf ganz individuelle Art – so das Konzept des einen. Der andere wählte einen bewusst minimalistischen Weg, war mit Fahrrad und Zelt unterwegs und gestaltete die Tage in einfachen gleichförmigen Rhythmen, die in wohltuendem Kontrast zum komplexen Alltagsleben stehen. Beiden ist es gelungen, zu neuer Kraft und Ausgeglichenheit zu finden.

Wer beizeiten merkt, dass ihn die eigenen Lebensverhältnisse übermäßig belasten, und dann innehält, um realisierbare Veränderungen einzuleiten, erweist sich letztendlich als resilient. Denn resilient sind nicht nur Menschen, die per se mit einer hohen Widerstandskraft gegenüber Belastungen ausgestattet sind, sodass größere Probleme gar nicht erst entstehen. Resilienz bedeutet auch, dass ernste Herausforderung und Krisen angenommen und bewältigt werden können. Ein sich anbahnendes Burnout kann eine solche Krise sein. Aber wenn dies beizeiten erkannt wird, gibt es für den Einzelnen gute Wege, um auch aus eigener Kraft eine Burnout-Entwicklung aufzuhalten und in eine positive Richtung umzulenken. Auch wenn scheinbar unabänderliche „Sachzwänge" die Handlungsspielräume einschränken: es lässt sich manches verwirklichen, was zunächst gar nicht zu vermuten war. Nur müssen wir als moderne Individuen die Rahmenbedingungen dafür selbst einrichten, unter Umständen sogar einfordern. Das trägt uns selten jemand an.

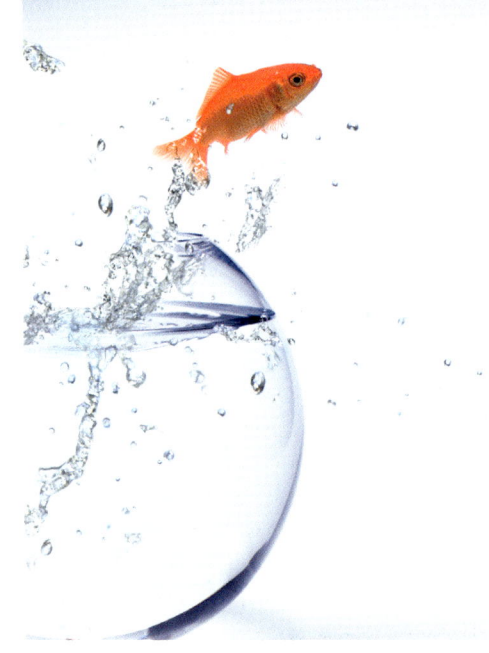

Kapitel 2.3

Individuelle Alltagsübungen

von Hilmar Dahlem

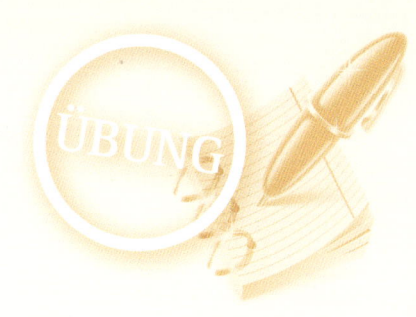

Übungen zur Stärkung der eigenen Seele

„Einsamkeit und innere Not, Unruhe und Angst beherrschen das Seelenleben zahlreicher Menschen. Es wird mehr gelitten in der Stille des inneren Lebens, als man ahnen mag."

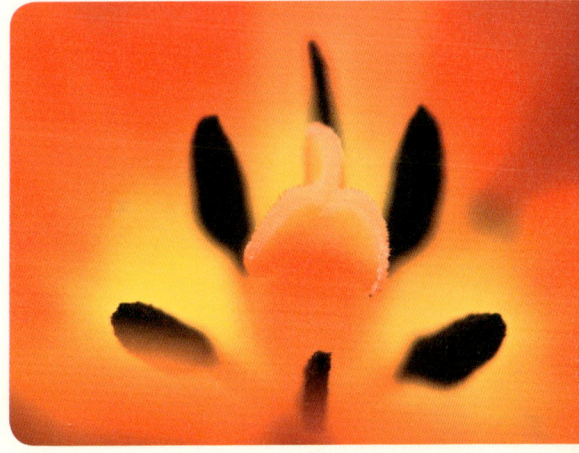

Mit diesen Worten beginnt der holländische Arzt und Psychiater Dr. F. W. Zeylmans sein Buch „Gespräche über die Hygiene der Seele" (1988), das in der holländischen Originalausgabe bereits 1946, also kurz nach dem Ende des Zweiten Weltkriegs, erschien. Zentral ist darin ein Gedanke, der auch heute noch aktuell ist: Es ist notwendig, auf die „Fitness" der Seele genauso zu achten wie auf körperliche Fitness. Denn die menschliche Seele ist ein Lern- und Entwicklungsorgan. All die Widersprüchlichkeiten und Hindernisse, die uns in unserem Leben begegnen – und die ja der Anstoß für Entwicklung sein können –, haben eine Wirkung in unserer Seele. Wie gelingt es, zunächst einmal zu unterscheiden zwischen dem, was in der Außenwelt geschieht, und dem, was in der eigenen Innenwelt geschieht? Wie gelingt die Verbindung zwischen diesen beiden Welten?

Es werden im Folgenden einige Grundgedanken sowie einige exemplarische Übungen zur Stärkung der eigenen Seele und für ein seelisches Gleichgewicht beschrieben. Damit ist keine vollständige Aufzählung beabsichtigt. Es handelt sich auch nicht um therapeutische Übungen für bestimmte Symptome. Vielmehr wird anhand beispielhafter Übungen, die man jederzeit im Alltag machen kann, eine Richtung skizziert, mit der die Seelenkräfte so gestärkt werden, dass Wahrnehmungsfähigkeit, Selbststeuerung und Eigenverantwortung als Basis eines gesunden Seelenlebens gepflegt werden können. Jeder Einzelne muss darin seinen eigenen Weg finden.

Es handelt sich hierbei um Anregungen für diese Suche.

Natur wahrnehmen

Unser Denken ist uns jeden Tag ein kräftiger Begleiter. Manchmal auch zu kräftig – nämlich dann, wenn das Denken beginnt, ein Eigenleben zu führen, wenn wir uns in abstrakten Vorstellungen über uns selbst, über andere oder über soziale Fragen verfangen. Die Schulung der eigenen Wahrnehmung kann helfen, ganz präsent zu sein. Bei sich anzukommen und zu unterscheiden: Was geschieht in der Außenwelt und was in der eigenen Seele?

Wahrnehmen lässt sich z. B. an Naturphänomenen sehr schön üben: Wählen Sie einen bestimmten Baum in Ihrer Nachbarschaft. Nehmen Sie diesen Baum in rhythmischen Abständen, z. B. einmal pro Woche, wahr: Was sehe, rieche,

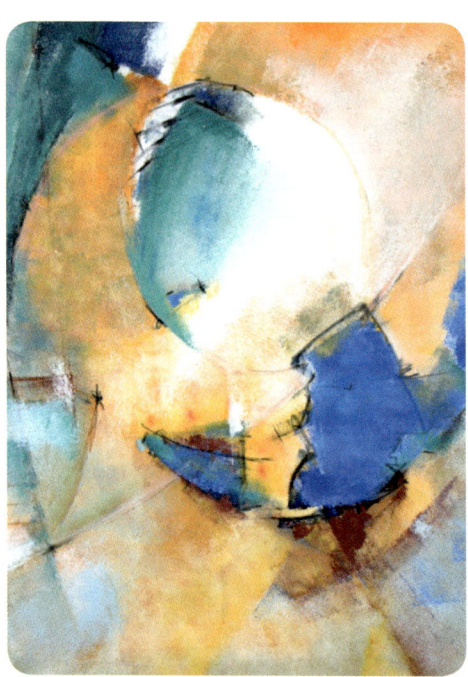

»Im Wandel sein« (© Stefan Krauch)

taste ich? Vergleichen Sie Ihre Wahrnehmungen mit denen der letzten Woche: Was hat sich verändert? Was ist vielleicht nicht mehr da, was ist neu geworden?

Unterstützend können Sie Ihre Wahrnehmungen in einem Tagebuch notieren oder bestimmte Details auch zeichnen. Dabei geht es nicht um künstlerische Perfektion, sondern lediglich darum, über das Zeichnen die Wahrnehmung noch zu intensivieren.

Mich selbst wahrnehmen

Suchen Sie sich einen ruhigen Platz, nehmen Sie ein Blatt Papier und einen Stift und beschäftigen Sie sich mit folgender Frage:

Wie pflege ich meinen Leib, meine Seele, meinen Geist?

Schreiben Sie rein faktisch auf, was Sie tun. Zum Beispiel: „Fahrrad fahren und schwimmen für den Leib, Gespräche mit Freunden für die Seele, Gebet oder Meditation am Morgen für den Geist." Egal, was Sie tun, es geht darum, es zunächst einmal überhaupt festzuhalten.

Im nächsten Schritt ist das Ziel, dieses einfach wahrzunehmen – ohne Urteil, ohne Lösung oder Erklärung – und sich zu fragen:

Will ich das so?

Wenn ja, ist alles in Ordnung und die Übung ist beendet. Wenn nein, wählen Sie *eine* Sache, die Sie gerne verändern möchten. Zum Beispiel: „Ich möchte abends vor dem Einschlafen ein Gedicht lesen." Beginnen Sie sofort, dieses neue Element zu üben, und tun Sie dies mindestens vier Wochen lang. Erst dann wird es eine Gewohnheit werden bzw. geworden sein.

Umgang mit der Zeit

Haben wir die Zeit oder hat die Zeit uns? Sind wir hektisch, in Zeitnot oder reisen wir durch die Zeit? Zeit ist ein Gestaltungsraum. Zeit ist auch Verfügbarkeit – für mich, für andere Menschen: Welchen Menschen stehe ich wann zur Verfügung, welche Prioritäten setze ich? Bin ich zur rechten Zeit dort und mit den Menschen zusammen, mit denen ich gerade dann zusammen sein will? Zeit ist, rechtzeitig da zu sein – *und* rechtzeitig zu gehen: Die Kunst des Reisens besteht auch darin, so lange an Ort und Stelle zu sein, wie es erforderlich ist, aber wieder wegzugehen, wenn meine Anwesenheit nicht mehr nötig ist. Zeit ist innere Präsenz, wirklich anwesend sein, wo man gerade ist. Zeit ist, Anfang und Ende bewusst zu setzen.[1]

Nehmen Sie ein weißes Blatt und zeichnen Sie darauf vertikal für jeden Wochentag von Sonntag bis Samstag eine Spalte ein. Unterteilen Sie die Spalten horizontal mit Uhrzeiten von 6.00 Uhr bis 22.00 Uhr. Tragen Sie alle wichtigen Ereignisse des abgelaufenen Tages knapp ein.

Betrachten Sie das, was Sie sehen, anhand folgender Leitfragen:
- Wo steuern Sie selbst, wo sind Sie fremdbestimmt? Können Sie so mit Ihrer Zeit umgehen, dass Sie wirklich dort anwesend sind, wo Sie sein möchten, oder sind es eigentlich die anderen Menschen, die es schaffen, Sie dorthin zu bekommen, wo sie Sie haben wollen?
- Wo hatten Sie das Gefühl: Was ich tue, ist sinnvoll, hier bin ich genau am richtigen Platz – wo hatten Sie das Gefühl: Hier bin ich nicht unbedingt nötig?
- Wo gibt es in der Woche Stressmomente?
- Findet jede einzelne Aktivität zum richtigen Zeitpunkt in der Woche statt oder bauen sich

bei bestimmten Aktivitäten regelmäßig Spannungen auf?
- Stellen Sie sich vor, Sie würden problematische Aktivitäten auf einen besser geeigneten Zeitpunkt verschieben. Welcher wäre das und in welchem Sinne ist dieser Zeitpunkt günstiger?
- Wie ist das Verhältnis zwischen Arbeitszeit, Zeit für Familie und Zeit für Sie selbst? Ist dieses Verhältnis gesund oder kommt ein Bereich zu kurz?
- Was machen Sie mit Freiräumen, die noch zur Verfügung stehen?
- Welche Werte und Prinzipien in Ihnen selbst beeinflussen Ihre Sicht auf Ihre Zeit?
- Wo sehen Sie für sich Handlungsbedarf bzw. Handlungsmöglichkeiten?
- Was ist Ihre neue Frage, Ihr nächster Schritt?

Wiederholen Sie die Übung bei Bedarf über mehrere Monate immer wieder.

Rückblick

Gerade in schwierigen Zeiten kommt es immer wieder vor, dass uns Themen bis in den Schlaf verfolgen. Der kurze abendliche Rückblick kann eine Hilfe sein, die Ereignisse des Tages in der eigenen Seele zu ordnen und die Lebenskräfte zu stärken.

Wählen Sie einen ruhigen, bequemen Sitzplatz. Gehen Sie in Gedanken rückwärts (vom Abend bis zum Morgen) durch den Tag, rufen Sie sich dabei die einzelnen Stationen und Situationen möglichst bildhaft ins Gedächtnis. Beginnen Sie mit einigen wenigen Situationen und steigern Sie allmählich ihre Anzahl. Konzentrieren Sie sich dabei auf Wesentliches und verlieren Sie sich nicht in zu vielen Details. Insgesamt sollte ein solcher Tagesrückblick, auch wenn er ausführlich ist, nicht länger als fünf Minuten dauern.

---

1   Nach Bekman 1999.

Machen Sie diese Übung täglich für eine Dauer von mindestens vier Wochen.

Mit Fragen leben

Immer wieder kommen wir in Situationen, die uns seelisch intensiv beschäftigen. Sehr schnell sind wir dann dabei, ein Problem zu erklären, Schuldige zu finden, nach Lösungen zu suchen – und erleben dabei doch, dass wir uns im Kreis drehen. Probleme machen die Seele ebenso eng wie die Suche oder das Verfolgen einer einzigen Lösung. Wenn es gelingt, aus dem Problem eine Frage zu machen und einen Prozess einzurichten, wie wir uns damit beschäftigen können, dann können wir damit leben und finden Wege, die neue Einsichten und Handlungen ermöglichen. Dazu dient die folgende Übung:[2]

- Wählen Sie eine Situation, die Sie jetzt oder in der letzten Zeit innerlich sehr stark beschäftigt bzw. beschäftigt hat. Beschreiben Sie auf einem Blatt Papier diese Situation ganz konkret und bildhaft: Wo war es? Wann war es? Wer war da? Was geschah?
- Charakterisieren Sie die Situation, d. h., arbeiten Sie aus der Wahrnehmung der Situation Charakteristisches heraus, beschreiben Sie also am konkreten Material Auffälligkeiten, die für einen vertiefenden Blick hilfreich sind. Schreiben Sie auch diese auf. Halten Sie dabei alle Urteile, Lösungen, Erklärungen, Schuldzuweisungen etc. aktiv zurück.
- Schreiben Sie ebenfalls auf, welche steuernden Auffassungen bei den wichtigsten Beteiligten in dieser Situation sichtbar werden: Welche Prinzipien bzw. Grundüberzeugungen kommen in den *Handlungen* zum Ausdruck?

2 Es handelt sich bei dieser Übung um eine Variation der Übung „Vorläufige persönliche Fragestellung", entwickelt von Bernhard Kloke, Institut für Mensch- und Organisationsentwicklung, Zeist 2005.

- Formulieren Sie nun Ihre Frage und schreiben Sie auch diese auf.
- Schreiben Sie spontan möglichst viele Handlungstipps für sich selbst – und bezogen auf diese Frage – auf.
- Betrachten Sie die Tipps in Ruhe und wählen Sie einen nächsten Schritt, den Sie direkt umsetzen können und wollen. Damit ist nicht gemeint, dass Sie schon eine umfassende Lösung gefunden haben sollten. Es geht um den ersten Schritt, mit dem Sie die Sache nun auf der Handlungsebene in Bewegung bringen wollen. Vielleicht unternehmen Sie auch Schritte, um die Frage weiter zu schärfen und lebendig zu halten. Vielleicht hat sich durch diesen Prozess auch Ihre Frage verwandelt, dann formulieren Sie die Frage neu und wiederholen den Schritt mit den Handlungstipps.

Übungen für das seelische Gleichgewicht

Als Weg zu innerer Kraft und seelischem Gleichgewicht haben sich sechs kleine Übungen erwiesen, die Rudolf Steiner als „Nebenübungen" für diejenigen beschrieben hat, die einen meditativen Schulungsweg gehen wollen. Sie sind darüber hinaus allerdings auch sehr geeignet, Fähigkeiten für das soziale Miteinander zu stärken, indem sie helfen, sich auf eine Sache zu konzentrieren, einem anderen unbefangen zu begegnen und vieles andere mehr. Besonders stark wirken die beschriebenen Übungen, wenn man sie „kumulierend" übt. Das heißt, im ersten Monat Übung 1, im zweiten Monat Übung 1 und 2, im dritten Monat Übung 1, 2 und 3 usw. Es ist aber auch möglich, je nach Bedarf einzelne Übungen herauszugreifen oder einzelne Übungen über einen längeren Zeitraum auszuführen.

Klarheit im Denken

Wählen Sie einen Gegenstand (z. B. ein Streich-

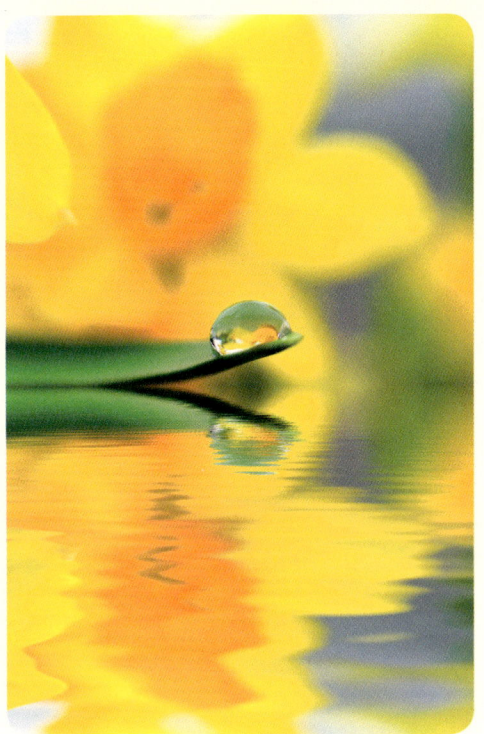

nem rechten Ringfinger auf den Mittelfinger und wieder zurück auf den Ringfinger." Üben Sie, sich durch nichts und niemanden von dieser täglichen Übung abhalten zu lassen. Üben Sie auch dieses täglich, einen Monat lang.

Gelassenheit

Die dritte Übung richtet sich auf den bewussten Umgang mit den eigenen Gefühlen: „[...] die Ausbildung eines gewissen Gleichmutes gegenüber den Schwankungen von Lust und Leid, Freude und Schmerz, das ‚Himmelhochjauchzend, zu Tode betrübt' soll mit Bewusstsein durch eine gleichmäßige Stimmung ersetzt werden." (Steiner 2004) Sie können dies z.B. üben, indem Sie ein aktuelles oder auch ein zurückliegendes Ereignis wählen, das heftige Gefühle bei Ihnen ausgelöst hat. Versuchen Sie, die damit verbundenen Gefühle innerlich stark zu erleben und gleichzeitig nach außen hin völlig ruhig und gelassen zu bleiben. Üben Sie auch dieses täglich, einen Monat lang.

Positivität

Hier geht es darum, allem, was einem begegnet, aktiv etwas Positives abzugewinnen. Damit ist nicht Schönfärberei oder Heuchelei gemeint. Vielmehr ist das Ziel, die Wahrnehmung so zu schärfen, dass man auch in einem negativen oder schrecklichen Ereignis etwas Gutes finden kann, das doch überall auch da ist. Nehmen Sie sich z. B. vor, einen Kollegen, mit dem Sie es schwer haben, innerlich so zu betrachten, dass Sie nur seine Talente und Fähigkeiten wahrnehmen. Oder üben Sie in konkreten Arbeitssituationen, in denen Sie eine Rückmeldung geben sollen oder jemanden beurteilen müssen, zuerst aktiv auf das Positive zu schauen. Dabei werden Sie bemerken, dass negative Aspekte immer wieder in den Vordergrund treten können. Verdrängen oder unterdrücken Sie diese nicht, sondern schauen Sie auch diese freundlich an – verabschieden Sie sie dann aber ebenso freund-

holz, einen Kugelschreiber etc.) und konzentrieren Sie Ihre Gedanken ganz auf diesen Gegenstand. Reihen Sie die Gedanken logisch aneinander und bleiben Sie bewusst bei diesem Gegenstand. Erlauben Sie sich keine gedanklichen Abschweifungen. Beginnen Sie mit einer Minute und steigern Sie die Zeit allmählich auf mehrere Minuten. Machen Sie die Übung täglich zu einer passenden Tageszeit für einen Monat. Ist ein Gegenstand erschöpfend behandelt, können Sie einen neuen Gegenstand wählen. Möglich ist es auch, diese Übung mit einem Begriff durchzuführen und sich auf diesen zu konzentrieren.

Initiative des Handelns

Ergreifen Sie selbst die Initiative des Handelns und schulen Sie diese Initiativkraft an kleinen Dingen. Nehmen Sie sich z. B. vor, täglich zu einer bestimmten Zeit eine frei gewählte Handlung auszuführen, für die es keinen äußeren Anlass gibt. Zum Beispiel: „Jeden Vormittag um genau um 11.00 Uhr stecke ich den Ring an meilich und bestimmt aus Ihren Gedanken. Üben Sie auch dieses täglich, einen Monat lang.

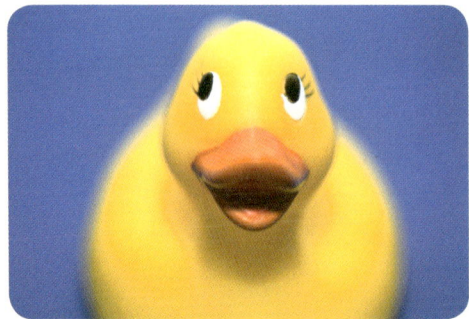

Unbefangenheit

„Im Unterschied zur Positivität, die sich stets an konkreten Anlässen und Ereignissen entzündet, besteht die Unbefangenheit in einer vollständigen Öffnung der Seele nach außen, ohne dass von vornherein bestimmte Inhalte des Wahrnehmungsfeldes ausgewählt werden. Die in der Unbefangenheit wirkende Hingabe an die Welt schließt den Menschen allseitig für die Dinge und Erscheinungen auf, die ihn umgeben. Versucht man, sich in Unbefangenheit zu üben, wird man bemerken, wie sich vor allem das Wahrnehmungsvermögen intensiviert." (Linde 1994) Hier geht es also mehr um eine innere Haltung, eine Art staunender Offenheit, die zunächst einmal alles für möglich hält, z. B. auch, dass Wasser bergauf fließt. Es geht darum, all jene Urteile, die unser Denken blitzschnell in jeder Situation parat hat, zunächst einmal zurückzuhalten und ganz offen und unbefangen die Phänomene auf sich wirken zu lassen. Dies kann man unmittelbar in Alltagssituationen üben oder auch rückblickend auf konkrete Situationen. Üben Sie auch dieses täglich, einen Monat lang.

Seelisches Gleichgewicht

Die Übung für den nunmehr sechsten Monat besteht darin, sich „systematisch, in einer regelmäßigen Abwechslung alle fünf Übungen wieder und wieder vorzunehmen". (Steiner 2004)

Biografische Übungen

Die Beschäftigung mit der eigenen Biografie, dem persönlichen Woher und Wohin, hat natürlich ebenfalls eine zentrale Bedeutung für das eigene seelische Gleichgewicht. Hier gibt es eine ganze Reihe von guter Literatur und praktischen Übungen. An dieser Stelle seien besonders zwei Werke empfohlen:

- **Gudrun Burkhard:** „Schlüsselfragen zur Biographie. Ein Arbeitsbuch." (2010)
  Nach kurzen Einführungen in die jeweiligen biografischen Lebensphasen erhalten die Leser hier keine Antworten, sondern lediglich eine ganze Reihe von Fragen, die helfen können, sich mit der eigenen Biografie konkret auseinanderzusetzen.
- **Kees Locher und Jos van der Brug:** „Unternehmen Lebenslauf – Biografie, Beruf und persönliche Entwicklung." (2003)
  Das Buch ist als praktischer Workshop mit zahlreichen Übungen gestaltet.

Letzterem sind auch die folgenden beiden Übungen entnommen:

Themen in meinem Leben

Betrachten Sie Ihr bisheriges Leben. Erkennen Sie Themen, die in einer bestimmten Periode vorherrschten, eine Weile untergetaucht sind, um später wieder zum Vorschein zu kommen, und erkennen Sie auch Themen, die in Ihrem Leben ständig da sind?

Notieren Sie diese Themen auf Papier und erläutern Sie diese mit Fragen, wie:

- Wie hat sich das Thema zum ersten Mal manifestiert?
- In welcher Periode war das?
- Welche Menschen hatten damit zu tun?
- Wie sind Sie mit diesem Thema umgegangen?

58

Die obigen Fragen sind Vorschläge. Alles Mögliche kommt als Thema in Frage:

- Brücken schlagen zwischen Menschen
- Menschen führen
- nach der rationellsten Lösung suchen
- mit Unsicherheit oder Angst umgehen
- eigene Grenzen erfahren
- die Konfrontation mit Leiden oder Tod suchen
- den eigenen Körper erleben und genießen usw.

Die Themen können klein oder groß sein, eher praktisch ausgerichtet oder hoch moralisch. Sie können auch aus dem Gebiet von Hobbys oder Interessen stammen wie Musik, Technik, Reisen in ferne Länder. Die zentraleren Themen sind jedoch die wiederkehrenden oder bleibenden Motive, die einen existenziellen Charakter haben. In diesen Themen liegt der Sinn Ihres Lebens.

Wendepunkte in meinem Leben

Suchen Sie die Ereignisse (mindestens drei) in Ihrem Leben, die Ihnen viel bedeutet haben, in negativem wie positivem Sinn, oder die Ihrem Leben eine Wendung gaben. Wann war das? Wie alt waren Sie damals?

Beschreiben Sie diese Ereignisse kurz auf Papier. Stellen Sie dabei Fragen wie:

- Was geschah damals?
- Wo, in welcher Umgebung fand das Ereignis statt?
- Welche Menschen waren dabei und welche Rolle haben sie gespielt?
- Was dachten Sie, was unterließen Sie?
- Welche Gedanken, Gefühle und Absichten oder Vorhaben hatten Sie?

- Was sagen mir diese Fragen im Hinblick auf meine aktuelle Situation?

Meditation und Gebet

Erleben wir uns als einen Teil eines größeren Ganzen, dann kann uns dieses ebenfalls helfen, Abstand zu gewinnen, Ereignisse und Themen in einen Zusammenhang zu stellen, neue Einsichten und innere Kraft zu gewinnen.

Das Gebet als eine rituelle Hinwendung an ein höheres, geistiges Wesen ist eine solche Möglichkeit, ein größeres Ganzes einzubeziehen in das eigene Leben. Besonders wirksam ist es morgens und/oder abends. Welches Gebet Sie wählen, ob es das Vaterunser ist, ein anderes christliches Gebet, ein buddhistisches oder was auch immer, das hängt ganz von Ihren religiösen Orientierungen ab.

In anthroposophischer Perspektive geht es bei der Meditation um ein sinnlichkeitsfreies Denken, mit dem ein inneres Bild zunächst geschaffen und dann wieder weggeschafft wird. Daraus kann ein aktivitätsfreier Raum entstehen, in den dann wiederum Geistiges einströmen kann. Praktisch lässt sich dieses zum Beispiel gut üben als Wort- oder als Bildmeditation (z. B. das Rosenkreuz). Eine Wortmeditation kann ein bestimmter Satz sein, wie „Die Weisheit lebt im Licht" oder ein Mantram wie das nebenstehende von Rudolf Steiner (1998).

Bei der Meditation geht es nicht um ein intellektuelles Verstehen des Inhalts, sondern um ein innerliches Lebendigmachen des Inhalts, sodass man wie in einem Bild darin lebt. „Fokussierte Aufmerksamkeit" nennt der amerikanische Physiker Arthur Zajonc diesen Zustand. Hat man das lebendige Bild geschaffen und vielleicht für ein

Wenn Ruhe der Seele
Wogen glättet
Und Geduld im
Geiste sich breitet
Zieht der
Götter Wort
Durch des
Menschen Innres
Und webt den
Frieden
Der Ewigkeiten
In alles Leben
Des Zeitenlaufs.

paar Minuten gehalten, dann lässt man es gehen und kommt in einen Zustand der offenen Aufmerksamkeit, in dem nun etwas hineinströmen kann. Manchmal sind das zunächst Alltagsgedanken, die man interessiert zur Kenntnis nehmen und dann wieder verabschieden kann. Manchmal kann es aber auch gelingen, dass Geistiges von anderer Qualität in diesen Raum hineinkommt. Hier geht es einfach darum, mit innerer Ruhe und ohne Leistungsdruck einen eigenen Übungsweg zu finden.

Morgens und abends sind besonders geeignete Zeiten für eine Meditation. Es empfiehlt sich, einen ruhigen Platz zu wählen, an dem keine äußeren Eindrücke stören. Die Körperhaltung sollte bequem, nicht ermüdend sein, am besten im Sitzen. Dann kann vielleicht eine kleine Atemübung kommen, mit der man die Seele zur Ruhe kommen lässt, bevor man anschließend in die Meditation eintaucht.

Auch wenn eine Meditation nicht viel Zeit braucht (fünf bis zehn Minuten können ausreichend sein), kann sie unter Zeitdruck nicht gelingen. Innere Ruhe ist die Voraussetzung. Ebenfalls nicht gelingen wird eine Meditation unter dem Einfluss von Alkohol oder anderen bewusstseinsverändernden Drogen.

Quellenangaben und weiterführende Literatur:

- Bekman, Adriaan (1999): Self-Management. Stuttgart.
- Burkhard, Gudrun (2010): Schlüsselfragen zur Biographie. Ein Arbeitsbuch. Stuttgart.
- Linde, Frank (1994): Wege zur Selbsterziehung. In: Übungen zur Selbsterziehung. Flensburger Hefte 47. Flensburg.
- Locher, Kees/van der Brug, Jos (2003): Unternehmen Lebenslauf: Biografie, Beruf und persönliche Entwicklung. Stuttgart.
- Steiner, Rudolf (1998): Wahrspruchworte. Dornach.
- Steiner, Rudolf (2004): Meditationen für Tag und Jahr. Dornach.
- Zeylmans van Emmichoven, Frederik Willem (1988): Gespräche über die Hygiene der Seele. Arlesheim.

Kapitel 2.3

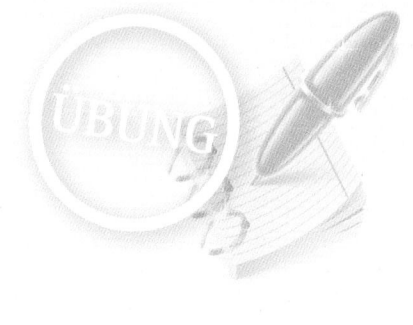

Salutogene Übungen (Teil 1)

von Theodor D. Petzold

Übungsziele

Zunächst erhalten Sie Hinweise auf *Lebensrhythmen*. Sie werden zu entsprechenden Übungen angeregt, mit denen man sich einen Rahmenrhythmus geben kann, der ein Leben möglichst nah am biologischen Rhythmus gewährleistet. Hier darf man gerne auch einmal streng mit sich sein und seine Diszipl...iertheit beweisen.

Die dann folgenden *Körperübungen* für Wohlbefinden und Entspannung dienen dazu, die Selbstwahrnehmung zu aktivieren und die Autonomie zu stärken. Deshalb können diese Übungen nur Anregungen sein – als autonomer Mensch entscheiden Sie natürlich selbst über ihre Ausführung: je nachdem, ob sie Ihnen (nachhaltig) guttun. Ich empfehle Ihnen dabei, diese Übungen mindestens vier Wochen lang auszuführen und dann über die weitere Anwendung zu entscheiden: Ob Sie sie seltener oder häufiger, gar nicht mehr, erst nach einer Pause wieder oder in einer persönlichen Variation machen wollen.

Die Übungen sind aus unterschiedlichen Übungssystemen zusammengestellt (u. a. der Bioenergetischen Analyse und dem Autonomietraining).

Lebensrhythmen

Die Struktur, die man sich für seinen Alltag und seine Woche usw. gibt, sollte so gewählt sein, dass für alle unterschiedlichen Bedürfnisse Raum gegeben ist. Sie kann helfen, dem brennenden Feuer einen begrenzten Raum zu geben, klare Grenzen zu setzen und damit ein Ausbrennen zu verhindern. Die Struktur des Lebensrhythmus sollte dem biologischen Rhythmus möglichst nahekommen – gleichsam als Anerkennung bzw. Wertschätzung unseres „Freundes", des lebendigen Organismus.

Die hier gegebene Empfehlung ist lediglich eine Anregung und soll auf keinen Fall ein Zwang sein. Wenn Sie nach einer Weile des Ausprobierens (mindestens vier Wochen) merken, ob sie Ihnen gut bekommt oder nicht, können Sie die Struktur so verändern, dass sie Ihnen möglichst guttut. Es wird Ihnen allerdings dringend empfohlen, sich eine Rahmenstruktur zu geben, die nur in Ausnahmefällen durchbrochen werden darf – Ausnahmen bestätigen die Regel.

Der *Tagesrhythmus*: Gehen Sie regelmäßig zu Bett und stehen Sie regelmäßig auf. Der Schlaf wird wesentlich vom Hormon der Zirbeldrüse Melatonin geprägt. Die Ausschüttung von Melatonin erfolgt rhythmisch. Wenn wir sehr unregelmäßig schlafen, kommt die Melatoninregulation durcheinander und macht das Schlafen immer schwieriger. Mit einem regelmäßigen Schlaf fördern Sie die Melatoninausschüttung und damit Ihre Schlafqualität.

Die nächtliche Schlafdauer beträgt im Durchschnitt zwischen sechs und acht Stunden. Sie sollte nicht viel darunter- oder darüberliegen.

Wenn Sie eine ausgeprägte „Lerche" sind, also ein Mensch, der im Sommer mit dem Morgengrauen (zwischen 4 und 6 Uhr) munter wird, gehen Sie abends früh zu Bett – nicht viel später als 22 Uhr.

Wenn Sie zu den ausgeprägten „Eulen" gehören, die abends erst richtig munter werden, können Sie auch nach 24 Uhr schlafen gehen – aber suchen Sie sich eine relativ feste Zeit aus, die nicht um viel mehr als 30 Minuten schwankt, und schlafen Sie dafür morgens eventuell länger.

Wenn Sie morgens aufwachen und aufstehen wollen, räkeln und strecken Sie sich, ähnlich wie eine Katze sich streckt, wenn sie aus dem Schlaf kommt. Das weckt alle Zellen auf und bringt einen guten Tonus in Ihren Körper.

Im Laufe des Tages sollten Sie sich mindestens 60 Minuten Zeit nur für sich nehmen. Davon sind 30 Minuten für Ihre persönliche Entspannung am Tag vorgesehen. Vielen Menschen bekommt eine Mittagsruhe von 20 bis 30 Minuten zwischen 13 und 15 Uhr gut, wenn die biologische Regulation auf energetische Einkehr und damit auf Ruhe geschaltet ist. Weitere mindestens 30 Minuten stehen für Bewegung, die Ihnen Freude macht, zur Verfügung (Spazieren gehen, Walking, Laufen, Tanzen, Schwimmen, Tennis spielen ...).

Wenn Sie ausnahmsweise mal an einem Tag nicht dazu kommen, Ihrer Bewegungsfreude für 30 Minuten nachzugehen, dürfen (und sollten!) Sie sich dafür am nächsten Tag die doppelte Zeit, also 60 Minuten lang, frei bewegen.

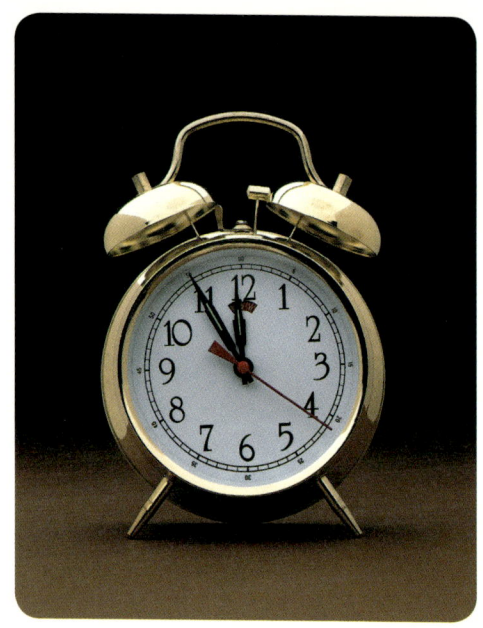

Der *Wochenrhythmus*: In der menschlichen Selbstregulation gibt es in etwa einen Sieben-Tages-Rhythmus (circaseptanen Rhythmus). Es ist naheliegend, dass deshalb der Mensch in vielen Kulturen einen Wochenrhythmus festgelegt hat.

Darin ist klassischerweise ein Tag anders als der Alltag: Der siebte Tag ist die regelmäßige Ausnahme, der Feiertag. An diesem Tag kann Ihr psychophysischer Organismus wieder zu seinem eigenen Rhythmus finden, indem Sie diesen Tag jedes Mal ganz autonom nach Lust und Laune gestalten können – nur Tätigkeiten des Alltags sind nicht gestattet. Sie können diesen Tag Ihrem Glauben widmen, Ihrer Familie, Ihren Freunden, Ihrer Erholung, der Gestaltung Ihres Wohnraums ...

Der *Monatsrhythmus*: Für viele Menschen ist der Monatsrhythmus sehr wichtig. Bei Frauen tritt er am deutlichsten in Erscheinung. Sie können diesen Rhythmus „feiern", d. h. sich jeweils eine besondere Zeit dafür nehmen, die Sie so gestalten, wie es für Sie stimmig ist. Ein Rückzug in Ruhe, eine Zeit für sich, tut vielen Frauen zu Beginn der Menstruation gut.

Viele Menschen spüren die Mondphasen deutlich, besonders den Vollmond. Auch diesem rhythmischen Zustand – er kann eine besondere geistige Wachheit bringen – dürfen Sie Platz in Ihrem Leben einräumen, z. B. indem Sie in Meditation oder anderer geistiger Tätigkeit die geistige Wachheit feiern.

Auch längere Zyklen wie der *Jahres-, Sieben-Jahres- und Lebensrhythmus* spielen eine wichtige Rolle. Ihre Gestaltung wird aber zunehmend individueller, und die Phasen können durch Übungen oder kurze Beschreibungen nicht mehr annähernd erfasst werden.

Ein besonderer kurzer Rhythmus ist für unsere tägliche Zeitplanung wichtig. Der *Basis-Ruhe-Aktivitätszyklus (BRAC)* ist eine innere vegetative Zwei-Stunden-Uhr, die fortwährend Perioden von 15 bis 30 Minuten Ruhe und 60 bis 90 Minuten Aktivität produziert. Eine Ruhephase macht sich oft in der sogenannten „Alltagstrance" bemerkbar, in der der Blick nach innen gerichtet wird, man wie abwesend aussieht, „tagträumt" oder Ähnliches. Da die Ruhephase schon bei Kindern in der Schule die Aufmerksamkeit beeinträchtigen kann, haben viele Menschen deswegen Ermahnungen oder sogar Bestrafungen erlebt. Das hat dazu geführt, diesen Zustand vermeiden zu wollen, ihn zu überspielen, dagegen anzukämpfen und möglicherweise mit Drogen (Kaffee, Tee) den Organismus darüber hinwegzutreiben, um die Leistungsfähigkeit zu steigern – zur Not bis zum Burnout.

Nun darf es darum gehen, genau diesen biologischen Zyklus wieder wahrzunehmen und zumindest ab und zu am Tag auf ihn zu hören, d. h. nach etwa 60 bis 90 Minuten Aktivität eine 15- bis 30-minütige Pause einzulegen. Die Ruhephase in diesem BRAC dient der Kohärenz, der Übereinstimmung von Wahrnehmung, Gefühl und Körper. Diese Stimmigkeit ist besonders wichtig, um einer Trennung von Emotion und Körper, der „Depersonalisation" beim Burnout, vorzubeugen bzw. ihr entgegenzuwirken.

Körperübungen

Es gibt vier Körperübungen, die ich Ihnen wärmstens empfehlen kann – wenn Sie sich Burnout-gefährdet fühlen, aber auch einfach für Ihr Wohlbefinden: den Elefanten, die Schlange und zwei Entspannungsübungen (die Atem-Streckübung und die Bauchselbstmassage). Dabei dauert nur die Bauchselbstmassage bei Bedarf länger als 10 Minuten.

Der Elefant

Der Elefant ist eine Übung, die in sehr kurzer Zeit und ganz einfach Körper, Geist und Seele wieder zusammenbringt. Sie kann nach dem Aufstehen und auch nach jeder einseitigen Belastung (wie Autofahren, Schreibtischarbeit usw.) zu einer guten Integration des Gesamtorganismus führen.

Beginnen Sie, indem Sie sich aufrecht und sicher auf beide Füße stellen, die parallel und in Körperbreite stehen. Wenn Sie möchten, können Sie die Augen schließen. Die Knie sind leicht gebeugt, sodass Sie mit leichter Bewegung spielen können. Die Gelenke sollen alle leicht beweglich sein – nicht starr durchgedrückt. Das Brustbein ist aufgerichtet. Die Schultern hängen locker. Atmen Sie einige Male tief ein (durch Nase oder Mund) und durch den leicht geöffneten Mund wieder ganz aus.

Wenn Sie guten, bewussten Kontakt zum Boden haben, also „gut geerdet" sind, können Sie beginnen, den Kopf langsam – Halswirbel für Halswirbel – nach vorne auf die Brust sinken zu lassen.

Dann zieht der hängende Kopf mit seinem Gewicht auch den Oberkörper Wirbel für Wirbel nach unten. Das Beugen nach vorne sollte etwa zwei Minuten dauern – so weit nach unten, bis die Finger den Boden berühren. Die Knie bleiben immer locker gebeugt. Jetzt achten Sie darauf, dass Sie tief in den Bauch und ins Becken einatmen, so tief, dass Sie im Kreuzbein-Beckenbereich spüren, wie sich beim Einatmen die Bänder dehnen.

Dann schütteln Sie den Kopf, sodass der Nacken und die Halswirbelsäule locker sind und der Kopf aushängen kann. Auch die Arme und Schultern können Sie ausschütteln und hängen lassen.

Wenn die Übung anstrengend ist oder es irgendwo schmerzt, stöhnen Sie oder lassen Sie ggf. Tränen fließen. Vielen tut es auch gut, einfach bei leicht geöffnetem Mund z.B. ein „Aaaa ..." zu tönen oder bei Bedarf die aktuellen Gefühlsstimmungen auszudrücken.

Achten Sie immer wieder darauf, dass Ihre Atmung bis tief ins Becken geht. In dieser Position können Sie ein bis drei Minuten aushängen und ausruhen.

Dann richten Sie sich ganz langsam wieder auf (dabei atmen Sie weiter tief ins Becken): Fangen sie bei der unteren Lendenwirbelsäule an – Wirbel für Wirbel. Für das Aufrichten nehmen Sie sich bitte auch wieder gut zwei Minuten Zeit.

Wenn der Oberkörper aufrecht ist, führen Sie die Schultern nach hinten und richten Sie zu allerletzt die Halswirbelsäule auf – Wirbel für Wirbel.

Während der Übung kann es zu Vibrationen, zu einem Zittern in den Beinen oder auch im Oberkörper kommen. Wenn möglich, lassen Sie Ihren Körper vibrieren. Er entlädt dabei Spannung und lockert sich bis auf die Zellebene, die Energie im Körper kann freier fließen.

Wenn Sie alles – auch das Brustbein – aufgerichtet haben, spüren Sie in sich hinein, in den Körper, ins Gefühl, und öffnen Sie langsam die Augen. Schauen Sie, wie die Welt jetzt aussieht und wie Sie sich jetzt in der Welt fühlen.

Dann können Sie sich ausschütteln, wenn Sie möchten.

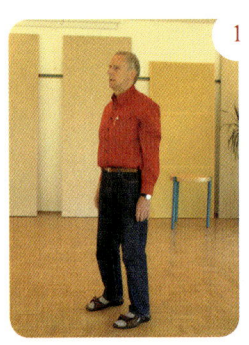
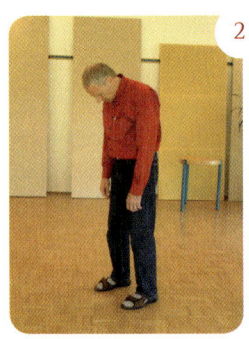
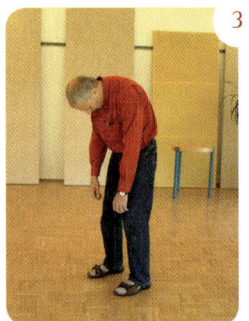
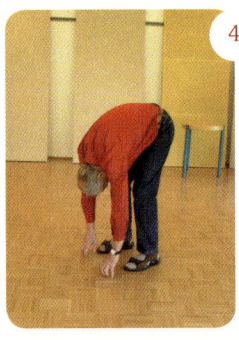
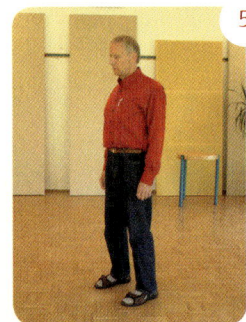

Die Schlange

Die Schlange ist eine Übung im Liegen, die den Energiefluss von den Beinen durch Becken, Bauch und Brustkorb bis zum Kopf fördert und damit auch hilft, emotionale Blockierungen zu lösen. Gönnen Sie sich diese Übung einmal am Tag im Zusammenhang mit einer Pause oder zumindest am Wochenende.

Im Liegen auf dem Rücken stellen Sie die Füße so auf, dass sie parallel etwa in Körperbreite auseinander stehen und die Knie etwa rechtwinklig gebeugt sind. Die Arme liegen locker neben dem Körper. Das Becken ist so nach hinten gegen die Unterlage gezogen, dass die Lendenwirbelsäule ein Hohlkreuz macht, also nicht flach auf der Unterlage aufliegt. Jetzt atmen Sie tief ein (durch Mund oder Nase), sodass sich die Bauchdecke (Bauch- oder Zwerchfellatmung) und auch der Brustkorb heben (Brustatmung). Dann beginnen Sie ruhig mit der Ausatmung durch den leicht geöffneten Mund. Dabei geben Sie mit den Füßen etwas Druck auf die Unterlage – sie drücken damit auch die Luft heraus. Das Becken bewegt sich so nach oben, dass die Lendenwirbelsäule flach auf der Unterlage zu liegen kommt. Zum Schluss des weiten Ausatmens kann sich das Becken durch Ihren Druck auf die Füße auch etwas anheben.

Wenn Sie die gesamte verbrauchte Luft ausgeatmet haben, beginnen Sie wieder mit der Einatmung. Dabei nehmen Sie zunächst den Druck von den Füßen und entspannen Becken, Bauch und Rücken. Je tiefer Sie einatmen, desto mehr geht das Becken wieder nach hinten, Bauch und Brust wölben sich nach vorne – bis Sie maximal eingeatmet haben. Dann beginnt wieder das Ausatmen mit dem Druck auf die Füße und das Becken geht nach oben.

Auch für diese Übung gilt wie beim Elefanten: lassen Sie ruhig Ihre Stimme beim Ausatmen durch den geöffneten Mund mittönen, las-

sen Sie aufkommende Empfindungen und Gefühle zum Ausdruck kommen. Wenn Sie einige Male maximal ein- und ausgeatmet haben, können Sie Ihre Atemtiefe selbst bestimmen – empfehlenswert ist meist eine maximale Ausatmung und eine submaximale Einatmung.

Diese Übung sollten Sie etwa fünf Minuten lang machen und sich dann mindestens drei Minuten Zeit für das Nachspüren nehmen. Beim Nachspüren kann das Becken noch leicht mit der Atmung mitschwingen: nach hinten einatmen, nach vorne ausatmen.

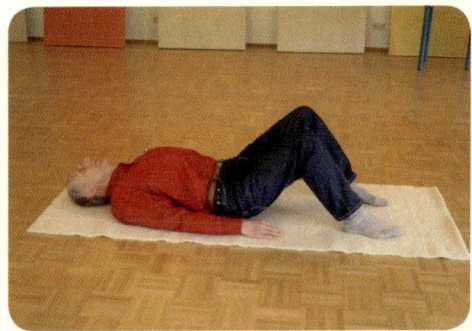

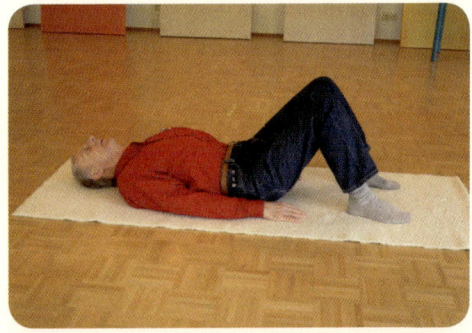

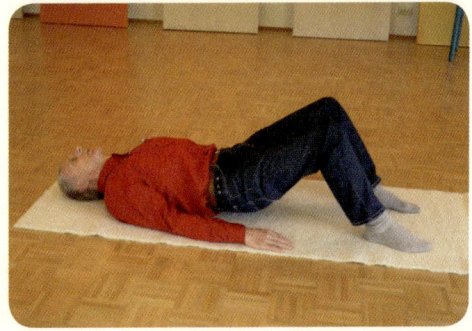

Die Atem-Streckübung

Die Atem-Streckübung dient dem „craniosacralen Fluss" entlang der Wirbelsäule vom Kopf bis zum Fuß.

Die Flüssigkeit in unserem Gehirn scheint langsam rhythmisch zu pulsieren, in einer Frequenz von sechs bis 14 Mal pro Minute und möglicherweise in noch langsameren Rhythmen. In diesen Rhythmen werden folglich die Membrane bewegt, die vom Kopf (cranium) bis ins Kreuzbein (sacrum) das Rückenmark umgeben. Dazu müssen alle Gelenke an der Schädelbasis sowie zwischen den Wirbeln beweglich sein. Wenn es hier zu Blockierungen kommt – was als Folge von Stress auftreten kann – kann die Funktion des Nervengewebes und der innervierten Organe darunter leiden. Mit dieser einfachen Atem-Streckübung können die Gelenke wieder beweglich und damit für den Puls der Gehirnflüssigkeit durchgängig werden. Damit wird eine Voraussetzung für die integrale Funktionalität von Körper und Geist geschaffen.

Die Übung ist sehr einfach und dauert ca. fünf Minuten. Viele Menschen können nach der Übung leichter und tiefer entspannen. Einige werden danach allerdings auch wacher und klarer.

Legen Sie sich bequem und ziemlich flach auf den Rücken. Die Hände liegen neben dem Körper. Atmen Sie bitte tief ein, wobei sich der Bauch und auch der Brustkorb nach vorne und oben heben. Parallel zum Einatmen beugen Sie den Kopf weit nach hinten gegen die Unterlage, so weit, wie es ohne Krampf und Schmerzen geht. Zusätzlich ziehen Sie die Fußspitzen bei gestreckten Beinen nach oben. Diese Beugebewegungen gehören zum Einatmen.

Bei dem jetzt folgenden ruhigen, aber maximalen Ausatmen strecken Sie den ganzen Körper von den Zehenspitzen bis zum Scheitel. Dabei wird die Halswirbelsäule maximal gestreckt, also lang und gerade gemacht, so als würden Sie am Scheitelpunkt in die Länge gezogen. Die Füße strecken Sie so, als wollten Sie mit den Zehenspitzen noch einen Längenrekord aufstellen.

Wenn Sie maximal ausgeatmet und sich maximal gestreckt haben, beginnen Sie wieder mit dem Einatmen – in den Bauch und die Brust –, beugen dabei den Kopf nach hinten und ziehen die Zehenspitzen hoch etc. Wiederholen Sie die Übung mindestens zehn Mal und lassen dann für einige Minuten Nachklingen ganz los.

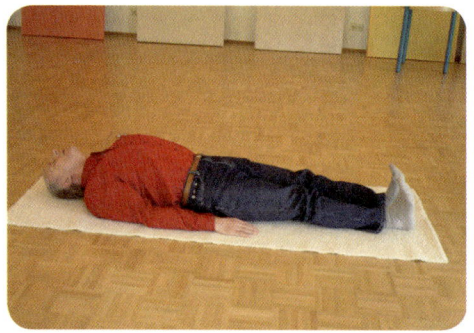 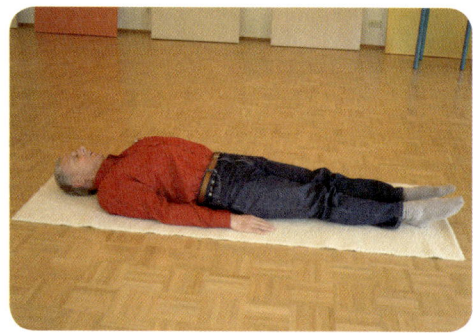

Die Achtsame
Bauchselbstmassage

Die Achtsame Bauchselbstmassage dient der Entspannung und dem Säure-Basen-Gleichgewicht.

Diese Bauchselbstmassage habe ich von Frau Dr. med. Renate Collier gelernt, die sie aus der Bauchmassage der F.-X.-Mayr-Kur entwickelt hat. Sie fördert nicht nur die physiologische Darmtätigkeit und unterstützt die Entsäuerung des Organismus, sondern hat auch eine beruhigende Wirkung auf das gesamte vegetative System. Deshalb ist diese Übung auch mittags oder abends zum Einschlafen gut geeignet. Sie dauert 10 bis 20 Minuten.

Sie liegen entspannt auf dem Rücken. Jetzt liegen die Hände auf dem Unterleib unterhalb des Bauchnabels, am besten mit Hautkontakt. Spüren Sie mit den Händen die Wärme des Bauchs, die Aktivität Ihrer Därme und die Bewegung des Bauchs mit der Atmung. Und spüren Sie mit der Bauchhaut die Wärme, das Gewicht und die Spannung Ihrer Hände. Sie können sich fünf Minuten lang nur dem Spüren widmen.

Sie atmen ruhig in den Bauch ein und aus. Dabei werden beim Einatmen die Hände, die auf dem Unterbauch liegen, angehoben. Bei dieser Zwerchfellatmung werden die Baucheingeweide zusammen- und die Bauchdecke nach vorne oben gedrückt, deshalb wird sie auch „Bauchatmung" genannt. Mit dieser Atmung werden die Eingeweide und auch die Blutgefäße des Bauchraums rhythmisch massiert. Somit unterstützt die Bauchatmung sowohl die Verdauung als auch die Durchblutung der Bauchorgane, insbesondere den venösen Pfortaderkreislauf, der auch die Leber versorgt. Eigentlich ist die Bauchatmung die normale entspannte Ruheatmung, die bei Anstrengung durch die Brustatmung ergänzt und bei Schreck oder Angst

durch sie ersetzt wird. Auch chronischer Stress, der mit Angst verbunden ist, kann die Bauchatmung blockieren. Das führt sowohl zu einer flacheren Atmung mit folgender Übersäuerung des Organismus als auch zu einer schlechteren Verdauung und Durchblutung des Bauchraums. Deshalb ist die Anregung der entspannten Bauchatmung alleine schon eine wichtige Voraussetzung für eine gesunde Vitalität und eine gute Säure-Basen-Regulation.

Da unsere Eingeweide außerordentlich empfindsame Organe sind, gehen wir sehr behutsam mit ihnen um. So ist der erste Massageeffekt, den wir unseren Gedärmen zusätzlich zur Atmung zukommen lassen, alleine durch das Gewicht unserer Hände gegeben: Beim Einatmen heben Sie die Hände mit der Bauchdecke hoch. Beim Ausatmen drücken die Hände dann lediglich mit ihrem Eigengewicht den Unterbauch nach unten (insbesondere wird der Dünndarm massiert).

Nach fünf Minuten können Sie nun den Druck der Hände auf den Unterleib beim Ausatmen ganz sanft vibrierend verstärken. Die Hände beginnen mit dem Ausatmen auf der Bauchdecke fein auf und ab zu vibrieren, zu zittern und damit auch den Bauch in ganz feine Schwingungen zu versetzen – aber immer nur während des Ausatmens. Der leichte Druck der Hände bleibt an der Oberfläche des Bauchs. Sie sollen die Hände also nicht in den Bauch hineindrücken. Während des Einatmens heben Sie die Hände wieder an, damit der Bauch sich leicht ausdehnen kann. Diese Intensivierung durch Vibration kann auch etwa fünf Minuten dauern.

Zum Abschluss legen Sie die Hände wieder ruhig ganzflächig auf die Bauchdecke und spüren achtsam nach, was im Bauch vor sich geht – auch im Zusammenhang mit der Atmung. Dabei können Sie auch gerne einschlafen.

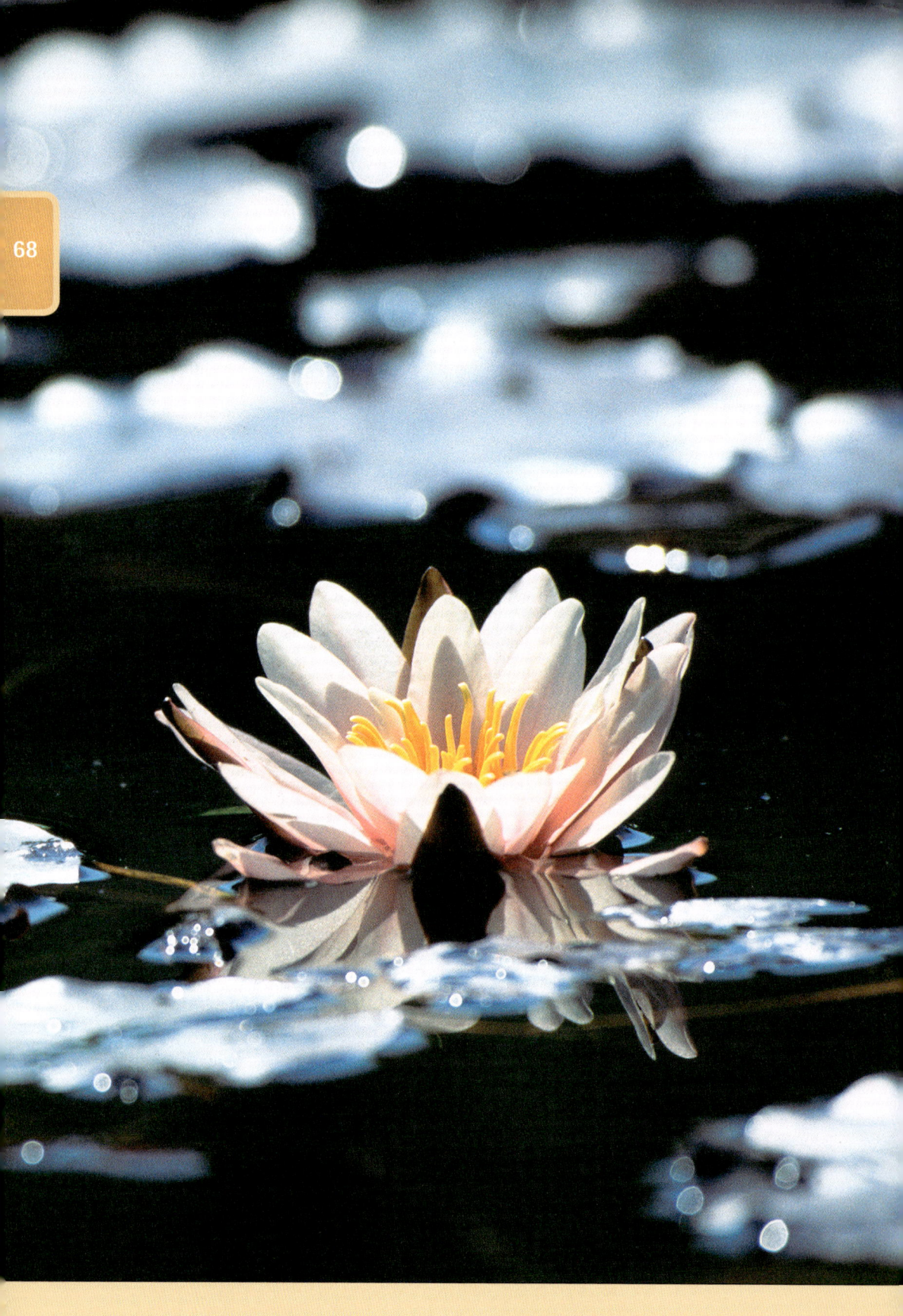

Die Selbstpflege und Selbstfürsorge

von Birgitt Bahlmann

Entwickeln Sie Verständnis für sich

Sie können anderen keine Freundlichkeit erweisen, wenn Sie sie nicht sich selber erweisen. Das ist sehr ernst. Wir genügen uns niemals. Das ist die Bürde, die ein jeder zu tragen hat. Das Leben zu leben, das wir leben müssen. Darum seien Sie freundlich zu den geringsten Ihrer Schwestern, die Sie selber sind.

C. G. Jung

Dieses Zitat des Psychologen C. G. Jung macht deutlich, wie schwer es ist, sich selbst gegenüber verantwortungs- und liebevoll zu sein. Das müssen viele Menschen richtiggehend erlernen. Denn wir ahnen oder wissen oft schon lange Zeit, bevor die Probleme offensichtlich werden, dass wir an unseren Gewohnheiten etwas ändern sollten, dass uns manches an unserer Lebensweise nicht guttut, uns bei der Erfüllung unserer Aufgaben behindert. Meist ändern wir aber erst etwas daran, wenn ein Ereignis eintritt und wir nicht mehr umhin können. Darüber vergehen oft einige Silvester. Wer es einmal geschafft hat, eine eingefahrene, aber nicht unbedingt lieb gewonnene Gewohnheit zu überwin-

den, weiß, welch einen Zugewinn an „Freiheitsgefühl" das mit sich bringt. Das Schöne ist: man kann jeden Tag, jeden Moment damit anfangen und braucht nicht auf Silvester zu warten.

Gewohnheiten haben Gründe und Ursachen. Daher ist es auch gut, sich mit sich selbst zu beschäftigen. Nicht um Nabelschau zu betreiben, sondern um Interesse an sich zu haben und damit auch eine Grundlage für das Interesse an anderen Menschen zu schaffen. Warum bin ich, wie ich bin? Das kann zum Erkennen der Hintergründe von Handlungen, Gedanken und seelischen Gestimmtheiten führen. In einem solchen Prozess sind die Kunst- und Gesprächstherapien, die Biografiearbeit oder auch verschiedene Bewegungsmethoden sehr hilfreich, besonders dann, wenn die gemachten Erfahrungen auch reflektiert werden. Dadurch kann ein Prozess eingeleitet werden, der Veränderungen leichter und nachhaltiger ermöglicht.

Viele unserer alltäglichen Handlungen dienen ja auch der Gesunderhaltung, ohne dass uns das immer bewusst ist. Diese Herangehensweise wird seit ein paar Jahren mit dem Begriff „Salutogenese" thematisiert. Darüber und über das dazugehörige Kohärenzkonzept ist in diesem

Buch an anderer Stelle zu lesen. Salutogenese ist ein unverzichtbarer Ansatz zur Gesunderhaltung oder Gesundwerdung und ein Grundprinzip von Pflege und Fürsorge, um die es hier geht.

Grundlagen der Selbstpflege

Eine rhythmisierte Lebensführung

Rhythmische Prozesse im Alltag

Dass die abbauenden Prozesse nicht Überhand nehmen und zu Erkrankungen führen, lässt sich durch eine Stärkung verschiedenster rhythmischer Prozesse sehr gut beeinflussen. Der Alltag eines jeden Menschen kann danach betrachtet werden. Sie sind der Spezialist für Ihren Alltag, für Ihre Rhythmen und Gewohnheiten. Oft reicht es aus, einiges, was man ohnehin tut, anders zu machen. Mit einem anderen Bewusstsein, einer anderen Aufmerksamkeit. Das erfordert Geduld und Ausdauer. So wird der Rhythmus eine reale Kraftquelle, die sich jeder erschließen kann.

Der erste Aspekt zur Selbstpflege lautet also: Harmonisierung bestehender und Aufbau von neuen Rhythmen.

Ausgeglichenheit und Übergänge

Rhythmus ist dauernde Bewegung, ein Schwingen zwischen den Polaritäten. Wir neigen zu Einseitigkeiten und verharren dabei zu lange auf einem der beiden Pole. Beispielsweise sind viele Menschen zu sehr bei sich und dann nicht offen für den anderen – oder aber sie sind zu sehr bei dem anderen, ohne die eigenen Bedürfnisse wahrzunehmen. Ein anderes Beispiel: Viele Menschen schlafen zu kurz, sind entsprechend zu lange wach und dadurch überreizt.

Bei rhythmischen Prozessen sind die Übergänge vom einen zum anderen Pol besonders wich-

tig. Sie bewusst zu gestalten, ist die Herausforderung. Das eine wirklich abschließen oder ausklingen lassen (den Tag, die Mahlzeit, eine Begegnung), den Übergang gestalten und dann das Nächste (die Nacht, die Verdauung, das Alleinsein) beginnen. Ein Alltagsbeispiel, an dem man dies bewusst üben kann, ist das Händewaschen: Reinigen und lösen Sie sich dabei von dem Alten, Vergangenen, erfrischen Sie sich, lassen Sie die gemachte Erfahrung ruhen und wenden Sie sich dann der neuen Handlung zu.

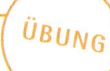

Einige Rhythmen, die wir selbst gestalten können

- Innenwelt und Außenwelt
- anspannen und entspannen
- Alleinsein und in Gesellschaft sein
- geben und nehmen
- drinnen sein und sich draußen aufhalten
- Natur- und Kultureindrücke aufnehmen
- essen und verdauen
- Ruhe und Anregung
- Konzentration und Zerstreuung
- schlafen und wachen

... und zahllose weitere

Beginnen Sie mit einer Bestandsaufnahme: Bei welchem dieser aufgeführten Rhythmen erleben Sie Ausgeglichenheit, wo Unausgeglichenheit?

Definition von Rhythmus

Zum weiteren Verständnis möchte ich hier eine Definition von Rhythmus vorstellen, die sich in allen gesunden Prozessen des Lebens finden lässt (frei nach Wilhelm Hoerner). Als Anregung: Die oben genannten Rhythmen lassen sich alle anhand dieser Kriterien untersuchen.

RHYTHMUS IST CHARAKTERISIERT DURCH:

- *Polarität und Ausgleich*
  Als Beispiel dient der 24-Stunden-Rhythmus: Er gliedert sich in unserem Bewusstsein in vier Stufen. Als polares Geschehen haben wir den Schlaf und das Wachsein. Der jeweilige Ausgleich dazwischen sind die Übergänge, also das Müde- bzw. Wachwerden.

- *Elastische Anpassung*
  Anhand des 24-Stunden-Rhythmus und seiner Auswirkung auf unser Bewusstsein und den Schlaf-Wach-Rhythmus lässt sich der Faktor „elastische Anpassung" im Verlauf des Lebens gut beobachten. Im Winter neigen wir eher dazu, länger zu schlafen als im Sommer. Im Frühling, wenn es langsam immer früher hell wird und die Vögel zwitschern, werden wir früher wach und stehen früher auf. Die Abende sind länger und wir bleiben länger wach. Umgekehrt verhält es sich im Winter und im Herbst. Eine andere Form der elastischen Anpassung ist das Lebensalter. Während ein neugeborenes Kind fast nur schläft, ist ein alter Mensch häufig wach, auch nachts oder am sehr frühen Morgen.

- *Stetige Wiederholung bei Erneuerung*
  Solange wir leben, haben wir innerhalb jedes 24-Stunden-Rhythmus Schlafphasen und erleben diese auch als Wiederholung. Und doch sind sie jeden Tag neu und stets ein wenig verschieden – immer wieder, solange wir leben. Es ergeben sich kleine Änderungen, und man erfährt die jeweiligen Qualitäten von schlafen und wachen jeden Tag anders.

Weitere Informationen zur wissenschaftlichen Untersuchung biologischer Rhythmen finden Sie in dem Exkurs „Burnout zwischen Starre und Chaos".

Lebens- und Arzneimittel

Wenn Sie aus Medizin, Pharmazie, Pflege und Therapie Hilfe in Anspruch nehmen, ist es natürlich sinnvoll, dass Sie Behandlungskonzepte wählen, die auch vom Lebens- und Ordnungsprinzip Rhythmus-impulsiert sind. Diese wesentliche Qualität finden Sie in den Arzneimitteln und Therapien der anthroposophischen Therapierichtung. Aus der anthroposophischen Pflege bieten sich beispielsweise die Rhythmischen Einreibungen nach Wegman/Hauschka, Öl-Dispersionsbäder/Wasseranwendungen sowie Wickel und Auflagen an.

Ebenfalls unterstützend wirken kann die Ernährung mit Lebensmitteln, die unter Beachtung der rhythmischen Prozesse angebaut und verarbeitet wurden. Insbesondere der Demeter-Anbau erfüllt diese Bedingung. Alle pflanzlichen Bestandteile der Nahrung, auch von Tees, die aus dem Blattbereich der Pflanzen stammen, unterstützen die rhythmischen Prozesse im Organismus.

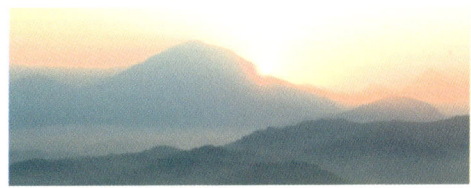

Der Jahresrhythmus und seine Feste

In den Rhythmus eines Jahres gehört eine Reihe von christlichen Festen und auch persönlichen Jahrestagen. Diese im Einklang mit der jeweiligen Jahreszeit gestaltend wahrzunehmen, gibt der Seele Halt und Orientierung. Dabei ist es wichtig, darauf zu achten, dass alle Ebenen des Menschseins angesprochen und versorgt werden. Die leibliche Ebene beispielsweise mit den besonderen Speisen, die seelische mit der schönen, harmonischen oder auch originellen Gestaltung in Kleidung und Raum und die geistige mit einer Besinnung auf die Qualitäten des jeweiligen Festes oder Jahrestags, nach Texten, Bildern, Gesprächen und auch Musik.

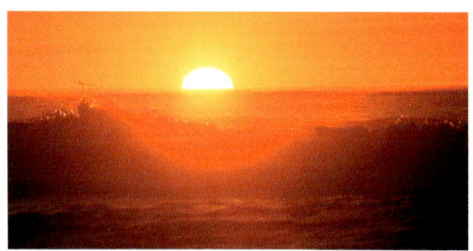

Wärme

Die Bedeutung des Wärmeorganismus

Der zweite Aspekt ist die Wärme bzw. die Wahrnehmung der eigenen Wärme. Unharmonische Wärmeprozesse sind ein erstes Anzeichen dafür, dass etwas nicht in Ordnung ist. Sind Sie einmal darauf aufmerksam geworden, können die eigene Wärme und Ihre entsprechende Empfindung sehr aufschlussreich sein.

Auch unser Wärmeorganismus hat einen Rhythmus. Wie ausgeglichen unser Wärmeorganismus ist, ist entscheidend dafür, wie wir im Leben stehen. Die Wärme ist Grundlage für alles, sie bestätigt und mahnt, hüllt, erinnert und kann auf verschiedenen Ebenen wach machen für „Ausgleichsbedarf".

Alle Krankheitsprozesse gehen mit gestörten Wärmeverhältnissen einher. Menschen, die im Burnout sind, frösteln häufig. Wenn man sich einmal an den letzten Schnupfen erinnert, wie war es da, ein, zwei Tage vorher? Irgendwann werden Sie sehr wahrscheinlich gefröstelt haben, lief Ihnen vielleicht ein Schauer über den Nacken, den Rücken oder die Arme, haben Sie kalte Füße gehabt und sind vielleicht darüber hinweggegangen. Das geht oft eine Weile gut, bis die Missempfindungen dann so deutlich werden, dass man sie nicht mehr ignorieren kann. So geht es vielen in diesen „coolen" Zeiten. Achtsam werden und Fürsorge übernehmen für unseren Wärmeorganismus, das ist eine schöne Aufgabe. Dann können wir auch warmherzig sein, ohne uns zu verausgaben.

ÜBUNG

Ein paar Anregungen zur Pflege des Wärmeorganismus – ohne Mehraufwand:

Kleidung:
Jede natürliche Faser hat ihre eigene Wärmespeicherkapazität. Tragen Sie Kleidung, die die Wärme genauso intensiv spendet, hält oder leitet, wie Sie es jeweils aktuell brauchen. Vermeiden Sie Wärmeverlust, möglichst auch das Frieren. Den Wärmeverlust müssen Sie wieder wettmachen. Wenn man bereits erschöpft ist, fällt das nicht leicht.

Achtung: Über die Füße, die Hände und den Kopf kann man sehr viel Wärme verlieren, also: warm halten! Ebenso den Nierenbereich.

Bewegung:
Bewegung ist eine sehr gute Art, warm zu bleiben oder zu werden. Als Reaktion auf die zahllosen Eindrücke, die wir aufnehmen, und sei es nur durch die Medien, ist unser Körper dauerhaft hochleistungsbereit, quasi als Reaktion auf den Reiz. Wenn wir dann körperlich nur wenig leisten, verursacht dies eine Art Stau und bereitet auf die Dauer gesundheitliche Probleme. Erwärmen Sie sich für Gartenarbeit, Treppen, Fahrräder, den Fußweg etc., auf Wegen, die Sie ohnehin machen. Die Arme dürfen bei jedem Schritt locker ihre Mitschwingbewegungen machen, und die Hände werden nicht in die Taschen gesteckt. Manche Besprechungen kann man, zumindest zum Teil, im Gehen machen, am besten beim lebensnotwendigen Tageslicht. Ist vielleicht auch Tanz etwas für Sie? Mit schöner Musik (Rhythmus!) geht manches besser.

Begeisterung:

Sind Sie für etwas „Feuer und Flamme"? Etwas leidenschaftlich befürworten, nicht nur dagegen sein, sich für etwas erwärmen – das geschieht selten „automatisch". Wenn ich mich positiv verbinde und mein Herz öffnen kann, wird's warm.

Ein anderer Weg: Sinn haben bzw. finden. Was ist mein eigentlicher Impuls für das, was ich mache? Ist es mir ein tiefes Anliegen, anderen Menschen Entwicklung zu ermöglichen, kann mir dies eine „Elefantenhaut" und Antrieb für vieles sein. Mit meiner Wärme dafür kann ich immer wieder etwas umwandeln. Wärme kann alles durchdringen.

Wärme in der Nahrung:

Auch Nahrungsmittel haben unterschiedliche Wärmequalitäten. Denken Sie nur an den Ingwer. Ein heißer Tee kann der Kälte die Spitze nehmen. Einmal am Tag warm essen, am besten mittags, jedenfalls eine heiße Suppe zu sich nehmen, beeinflusst den ganzen Tag über das Wärme-Wohlbefinden.

Äußere Anwendungen

Sie fühlen sich nicht gut? Mit äußeren Anwendungen kann immer geholfen werden.

Drei Pflegemaßnahmen, die praktikabel und äußerst hilfreich sind, um sich wieder „ins Lot" zu bringen:

- Fußbad
- Ölauflage
- Herz-Salbenauflage

Die benötigten Utensilien stellt man sich am besten einmal in einer beschwerdefreien Zeit in einem kleinen Set zusammen. Der Bedarf kommt sicher, und dann ist alles griffbereit. Aufbewahren kann man es in einem Stoffbeutel oder in einer Box. Wenn es Ihnen ohnehin schon nicht gut

geht, werden Sie es besonders zu schätzen wissen, wenn Sie einfach nur zuzugreifen brauchen.

Achtung: Damit Wickel und Auflagen auch wirken können, ist es immer notwendig, vorher für warme Füße zu sorgen. Vielleicht reichen dafür eine Wärmflasche, die dann wieder weggenommen wird, oder dicke Wollsocken.

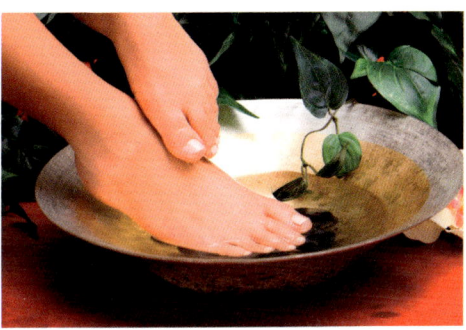

FUSSBAD

Materialbedarf:

Die Substanzen, die Sie dem Fußbad zugeben, können Sie nach Bedarf auswählen. Zwei beispielhafte Substanzen aus einer großen Auswahl:

- Lavendel zur Entspannung und Nervenberuhigung
- Rosmarin zur Anregung und Durchblutungsförderung

Badefertige Substanzen mit hautpflegenden Anteilen sind: Lavendel Bad und Rosmarin Bad, z. B. von Dr. Hauschka.

Statt fertiger Zusätze können Sie dem Wasser auch Tees aus den oben genannten Substanzen beifügen.

So wird's gemacht:

- 4 Esslöffel getrocknete Pflanze für 1 l Wasser. Daraus einen Tee kochen und ihn dem Badewasser hinzufügen.

Eine andere Möglichkeit ist die Herstellung einer ölhaltigen Waschemulsion:

- 1 TL Öl mit 2 TL Milch in einem geschlossenen Behälter (Marmeladengläschen) durch schütteln mischen und dem Badewasser zugeben.

Sonstiger Materialbedarf:
Wanne, Wasser, Handtuch, ggf. Decke, Socken, Schuhe

Das angenehm temperierte Wasser sollte am besten bis über die Mitte der Unterschenkel reichen. Wenn man keine Fußbadewanne hat, sind Farbeimer brauchbar. An der fehlenden Wanne sollte das Fußbad nicht scheitern, es reicht auch eine Schüssel mit einem Wasserstand oberhalb der Fußknöchel. Achtung: Die Füße sind wärmeempfindlicher als die Hände.

Anleitung:
Setzen Sie sich in Ihren bequemsten Stuhl oder Sessel und lassen Sie die Füße ca. 15 Minuten im Wasser. Es ist eine Wohltat, wenn Sie sich dafür ein großes Badetuch oder eine Decke um die Knie legen, die Fußbadewanne einschließend. Am besten wirkt es, wenn Sie nun nichts anderes tun, außer die Füße zu baden, Ihre Füße, Wasser, Wärme und Duft bewusst zu erleben. Zeitung, Fernsehen, Buch, Radio oder ein Gespräch ziehen Sie wieder von sich selbst weg. Das Fußbad bewirkt, dass Sie sich wieder besser in Ihrem Körper fühlen. Es durchwärmt, erfrischt, leitet herunter und wirkt allgemein ausgleichend. Eine kurze Nachruhe, und anschließend können Sie sich wieder Ihren Vorhaben und Aufgaben zuwenden.

Für viele Zustände von Unwohlsein ist das Fußbad eine wirkungsvolle Erste Hilfe – eine Maßnahme, mit der sich auch Kopfschmerz und mancher Anflug von Erkältung noch wenden lassen.

Anschließend die Füße gut abtrocknen, evtl. eincremen und warme Socken anziehen.

ÖLAUFLAGE

Ölkompressen kommen zur Anwendung, wenn milde Wärme und eine Substanz über mehrere Stunden sanft einwirken sollen. Die Auflage wird direkt dort platziert, wo sie gebraucht wird. Das mit dem Öl getränkte Auflagetuch wird erwärmt und zusammen mit einem Polster aus Wolle oder Watte über mehrere Stunden aufgelegt. Bewusst wahrgenommen, ist dies ein Labsal.

Ein Beispiel: Die **Solum-Öl-Auflage**, besonders geeignet bei Schmerzen/Verspannungen und Wetterfühligkeit.

Materialbedarf:
Solum Öl (Apotheke)

- Als Kompressen-Innentuch (Ölauflagetuch) ein Baumwoll- oder Leinenstoffrest, zwei- bis dreifach für die Größe des Auflageortes gefaltet
- Zwischentuch aus Baumwolle/Molton (so groß, dass es das Ölauflagetuch etwas überragt)
- Wärmepolster (ungefettete Watte oder Wolle), auf jeder Seite 2 bis 3 cm größer als das Ölauflagetuch
  Das Wärmepolster kann in Mullgaze eingeschlagen, einseitig verklebt und dann immer wieder benutzt werden, bis es unansehnlich wird oder schlecht zu riechen beginnt. Die Polster-Wolle kann auch in ein dünnes Tuch oder einen Waschhandschuh gegeben werden.
- 1 Wärmflasche
- Plastikbeutel, wiederverschließbare sind praktisch

Anleitung:
Das Baumwoll- oder Leinentuch wird mit dem Öl gleichmäßig und vollständig getränkt, aber nicht so, dass es tropft. Bei den nächsten Anwendungen benötigt man nur so viel Öl, dass das Tuch wieder gut benetzt ist und duftet.

Das getränkte Tuch in einen Plastikbeutel geben, einmal falten, mit dem vorbereiteten Wärmepolster auf eine Wärmflasche geben und diese zusammenklappen. Größere Tücher kann man zwischen zwei Wärmflaschen legen. Nach mindestens fünf Minuten Anwärmzeit kann die Ölkompresse ohne Plastiktüte aufgelegt werden. Das Innentuch am gewünschten Ort anlegen und mit dem Zwischentuch an der Kleidung gut befestigen.

Wenn Sie lieber einen kompletten Wickel machen möchten, ist das umso besser. Dann brauchen Sie ein Außentuch aus Wolle, das vollständig um die betreffende Körperpartie gelegt werden kann. Es kann auch aus anderem Gewebe sein. Die besten Eigenschaften hat allerdings Wolle.

Es sollte nicht so warm werden, dass Sie schwitzen.

Dauer und Häufigkeit der Anwendung:
Die Kompresse sollte mindestens eine Stunde, kann aber auch wesentlich länger liegen bleiben. Es bietet sich an, Ölkompressen vor der Nachtruhe anzulegen und über Nacht zu belassen. Eine tägliche Anwendung über ca. sechs bis acht Wochen ist möglich. Danach sollten Sie pro Woche einen Tag Pause einlegen, z. B. immer sonntags.

Nach Abnahme der Kompresse:
Die behandelte Stelle noch ein paar Stunden mit einem geeigneten Tuch oder Kleidungsstück vor Kälteeinwirkung oder Zugluft schützen.
Das Öltuch wird luftdicht abgeschlossen im Plastikbeutel aufbewahrt. Bei der nächsten Anwendung brauchen Sie nur einige Tropfen Öl auf das Tuch zu geben. Wenn es täglich gebraucht wird, sollte es nach einer Woche entsorgt werden. Die anderen Tücher müssen nur gelüftet werden.

Andere Öle, die sich für die Selbstmedikation eignen, sind beispielsweise: Aconit-Schmerzöl bei schmerzhaften Verspannungen/Gelenk- und Nervenschmerzen; Thymian- und/oder Eukalyptusöl als Brustauflage bei Erkältungen; Eukalyptus- und Hypericumöl als Blasenauflage bei Blasenentzündungen; Hypericumöl als Rückenauflage bei Rückenschmerzen; Arnikaöl bei Verstauchungen, Zerrungen, Hämatomen und Schmerzen.

HERZ-SALBENAUFLAGE

Die Aurum-Lavandula-comp.-Herzauflage ist vorwiegend eine Anwendung für den Abend, zur Schlafförderung. Sie kann aber auch bedenkenlos am Tage zum Einsatz kommen. Hilfreich ist sie bei herzbedingten Unruhezuständen, auch seelischem Herzschmerz, Ängsten und Verlust der inneren Mitte sowie zur Unterstützung bei Herzerkrankungen.

Diese Auflage kann über mehrere Stunden verbleiben, und dasselbe Tuch kann viele Male hintereinander verwendet werden, bis zu zwei Wochen. Sobald das Auflagetuch aber nicht mehr appetitlich aussieht, wird es entsorgt.

Materialbedarf:
- Aurum Lavandula comp. Salbe (Apotheke)
- Baumwoll- oder Leinenrest doppelt gefaltet als Auflagetuch, 20 x 20 cm
- Außentuch, etwas größer (2 bis 3 cm) als das Auflagetuch

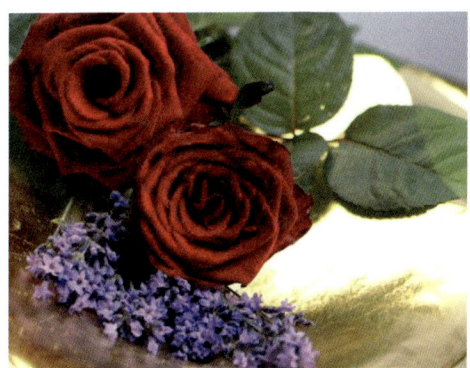

- Messer
- Plastikbeutel, wiederverschließbare sind praktisch
- Wärmflasche

Anleitung:
Es wird eine dünne Schicht Salbe (ca. 3 cm langer Salbenstreifen, weniger als messerrückendick) mit einem Messer auf das doppelt gelegte Tuch gestrichen. Ringsherum bleibt ein ca. 2 bis 3 cm breiter Rand salbenfrei. Diesen Vorgang des Aufstreichens mehrmals wiederholen, bis eine gleichmäßig glänzende Oberfläche entsteht.

Bei wiederholter und längerfristiger Anwendung wird, wenn die Salbenfläche matt ist, erneut etwas Salbe aufgetragen, bis die Oberfläche wieder glänzt. Nach wenigen Tagen ist das Tuch dann so mit Salbe gesättigt, dass ein Nachstreichen alle drei bis vier Tage ausreichen wird.

Der Ort für die Auflage ist das Herz, links neben dem Brustbein. Dieser Bereich ist empfindlich, darum sollten Sie das Auflagetuch in der Plastikhülle kurz auf einer Wärmflasche ein wenig über Körpertemperatur bringen.

Das Salbentuch (ohne Plastiktüte) wird von einem dünnen Außentuch, das es etwas überragt, abgedeckt. Die Auflage muss gut befestigt, also evtl. mit einem Pflaster (Leukosilk) direkt auf der Haut angebracht oder mit Sicherheitsnadeln an der Kleidung fixiert werden. Oft reicht auch ein eng anliegendes Unterhemd. Bei Frauen dient tagsüber der BH zur Fixierung.

Wir brauchen nicht so fortleben, wie wir gestern gelebt haben. Machen wir uns von dieser Anschauung frei und tausend Möglichkeiten laden uns zu neuem Leben ein.

Christian Morgenstern

Das Salbentuch wird nach Gebrauch luftdicht in einer Plastiktüte aufbewahrt und evtl. mit dem Datum beschriftet, das Außentuch gelüftet.

Es ist auch möglich, die Salbe direkt in der Herzgegend auf die Haut aufzutragen. Das geht schnell, hat aber natürlich einen anderen Charakter, als wenn Sie an Ihrem Herzen eine leicht wärmende Auflage tragen, die Sie mit Sorgfalt für sich zubereitet haben und die Sie immer wieder etwas aufmerksam macht. Bei dem direkten Auftrag verbraucht man im Verlauf außerdem mehr Salbe als bei einer Auflage.

Pflege der eigenen Spiritualität

Für viele Berufstätige stellt sich die Frage, von welchen geistigen Kräften ihr Berufsstand geführt wird. Sich durch spirituelle Praxis, ob allein oder mit Kollegen, mit dieser Wesenheit in Verbindung zu bringen, sich bewusst dem Strom anzubinden, ist eine Kraftquelle. Dafür gibt es vielfältige Möglichkeiten, auch in der Zeitinvestition. Solch eine Praxis kann zu einer Geistesgegenwart führen, die den Alltag für alle Beteiligten erleichtert und bereichert.

Ich ziele mit diesem Beitrag einerseits auf die Burnout-Prophylaxe, andererseits aber auch auf die Phase der Rekonvaleszenz ab. Wenn man bereits mitten im Burnout ist, wird es meistens angezeigt sein, dass man pflegerische Anwendungen bekommt, von anderen gepflegt wird. Nachhaltig ist jedoch nur die Selbstpflegekompetenz.

Literatur:

■ Hoerner, Wilhelm (2006): Zeit und Rhythmus. Die Ordnungsgesetze der Erde und des Menschen. Stuttgart.

Zur Begleitung möchte ich Ihnen ein paar Merksätze mit auf den Weg geben:

- Bleiben Sie im Prozess. Machen Sie sich bewusst, dass man nicht fertig wird, sondern nur „Teilabschlüsse" schafft.
- Haben Sie Geduld mit sich. Und mit anderen.
- Fassen Sie Mut zur Mittelmäßigkeit. Es müssen nicht immer und überall 100 % gegeben bzw. erreicht werden.
- Entwickeln Sie auch Mitgefühl für sich selbst – aber kein Selbstmitleid. Mitgefühl setzt ein gewisses Verstehen für das „Gewordensein" voraus und bietet Erkenntnismomente. Das Selbstmitleid dreht sich im Kreis und wiederholt nur.
- Planen Sie für etwas, das Sie erledigen wollen, doppelt so viel Zeit ein, wie Sie spontan zu benötigen meinen.
- Suchen Sie von Zeit zu Zeit einen stillen Moment und stellen Sie sich in Ruhe folgende Fragen:
  Wie pflege ich meinen Leib, meine Seele, meinen Geist?
  Will ich das so?
  Wo sehe ich Handlungsbedarf?
  Was will ich dazu tun?
  (siehe dazu auch das Kapitel „Individuelle Alltagsübungen")

Das ist schon ein guter Anfang der Selbstfürsorge.

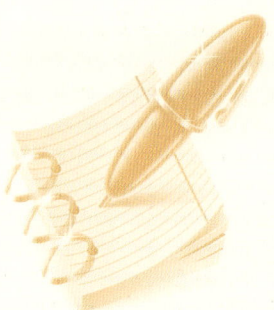

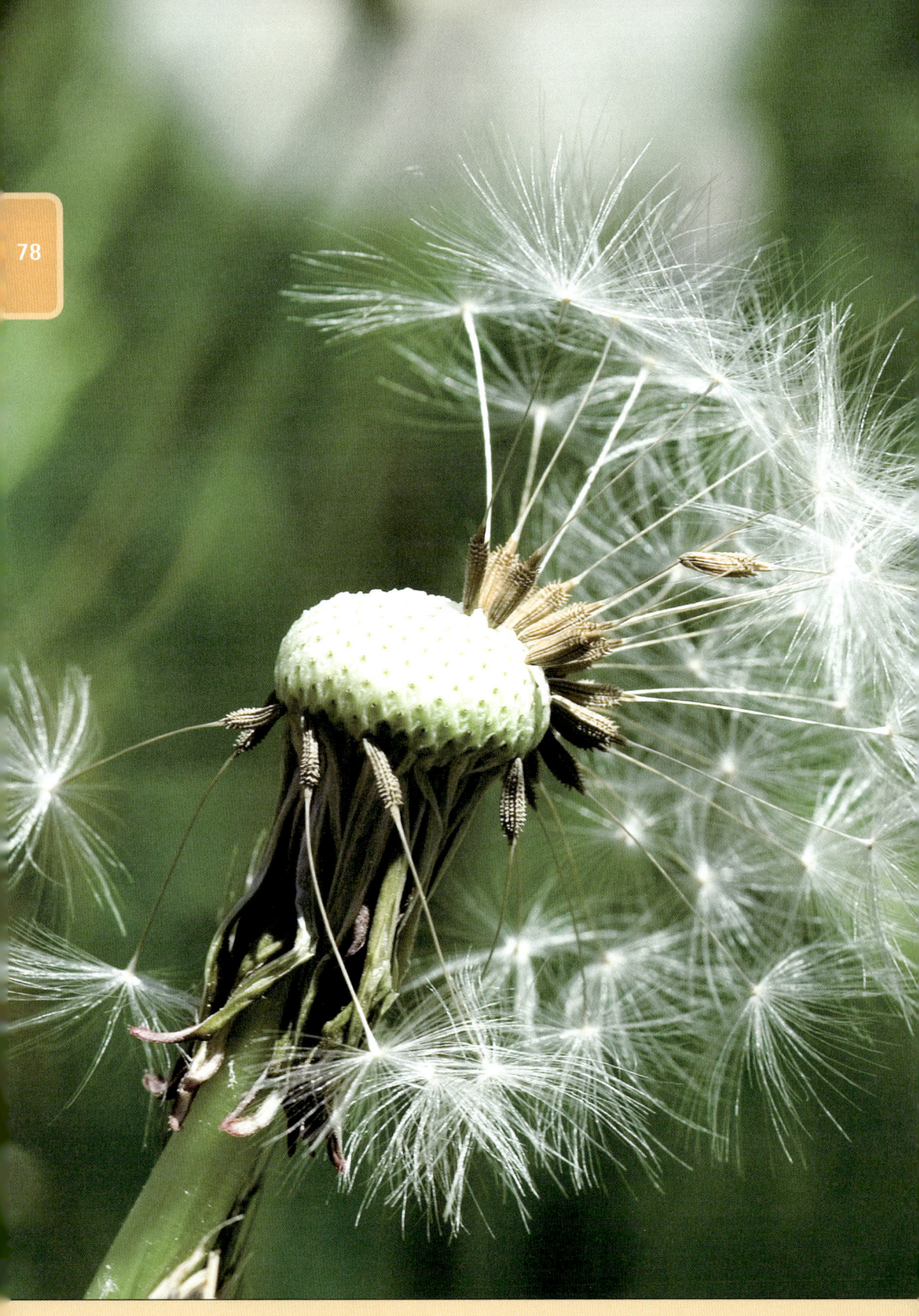

Burnout und Salutogenese: Leben statt nur überleben

von Theodor D. Petzold

Annähern und vermeiden

In der Salutogenese fragen wir nach der Entstehung von Gesundheit und Wohlbefinden – im Unterschied zur üblichen Fragestellung nach den Ursachen für ein Leiden.

Jeder Mensch hat ein enormes Potenzial an Selbstheilungsfähigkeiten – physisch wie psychisch. Dabei spielt ein gutes Zusammenwirken der zwei hirnpsychologischen Systeme zur Annäherung und Vermeidung eine besondere Rolle. Unser Annäherungssystem ist mit dem Lustzentrum verbunden. Es sorgt für Aktivität, wenn wir etwas vorhaben, das uns attraktiv erscheint und ins Leben ruft. Das Schaltsystem zur Vermeidung ist mit dem Angstzentrum verknüpft und sorgt bei Gefahr für Abwehr, Flucht oder Kampf.

Stimmigkeit als höchstes motivierendes Ziel

Aaron Antonovsky, ein amerikanisch-israelischer Medizinsoziologe, hat in den 70er-Jahren mit dem Wort „Salutogenese" (Salus [lat.] Gesundheit, -genese [griech.] Entstehung) dem Suchen nach vollkommener Gesundheit einen Namen gegeben. Mit dieser Frage hat er unsere Aufmerksamkeit sowohl auf attraktive Ziele unseres Lebens (wie Gesundheit) gerichtet als auch auf Ressourcen, um diese zu erreichen.

Als wichtigsten Faktor und zentrale Fähigkeit nennt Antonovsky ein Kohärenzgefühl („sense of coherence" SOC), einen Sinn für und ein Gefühl von Stimmigkeit, von „Vertrauen" mit „globaler Orientierung". Dazu passend hat der Psychotherapieforscher und Begründer der Neuropsychotherapie Klaus Grawe ein übergeordnetes Bedürfnis und Streben nach Stimmigkeit neuropsychologisch begründet. Deshalb spielt Stimmigkeit die zentrale Rolle als motivierendes Ziel für unsere gesunde Selbstregulation, um die sich das ganze Leben dreht (s. Grafik). Für Menschen im Burnout bedeutet dies, dass sie sich auf ihr ureigenes Gefühl von Stimmigkeit besinnen, um dann Ressourcen zu erschließen, die ihnen ermöglichen, dieses immer wieder zu erleben.

Ein Lehrer z. B. hat während seiner Genesung und Wiedereingliederung in seine Tätigkeit gelernt, immer wieder wohlige Entspannung zu erreichen sowie aufbauende gemeinsame Aktivitäten mit seiner Familie zu unternehmen, die das Leben für ihn lebenswert machten.

Antonovsky beschreibt ein Gefühl von Bedeutsamkeit als motivierende Komponente.

Wenn uns der Unterschied von einem attraktiven Ziel (= Sollwert, Attraktor) zum aktuellen Befinden (= Istwert) bedeutsam erscheint, sind wir zum Handeln motiviert.

Wenn Sie im Burnout spüren, dass Sie auf der Gefühlsebene ums Überleben kämpfen, dass Ihr aktueller Wohlbefindens- und Lebenslustpegel erheblich von Ihrem inneren Sollwert abweicht, dann erscheint es Ihnen bedeutsam, etwas zu unternehmen, wie dieses Buch zu lesen oder Hilfe zu suchen. Dabei können Sie lernen, in Zukunft schon eher kleinere Abweichungen Ihres Befindens von Ihrem Wohlbefinden als bedeutsam genug wahrzunehmen. Dann können Sie früher aktiv werden, um mehr Stimmigkeit zu erreichen.

Gesunde Selbstregulation

Im salutogenetischen Modell der Selbstregulation, die sich um den Attraktor Stimmigkeit dreht, steht deshalb am Anfang die *Wahrnehmung* von bedeutsamer Unstimmigkeit. Diese gelingt anhand ganz einfacher Fragen wie: Entspricht das Essen meinen Bedürfnissen? Schmeckt es mir? Bewege ich mich so, wie es meinem Körper guttut? Alle unsere Sinnesorgane dienen dieser Wahrnehmung. Wir prüfen etwa: Stimmt mein Engagement mit der Sinnhaftigkeit der Arbeit überein? Stimmt mein Einsatz überein mit gegebenenfalls damit verknüpften Erwartungen in Bezug auf Anerkennung oder Ähnliches?

Auf die Wahrnehmung folgt *Aktivität* zur Annäherung an ein stimmiges Ziel. Ist Annäherung machbar? Ist die Situation handhabbar? Das bedeutet, dass Sie Möglichkeiten kennen und Fähigkeiten haben, Ihre Bedürfnisse befriedigend zu kommunizieren und sich Ihrem Ziel von beispielsweise mehr Sinnerfüllung, Lebenslust und Wohlbefinden anzunähern. Diese Aktivität kann in jedem Einzelfall sehr unterschiedlich sein. Aber immer geht es darum, dass Sie sich zu einem erfolgreichen Handeln fähig fühlen und die dazu erforderlichen Ressourcen erschließen können.

Als dritte Komponente für das Kohärenzgefühl nennt Antonovsky die Fähigkeit zu *verstehen*. Wenn Sie von Burnout betroffen sind, bedeutet dies z. B., dass Sie verstehen können, in welchem Zusammenhang Ihr Verhalten und Engagement zum Burnout geführt haben und welche Aktivität Sie schrittweise aus dem Burnout heraus und Ihrem Ziel näher bringt. Haben Sie vielleicht so lange versucht, jemandem zu helfen, bis Sie selbst zum Opfer Ihrer Ansprüche geworden sind? Haben Ihnen regelmäßige Spaziergänge ein besseres Lebensgefühl gebracht? Durch ein Bilanzieren Ihrer Aktivität lernen Sie, die Wechselbeziehungen zwischen Ihnen und Ihrer Umwelt zu verstehen. Im Modell der Selbstregulation schließt diese Komponente als dritte Phase den Kreis zur ersten, in der Sie wahrnehmen, wie bedeutsam die Abweichung Ihres Befindens von Ihrem Schatz in der Mitte, Ihren Attraktoren, ist.

Ein Zusammenbruch als Akt der Selbstregulation

Ein Burnout entsteht oft, wenn ein Mensch zu sehr in einer anstrengenden, erschöpfenden Aktivität verbleibt, die mehr an etwas Äußeres, wie eine Firma oder Familie, gebunden ist, als an seine tieferen inneren Attraktoren. Dazu kann er viele innere und/oder äußere Veranlassungen haben: fremden Ansprüchen und Erwartungen genügen, Geld verdienen, anderen helfen wollen usw. In jedem Fall hat etwas dazu geführt, dass er sich zu weit von seinen eigenen inneren Bedürfnissen bzw. Sollwerten oder Zielen entfernt hat, wie z. B. auch von seinen inneren Rhythmen von Aktivität und Ruhe *(siehe dazu auch die „Salutogenen Übungen")*. So ist dann sein „Zusammenbruch" ein Akt der Selbstregulation, der ihn dazu bringt, sich wieder auf seinen eigenen Rhythmus und seine Attraktoren zu besinnen und diese aufzunehmen.

Dann wird es wichtig, diesen Zyklus der Selbstregulation immer wieder zu aktivieren: Nach jeder Phase von Aktivität kommt es zur Besinnung und Selbstwahrnehmung. Das kann täglich, wöchentlich und in noch kürzeren oder auch längeren Zyklen sein, je nachdem, ob es sich z. B. um körperliche oder berufliche Reflexion handelt.

Um überhaupt aus der abwärtsgerichteten Dynamik eines Burnouts herauszukommen, ist es oft hilfreich, zunächst in eine starke körperliche Aktivität zu gehen (z. B., wenn vorher eine ausgeprägte emotionale und/oder mentale Überforderung bestand), um den Körper wieder auf eine subjektive Übereinstimmung mit den Emotionen zu bringen. Nach der körperlichen Anstrengung

können Sie dann leichter Entspannung und Erholung von Körper, Gefühl und Denken finden.

Widerstand, Resilienz und Annäherungsziele

Als Stressforscher war Antonovsky immer mit der Frage beschäftigt, wie Stress auf den Menschen wirkt und wie Menschen Stress verarbeiten. Er entwickelte ein differenziertes Konzept von „Widerstandsressourcen". Aus diesem kam er zur Frage der Salutogenese, als er in einer Studie feststellte, dass 29 % einer Gruppe von Frauen, die Konzentrationslager im Nationalsozialismus überlebt hatten, 30 Jahre später noch gesund waren, sowohl psychisch als auch physisch. Dieses „Wunder" gab ihm den Anlass, die Frage in der Forschung einmal anders herum zu stel-

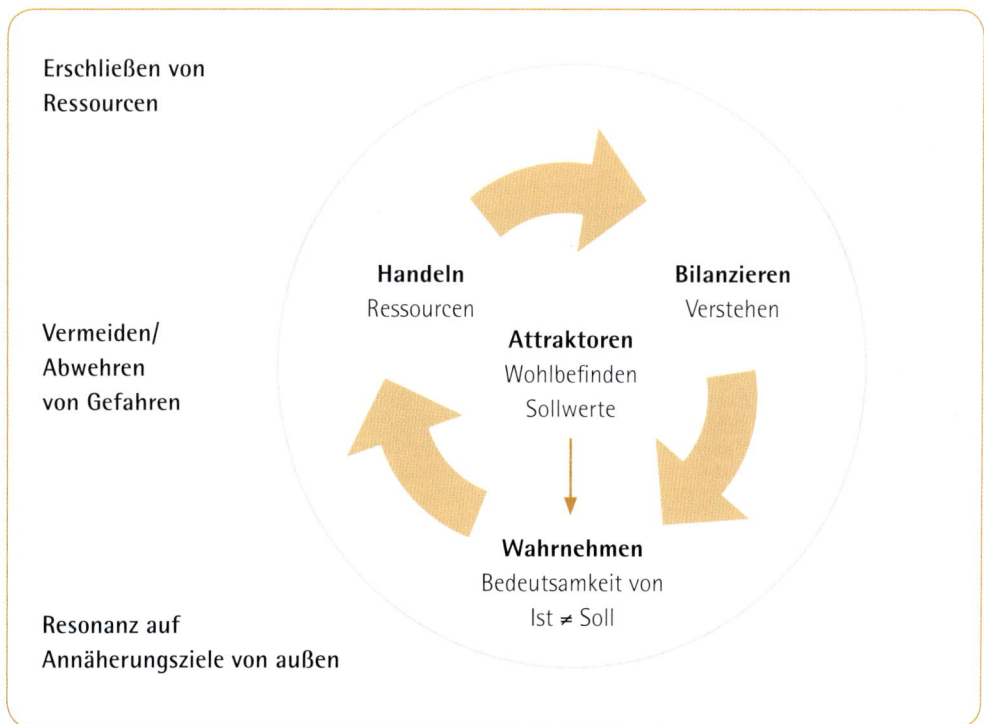

Erschließen von Ressourcen

Handeln
Ressourcen

Bilanzieren
Verstehen

Attraktoren
Wohlbefinden
Sollwerte

Vermeiden/ Abwehren von Gefahren

Wahrnehmen
Bedeutsamkeit von
Ist ≠ Soll

Resonanz auf Annäherungsziele von außen

Modell gesunder Selbstregulation nach Theodor D. Petzold

len: „Wie und wodurch entwickeln Menschen sich gesund?" anstatt: „Wodurch werden Menschen krank?"

Die Frage nach der Salutogenese schließt die Frage nach der Entstehung von Ordnung aus dem Chaos ein, denn unser Organismus funktioniert in höchstem Maße dynamisch geordnet. Ein Burnout können wir verstehen als Zustand geringer dynamischer Energie und Ordnung. Deshalb ist es dabei so wichtig, wieder Attraktoren für mehr spürbare Lebensenergie zu finden. Wir fragen deshalb nach einer attraktiven Richtung unseres Lebens wie auch nach Ressourcen, um uns in diese Richtung zu bewegen.

Damit weist die salutogenetische Frage noch über die Frage nach den Widerstandsressourcen hinaus, die die Frauen im Konzentrationslager aus Antonovskys Studie brauchten.

Victor Frankl, der Begründer der Logotherapie, der ebenfalls ein Konzentrationslager überlebt hat, hat als einen Leitsatz seiner Sinn-Therapie formuliert: „Wer ein Wozu im Leben hat, erträgt fast jedes Wie." Um das Missverständnis zu vermeiden, dass es letztlich darum geht, viel Stress zu ertragen, sollten wir aus heutiger Sicht der Salutogenese diesen Satz etwa wie folgt ergänzen: „Wer ein Wozu im Leben hat, *kann nicht nur Wege und Kreativität zur Annäherung finden, sondern* erträgt *auch* fast jedes Wie." Das bedeutet, Leben zu gestalten, anstatt nur zu überleben. Wir haben unser „Wozu" nicht in erster Linie, um Stress zu ertragen (als übergeordnetes Vermeidungsziel). Vielmehr können wir Stress bewältigen, damit wir uns unseren Wunschzielen besser annähern können. Unser grundlegendes Streben im Leben gilt der Annäherung an unsere Attraktoren. Die Abwehr schädlicher Einflüsse dient eben dieser Annäherung ans Erleben von Stimmigkeit, das mit Lust, Freude und Glücksgefühlen einhergeht.

Deshalb liegt bei der Salutogenese der Fokus darauf, Ihre motivierenden Ziele zu erkunden und anzuregen, für Sie bedeutsame Attraktoren zu finden, für die es sich lohnt, sich zu engagieren. Dann wird eine positive Nebenwirkung sein, dass Sie auch schwierige Herausforderungen besser meistern.

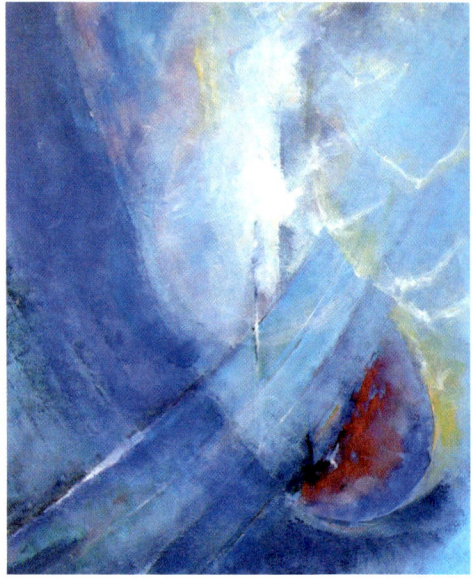

»Vier Saiten« (© Stefan Krauch)

Die *Resilienz*-Forschung geht einer ganz ähnlichen Fragestellung nach wie Antonovsky in seinem Konzept der „generalisierten Widerstandsressourcen". „Resilience" bedeutet im Englischen eigentlich „Elastizität, Spannkraft" (im Lateinischen mehr „Widerstandskraft"). Es wird meist als „psychische Widerstandskraft" verstanden, die es Menschen ermöglicht, schwierige Situationen trotz widriger Umstände aus eigener Kraft zu meistern. Emmy Werner, eine Begründerin der Resilienz-Forschung, hat die Entwicklung von Kindern auf der Insel Kauai untersucht und dabei festgestellt, dass einige Kinder sich trotz hoher Risikofaktoren wie Armut, Drogen und Gewalt weitgehend gesund entwickelten. Daraus ergab sich die Fragestellung, welche Schutzmechanismen Menschen so widerstandsfähig machen können.

Das Bild des „Stehaufmännchens" wird häufig als Metapher für eine hohe Überlebensfähigkeit verwendet. Die Resilienz-Forschung beschreibt eine Reihe von Eigenschaften, um Krisen gut zu überstehen, um immer wieder gut „aufzustehen": Beziehungsfähigkeit, Hoffnung, Selbstständigkeit, Fantasie, Kreativität, Unabhängigkeit, Humor, Entschlossenheit, Mut, Einsicht und Reflexion. Die Benennung dieser guten Eigenschaften kann Sie möglicherweise an Ihre eigene Selbstverwirklichung erinnern und somit Ihre Selbstregulation anregen.

Dadurch können Sie gegebenenfalls motiviert sein, sich Ihrem inneren Zielbild wieder anzunähern. Auch dazu gibt die Resilienz-Forschung gute Hinweise: Sie können Optimismus entwickeln, sich selbst so akzeptieren wie Sie sind, sich auf Lösungen hin orientieren, eine Opferrolle verlassen, Verantwortung übernehmen, sich auf Ihr Netzwerk ausrichten und Ihre Zukunft planen. Aus all diesen positiven Hinweisen aus der Resilienz-Forschung können Sie sich das aussuchen, was gerade für Sie individuell und aktuell wichtig erscheint.

Welche Grundbedürfnisse und Annäherungsziele sind für Sie persönlich in Ihrer aktuellen Lebensphase bedeutsam? Welche Fähigkeiten und Ressourcen haben Sie, um sich Ihren Attraktoren anzunähern? Was können Sie aus Ihrer aktiven Wechselbeziehung mit Ihrer Umgebung lernen? Wenn Sie sich diesen Fragen stellen, können Sie zunehmend eine Kompetenz entwickeln, die es Ihnen ermöglicht, sich schrittweise aus dem Ausgebranntsein herauszubewegen und sich mit wachsender Lebensfreude einer immer umfassenderen Stimmigkeit anzunähern – heraus aus dem Überlebensmodus des Widerstands und hinein in ein Leben in Annäherung. So können Sie sich in die Richtung Ihrer tiefsten und gleichermaßen höchsten Lebensziele selbst verwirklichen und entwickeln.

Weiterführende Literatur

- Antonovsky, Aaron (1997): Salutogenese. Zur Entmystifizierung von Gesundheit. Tübingen.
- Grawe, Klaus (2004): Neuropsychotherapie. Göttingen.
- Grossarth-Maticek, Ronald (2003): Selbstregulation, Autonomie und Gesundheit. Berlin-New York.
- Petzold, Theodor Dierk (2007): Im Fokus der Therapie steht die Selbstregulation. In: Der Merkurstab 60, 36–43.
- Petzold, Theodor Dierk (Hrsg.) (2009): Herz mit Ohren – Sinnfindung und Salutogenese. Bad Gandersheim.
- Petzold, Theodor Dierk (Hrsg.) (2010a): Lust und Leistung ... und Salutogenese. Bad Gandersheim.
- Petzold, Theodor Dierk (2010b): Praxisbuch Salutogenese – Warum Gesundheit ansteckend ist. München.
- Petzold, Theodor Dierk (2011): Schöpferische Kommunikation – Salutogenese und Kreativität. Bad Gandersheim.
- Der Mensch – Zeitschrift für Salutogenese
- Salutogene Kommunikation SalKom® im Internet unter: www.salutogenese-zentrum.de

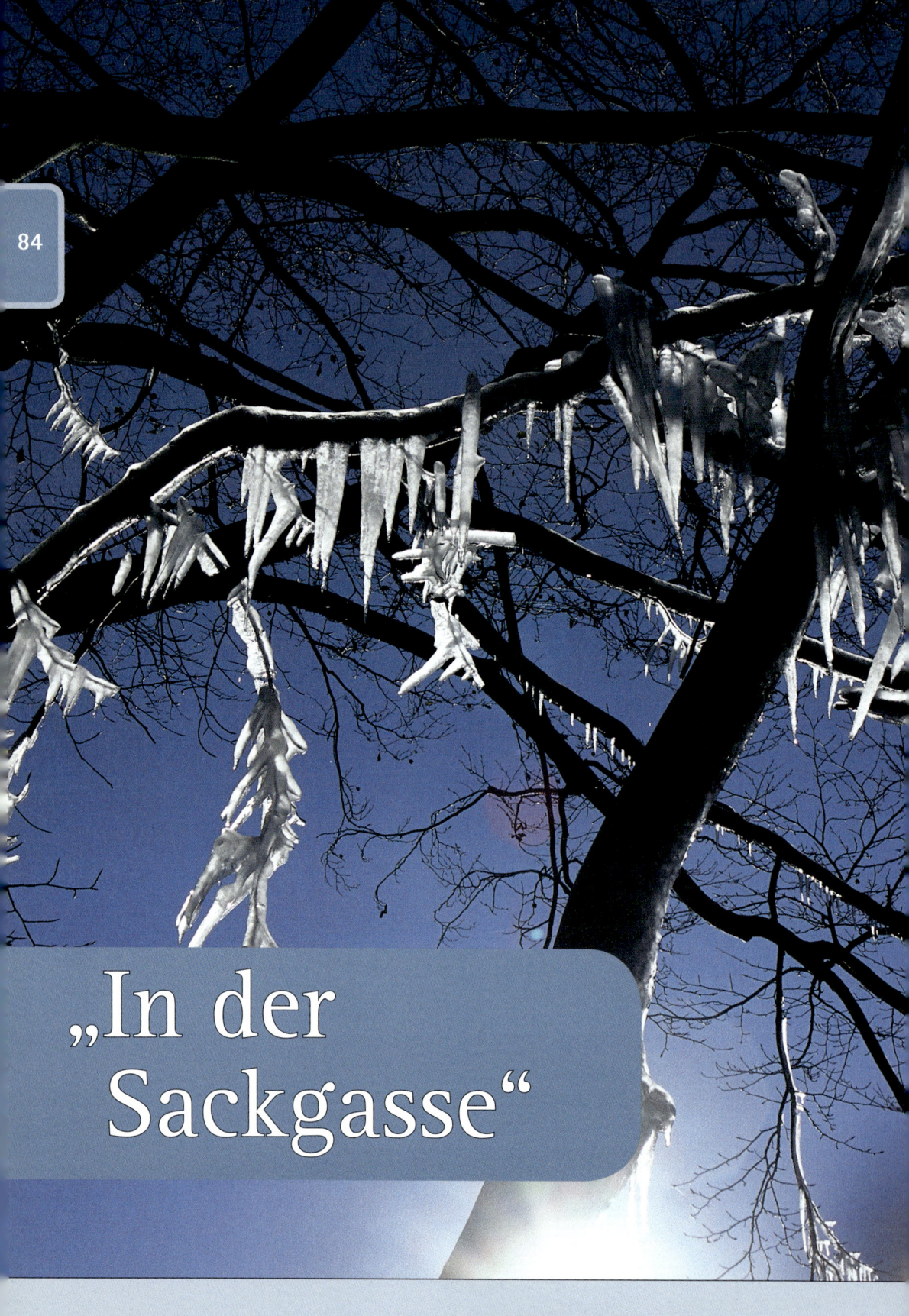

„In der Sackgasse"

Das Burnout-Syndrom: Erkennen, verstehen und Hilfe suchen

von Solveig Steinmann-Lindner

In den bisher geschilderten Lebenssituationen dreier Menschen ging es um Burnout-Prävention oder um eine rechtzeitig erkannte Burnout-Entwicklung im frühen Stadium. Nun soll in den beiden folgenden Fallbeschreibungen und den begleitenden Erläuterungen sowie Exkursen von Fachautoren das Vollbild des körperlich-seelisch-geistigen Erschöpfungssyndroms im Mittelpunkt stehen, das Burnout in einer fortgeschrittenen Entwicklung, die den Phasen 6–8 des eingangs dargestellten Phasenmodells entspricht. Wie wird diese Entwicklung erlebt? Was sind mögliche tieferliegende Ursachen? Welche therapeutischen Ansätze gibt es?

Das Burnout-Syndrom entwickelt sich – wie bereits betont – meist über einen sehr langen Zeitraum und vor allem sehr individuell. Gewisse Gesetzmäßigkeiten und Gemeinsamkeiten wurden im Einleitungskapitel aufgezeigt. Der Anfang ist meist schleichend und ambivalent. Gerade weil zutrifft, was Markus Treichler so prägnant zusammenfasst: „Burnout fängt immer gut an" (s. Exkurs). Im weiteren Verlauf ist die Entwicklung für Außenstehende bzw. Angehörige, Freunde, Kollegen oder Vorgesetzte oft auch deshalb schwer zu erkennen, weil die Betroffenen selbst erste Anzeichen nicht wahrnehmen können oder wollen und deshalb übergehen. Später werden Symptome verdrängt und verleugnet: Ein Versuch der Bewältigung, der als Teil des Geschehens anzusehen ist, wie Kypta (2008) hervorhebt. Sie sieht die Verleugnung als den Motor und das Hauptmerkmal von Burnout an.

„Das Hauptmerkmal eines klassischen Burnout-Syndroms und gleichzeitig das größte Problem ist die Verleugnung. Dieser Mechanismus erlaubt es, die Augen vor der Realität zu verschließen und ein Idealbild aufrecht zu erhalten, das vielleicht schon lange überarbeitet werden müsste. Oft werden belastende Eindrücke wie auch körperlicher und seelischer Druck einfach beiseite geschoben. ... Denn ein Teil dieser Burnout-Spirale ist ja die mangelnde Zeit zur Reflexion, auch werden die Ansprüche, die die Betroffenen an sich stellen, selten hinterfragt. Frustration, Verwirrung, Belastung, Stress, Vereinsamung, Wut – wenn all dies lange genug geleugnet wird, beginnt der Burnout-Kreislauf." (S. 58). Mit Verdrängen, Verbergen, Verleugnen sind zudem erhebliche Anstrengungen verbunden, durch die zusätzlicher Druck und Belastungen entstehen.

Ein tragischer Selbstverstärkungsprozess, ein Teufelskreis.

Woran können nun Betroffene und deren soziales Umfeld erkennen, ob sie gefährdet oder in welchem Maße sie bereits betroffen sind? Wir möchten hier bewusst darauf verzichten, einen der vielen Tests aufzuführen, die seit dem MBI *(s. Kapitel 1)* in großer Zahl veröffentlicht wurden und werden. Mittlerweile sind sie im Internet und populären Medien zu finden. Stattdessen mag ein Symptomkatalog, der von Kentzler & Richter (2010), zusammengestellt wurde, zur Bewusstseinsklärung beitragen.

Hauptkennzeichen des Burnouts

Emotional

- Gefühl der Leere, der Abstumpfung und Ideenlosigkeit
- Nervosität, Reizbarkeit, Ungeduld, Anspannung
- Psychische Erschöpfung
- Labile Gefühle, Aggressivität, Ängste
- Hoffnungslosigkeit, Traurigkeit, Niedergeschlagenheit

Kognitiv

- Tendenz zum Zögern, Hinausschieben
- Negative Einstellung dem Leben gegenüber
- Kreisende Gedanken, Tendenz zum Grübeln

Verhaltensbezogen

- Sozialer Rückzug/kein Bedürfnis des Austauschs mit anderen/"Niemanden sehen wollen"
- Vernachlässigung von Freizeitaktivitäten
- Hyper- oder Hypoaktivität
- Impulsivität
- Vermehrter Konsum suchtfördernder Substanzen

Hauptkennzeichen des Burnout nach Kentzler & Richter (2010, 226)

Die aufgeführten Kennzeichen des Burnout beziehen sich auf die seelisch-geistige und soziale Ebene. Hinzu kommen können vielfältige körperliche Symptome wie:

- Infektanfälligkeit
- Muskelverspannungen
- Schlafstörungen
- Atembeschwerden
- erhöhter Blutdruck
- Schwindel, Tinnitus
- Herzbeschwerden
- Magen-Darmbeschwerden
- sexuelle Probleme
- Müdigkeit/Erschöpfung
- Essstörungen.

Wenn diese Beschwerden die alltäglichen und beruflichen Abläufe beeinträchtigen, wird am ehesten deutlich, dass es in der gewohnten Weise nicht weitergehen kann und professionelle Hilfe unumgänglich wird. Ein Diagnosemarathon, eine Odyssee durch Facharztpraxen kann in Gang kommen. Nicht selten mit dem Ergebnis, dass man auf physischer Ebene gesund ist, dass keine körperliche Ursache für die beklagten Beschwerden gefunden werden kann. Der Patient fühlt sich unverstanden. Und das ist er auch. Wie Schaaf (2008, 47 ff) hervorhebt, werden in den somatoformen Störungen die „Boten der schlechten Botschaft" häufig als deren Ursache verkannt. Dabei gerät – trotz redlichen Bemühens – der eigentliche Auslöser aus dem Blick. In der Therapie sollte daher eine abgestimmte Zusammenarbeit von Ärzten und Psychotherapeuten angestrebt werden und die Regel sein. Der anthroposophisch orientierte Therapieansatz erweitert dies um ein breites Repertoire pflegetherapeutischer Maßnahmen und künstlerischer Therapien.

Christian Schopper legt im Folgenden einige Aspekte aus der Sicht des anthroposophisch orientierten Klinikers dar, die seine Wahrnehmung und sein Verständnis des Burnout-Syndroms beschreiben.

Beim Burnout-Betroffenen begegnen wir oft einem Menschen, der primär von hohen Idealen geleitet ist, sich altruistisch erlebt und geben möchte und genau an diesem Anliegen scheitert. Es folgen Selbstvorwürfe, Gefühle eigener Insuffizienz und Schwäche bzw. tief gehenden Versagthabens, und was noch schlimmer ist: Es gehen tief verwurzelte Ideale verloren. Es treten Resignation und Hoffnungslosigkeit auf, das berufliche Arbeitsfeld, das vorher die Bühne, der Platz für das Ausleben von Enthusiasmus, konstruktiver Aktivität und Idealismus war, wird nun zum depressiv-apathischen Eisschrank in dem Gewahrwerden des eigenen Versagens, der Nichtigkeit und der verloren gegangenen Zielsetzungen. Insbesondere das Gefühl des Scheiterns ist häufig präsent und verunmöglicht es dem Betroffenen, wieder in seinem Beruf Fuß zu fassen. Häufig kommt es nicht nur zu einer tiefen Sinn-, sondern auch zu einer Identitätskrise, die dann einer intensiven psychotherapeutischen Begleitung und Behandlung bedarf.

Es werden aber auch grundlegende Einseitigkeiten des modernen Lebens gerade bei exponierten Personen deutlich: Eine deutlich akzentuierte Ausrichtung im Hinblick auf das alte Mönchsideal des ora et labora führt zur Ausschließlichkeit des „labora" und Vernachlässigung des „ora". Zum einen wird in unserer Gesellschaft hemmungslos dem Leistungsprinzip gehuldigt mit Wettbewerbs-, Elitedenken und dem Bewusstsein unbegrenzter Fähigkeiten, zum anderen sind aber nicht die Mittel einer realistischen Selbstwahrnehmung für den Betroffenen, einer achtsam wahrnehmenden Selbstbeobachtung und eines Gewahrwerdens krisenhafter Entwicklungen ausgebildet. Häufig müssen hier erst von außen Diagnostik und Intervention erfolgen, um den Kreislauf des Burnouts mit seinem phasenhaften destruktiven Verlauf zu erkennen und zu durchbrechen.

Interessant ist es unter diesem Gesichtspunkt, das in der Einleitung vorgestellte Stresskonzept unter den Begriffen des Eu- und Dysstresses noch einmal näher zu betrachten. Meines Erachtens sind die pathogenen Faktoren eindeutig Situationen bzw. Phasen des Dysstresses zuzuordnen; im Eustress verfügt der Betroffene noch über entsprechende Bewältigungsmechanismen und Ressourcen, um mit dem Stress nicht pathogen umzugehen. Im Wesentlichen ist hier auch das Flow-Konzept zu nennen, das hedone Gefühle, Kreativität, zentrierte Selbstvergessenheit und Gelassenheit postuliert und als einen hochgradig konstruktiven und hochenergetischen Aktivitätszustand beschreibt. Auch dieser Zustand ist dem Burnout geradezu entgegengesetzt.

Wie können wir uns also vornehmlich im Eustress bzw. im Flow-Zustand bewegen oder in diese Zustände gelangen?

Dies führt zu einer aus spirituellen Gesichtspunkten genährten Betrachtungsweise von Lebenseinteilung und Lebensgestaltung. Hier ist nochmals der zentrale Begriff in der anthroposophischen Menschenkunde zu nennen, das rhythmische Phänomen, die rhythmischen Prozesse. Erst durch den Rhythmus kommt lebendige Ordnung und Wechsel in statische Prozesse. Wenn es gelingt, das eigene Leben rhythmisch zu gestalten, rhythmischen Prozessen zu unterwerfen und aus den heilenden, gesunderhaltenden Kräften des rhythmischen Systems zu gestalten, befinden wir uns direkt in einem heilenden, nicht pathogenen Raum. Ebenso ist die Frage des lebensgestalterisch rhythmischen Rückzugs, modern gesprochen, des „Retreats", der meditativen inneren Ruhe und kontemplativen Einkehr zu nennen. Häufig ist bei der Analyse der Burnout-Situation der Pegel massiv in Richtung Aktivität verschoben, ohne Zeit für Pausen, Rück-

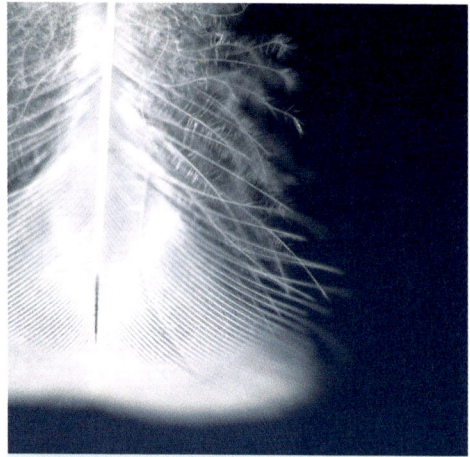

zug, spirituellen Retreat mit entsprechender see-lisch-geistiger Atmung, Reflexionsmöglichkei-ten, Besinnung und Stille: Entschleunigung statt Beschleunigung ist notwendig – im umfassen-den Sinne.

Ein weiterer Punkt ist die Frage des Sozialen. Häufig sind Burnout-Persönlichkeiten Alpha-Menschen, das heißt Leader- bzw. Führungsty-pen, die sich durch überdurchschnittlichen zeit-lichen, kräftemäßigen und motivationalen Ein-satz gegenüber ihren Mitkollegen und Mitarbei-tern auszeichnen.

Oftmals sind sie gerade nicht in einer solidari-schen Gemeinschaft integriert, eingebettet und aufgefangen, nicht Teil eines tragfähigen sozia-len Umfelds. Narzisstische Größenfantasien, das Besser-sein-Müssen als der andere, das sozi-aldarwinistische Motto des Überlebens des Stär-keren sind geradezu Hindernisse auf dem Weg zu einer wirklich brüderlichen und solidarischen gemeinschaftlich-sozialen Kultur, in der der an-dere nicht Gegner, Rivale oder Feind ist, sondern teilnahmsvoller Freund, der mich gerade vor Ein-seitigkeiten, wie sie in dem Burnout-Syndrom zum Ausdruck kommen, schützen kann.

Einige Kernpunkte lassen sich aus Schoppers Gedanken zusammenfassen:

- Es ist eine erhebliche Lernherausforderung, wenn altruistische Ideale im Leben eine wich-tige Rolle einnehmen, die Praxis dem aber nicht genügen kann. Dieses Spannungsverhältnis muss ausbalanciert werden, um nicht in eine tiefe Sinn- und Identitätskrise zu geraten.

- Ebenso stehen wir als Menschen vor der Auf-gabe, zu einer Balance zwischen ora et labora zu finden, um nicht ohne ausreichende Selbst-wahrnehmung in die Falle einer ausschließli-chen Leistungsorientierung zu tappen.

- Leistung (und auch Stress) muss nicht nega-tiv konnotiert sein. Konstruktive Aktivität im Zustand von Eustress und Flow wirken einer Burnout-Entwicklung geradezu entgegen.

- Die Kraft des Rhythmus kann in der Lebens-gestaltung heilsam und stärkend wirken. Das sollte auch Zeiten des Rückzugs, der Stille, des seelisch-geistigen „Retreat" mit einschließen.

- Burnout-Persönlichkeiten sind häufig Alpha-Menschen, Menschen, die sich durch außer-ordentlichen Einsatz und herausragende Fä-higkeiten für Führungsaufgaben empfehlen. Der Preis können Einsamkeit und mangelnder Rückhalt in solidarischen Gemeinschaften sein. Ein funktionierendes soziales Netz bietet Unterstützung, setzt Kräfte frei und ist so ein hervorragender Burnout-Wächter.

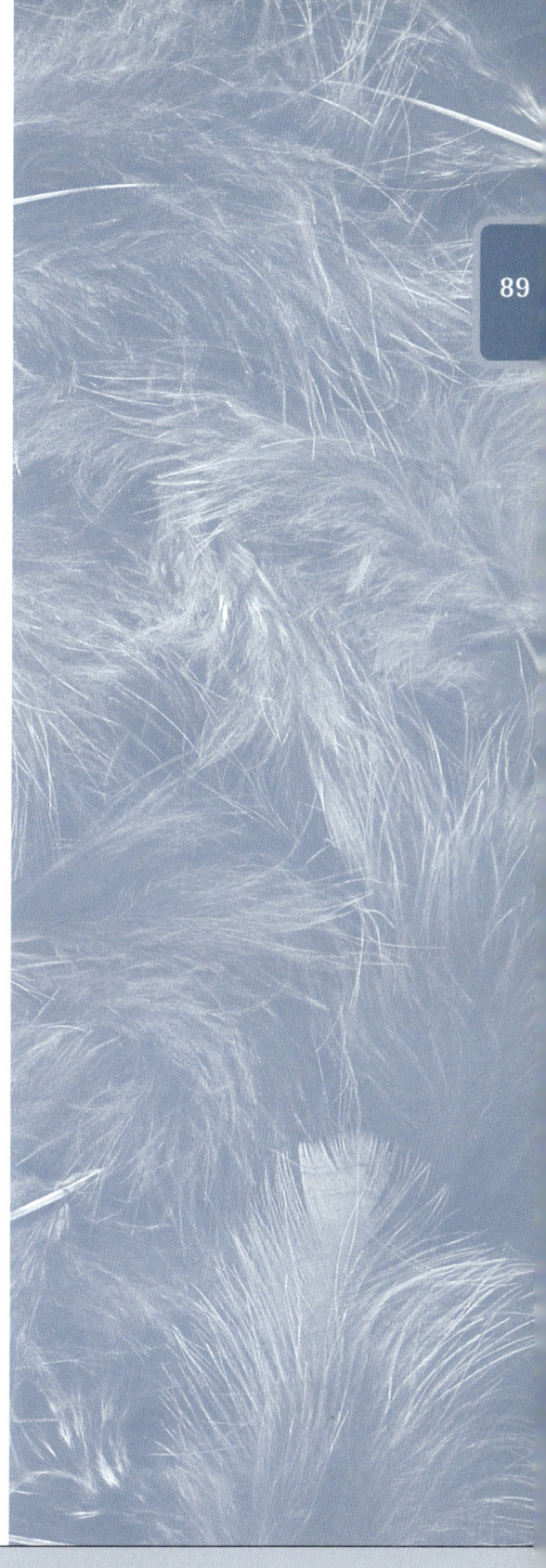

Wenn es im Zuge der Behandlung möglich ist, mit den Betroffenen in einen längerfristigen psychotherapeutischen Klärungs- und Bearbeitungsprozess einzutreten, zeigt sich nicht selten, dass die Wurzeln des Burnout sehr weit zurückreichen – bis in die frühe Kindheit hinein. In den beiden folgenden Fallbeschreibungen, die anhand von Interviews aufgezeichnet wurden, werden solche Kindheitsmuster sichtbar. Es handelt sich um Persönlichkeiten, die beide im Sinne Schoppers als Alpha-Menschen angesehen werden können. Bemerkenswerterweise sind es aber gerade gegensätzliche Erfahrungen, die prägend für ihr Verhalten wurden: Entmutigung und Herabsetzung in einem Falle, Überhöhung und übersteigerte Erwartung im anderen. Die Reaktion ist dieselbe: eine immense Lebensleistung, entweder um das Gegenteil zu beweisen oder um die fremden Erwartungen zu erfüllen. In beiden Fällen, ohne die eigenen Bedürfnisse und die Grenzen der eigenen Ressourcen im Blick zu behalten, bis sich eines Tages die Folgen der ständigen Verausgabung in einem plötzlichen und umfassenden Zusammenbruch manifestieren. Dann „geht gar nichts mehr" – man ist handlungsunfähig und muss sich helfen lassen.

Quellen und weiterführende Literatur:

- Kentzler, Christiane/Richter, Julia (2010): Stressmanagement. Freiburg.
- Kypta, Gabriele (2006): Burnout erkennen, überwinden, vermeiden. Heidelberg.
- Schaaf, Helmut (2008): Erbarmen mit den Lehrern. Kröning.

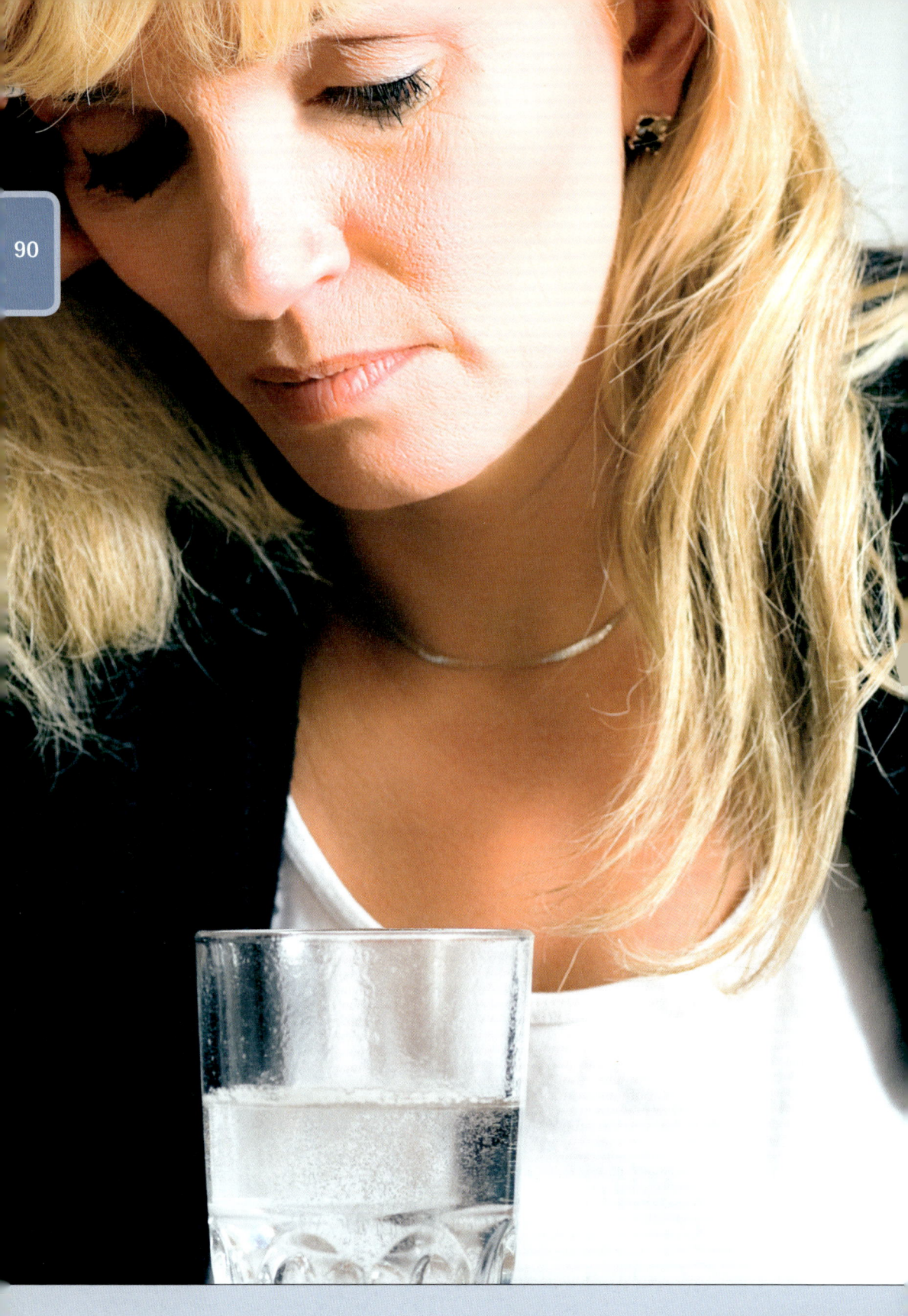

Menschen und Burnout

von Renate Hölzer-Hasselberg und Solveig Steinmann-Lindner

> *Immer war sie in ihrer Tätigkeit erfrischt, hatte ein ausnehmend leichtes, freudiges Lebensgefühl. Doch alles wurde zur Belastung*

Grundfakten, die heutige Situation

Zum Zeitpunkt des Interviews war Frau K. seit wenigen Wochen ihre Diagnose „Burnout" bekannt. Frau K. ist 49 Jahre alt, verheiratet und hat drei erwachsene Kinder, die nicht mehr im elterlichen Haushalt leben. Seit 25 Jahren leitet sie eine heilpädagogische Einrichtung. Von dieser Tätigkeit hat sie sich derzeit freistellen lassen. Sie ist „mittendrin" in einem massiven Burnout, das sich über Jahre angebahnt hat und wenige Wochen zuvor kulminiert war.

Biografie Kindheit/Jugend

Als drittes von sechs Kindern wuchs Frau K. in einer Familie auf, in der sich Eltern und Großeltern mit der Anthroposophie verbunden hatten. Der Vater war in einem Unternehmen tätig, das den Dreigliederungsgedanken der Anthroposophie mit einbezogen hat. Die Mutter versorgte Haushalt und Kinder. In der Kindheit ist Frau K. rachitisch gewesen und hatte ab etwa zehn Jahren Migräneanfälle.

Einiges in ihrer Kindheit erscheint ihr rückblickend als beengend, so die Tatsache, dass sie sich mit der Schwester ein Zimmer teilen musste. Trotzdem hatte sie ein gutes Verhältnis zur Schwester, der sie auch sehr ähnlich war. Gravierender für Frau K.s Entwicklung wurde, dass ihr die Familie vermittelte, nicht ganz fundiert zu sein, ihre Ansichten fußten nicht auf einer profunden sachlichen Grundlage. „Du redest so viel und so dumm!", konnte sie beim Familienkaffee schon einmal zu hören bekommen. Diese Markierung führte später zu starkem Ehrgeiz. Wie alle Geschwister ging sie zur Waldorfschule, besuchte dann eine Fachschule für Erzieher und Heilpädagogen und war sehr früh mit der Ausbildung fertig. Dennoch verspürte sie als Makel, dass sie als Einzige in der Familie ihre Schulausbildung nicht mit einem akademischen Abitur abgeschlossen hatte, eben nicht ganz fundiert war.

Biografie der Erwachsenen

Ein Praktikum führte sie in eine heilpädagogische Einrichtung, wo sie sich erwartet und gebraucht fühlte und blieb. Mit dem ihr eigenen Ehrgeiz und Perfektionismus brachte sie sich voll ein. Bald wurde ihr die Leitung ihres Arbeitsbereichs übertragen. Zusätzlich engagierte sie sich

ehrenamtlich in der internationalen Berufsver-
bandsarbeit und war in dessen Verbandsvorstand
tätig. Sie heiratete einen Kollegen aus ihrem Arbeitszusammenhang und in kurzer Zeit bekamen
sie drei Kinder, für deren Betreuung im Wesentlichen sie zuständig war. Ebenfalls in dieser Lebensphase (zwischen 21 und 28 Jahren) unter-
stützte sie maßgeblich die Gründung eines Wal-
dorfkindergartens und einer Waldorfschule vor
Ort, die dann von den eigenen Kindern besucht
wurden. Auch wenn sie heute Ehrgeiz und Perfektionismus als Bausteine ihres Burnouts an-
sieht, fühlte sie sich zur damaligen Zeit ganz im
Einklang mit diesen Grundlagen für ihr Handeln.
Immer war sie in ihrer Tätigkeit erfrischt, hatte
als junge Frau – wie schon als Kind – ein aus-
nehmend leichtes, freudiges Lebensgefühl. 16
Stunden Arbeitszeit waren gang und gäbe, und
bis zum etwa 35. Lebensjahr lief alles problemlos.

Vorboten

Als sie um die 40 Jahre alt war, spürte sie deutlich, dass ihre Kräfte nachließen, sie war zunehmend erschöpft. „Ich ärgerte mich, dass man so
viel Schlaf braucht." Migräne trat verstärkt auf,
was sie zunächst sogar als hilfreich empfand,
denn „es war wie eine Explosion, und danach
ging es mir regelmäßig besser ...". Doch als sie
diese Wirkung durchschaut hatte, verflüchtigte
sich der auflösende Effekt der Migräneattacken.
Vor drei Jahren, als das letzte Kind aus dem Haus
gegangen war, wurde ihr deutlich, dass sich etwas in ihrem Leben grundlegend ändern musste. Sie wollte sich ein Jahr Zeit geben, um ihren
Beruf und vor allem auch die Beziehung zu ihrem Ehemann neu zu greifen oder sogar eines
von beidem loszulassen. Ihr Mann selbst war zu
dieser Zeit intensiv mit der eigenen beruflichen
Weiterentwicklung beschäftigt und für ihre Fragen kaum ansprechbar. Sie hatte auch in den
Jahren zuvor wiederholt versucht, ihn zur gemeinsamen Bearbeitung ihrer Lebenssituation

und der Zukunftsperspektiven zu bewegen. Immer wieder gingen ihre diesbezüglichen Versuche ins Leere.

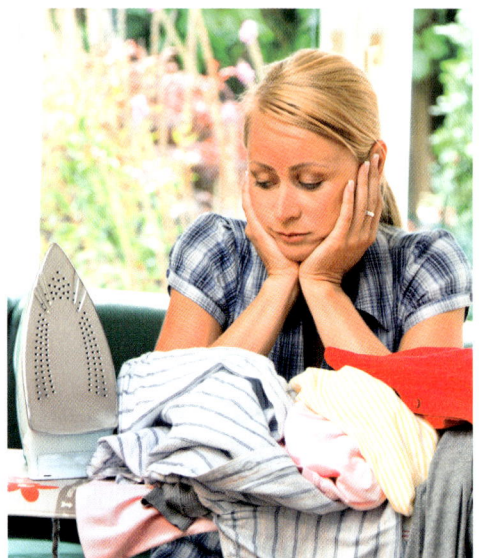

Burnout

Schließlich spürte Frau K. etwa ein Jahr vor
der Burnout-Diagnose, wie sich der Druck auf
sie verdichtete: „... der Zeitraffer wurde immer
schlimmer, einfache Tätigkeiten wurden so laut

in mir, alles wurde zur Belastung." Doch sie hielt dieser beruflichen Belastung noch für weitere Monate stand, kämpfte um die starke Zuverlässigkeit und den strengen Zeittakt, die von ihr im Umgang mit und in der Verantwortung für behinderte Erwachsene erwartet wurden. So lange, bis sie schließlich vollständig in der Sackgasse steckte und „nichts mehr regulieren konnte, nur noch offene Enden sah, keine Entscheidungen mehr treffen konnte". Der konsultierte Arzt schrieb sie mit der Diagnose „Burnout" auf unbestimmte Zeit krank.

Noch immer mittendrin

In diesem Status ist Frau K. bis heute. Sie ist ganz auf sich selbst gestellt und ist im Beginn eines umfassenden Selbstklärungsprozesses begriffen. Sie hatte ihr Burnout sofort selbst erkannt und beinahe erwartet, da sie immer gehofft hatte, dass von außen eine Wendung käme. „Ich mach's nicht mehr so weiter und ich sitze jetzt im Sessel und warte, dass es anders wird."

Ihre beruflichen Aufgaben wurden übergangsweise abgegeben, das Umfeld trägt dies wertschätzend mit, sie nimmt eine „Auszeit". Die Familie allerdings war irritiert – sie selbst fühlt sich nach wie vor für alles verantwortlich. Für beide Felder – Beruf und Familie – nicht verfügbar zu sein, bereitete Frau K. zunächst ein schlechtes Gewissen und heftige Schuldgefühle. Inzwischen ist dies weitgehend abgebaut, aber es stellen sich Ängste ein: wirtschaftliche, berufliche und die Angst vor einem Gesichtsverlust.

Welcher Weg führt hinaus, wo liegen die Chancen?

Frau K. ist deutlich geworden, dass sie die eigene Gefühls- und Wunschnatur lange nicht in die Entwicklung einbezogen hatte: „... wie, dass man sich selbst bestrafen will, man redet sich innerlich schlecht, hat keine gute Körperwahrneh-

mung und muss permanent an sich herumnörgeln." Ihre derzeitige Gefühlspalette schildert sie so: „Traurigkeit, Schuld- und Minderwertigkeitsgefühle waren anfangs ganz stark und kommen allmählich zur Ruhe. Geduld und Seelenruhe stellen sich ein, manchmal Freude. Es ist wie ein Verdauungsprozess, es ruckelt weiter, was mich immer sehr freut. Geistige Arbeit und Lesen gewinnen wieder an Raum und Bedeutung. Reglosigkeit ist das schlimmste Gefühl, wenn das über mich kommt, sitze ich geduldig und bitte, dass ich da herauskomme. Schlechte Tage werden ausgesessen."

Geholfen haben in dieser frühen Phase der Burnout-Bewältigung die akzeptierende, wertschätzende Haltung des beruflichen Umfelds, die Begleitung durch einen anthroposophischen Arzt und eine anthroposophische Psychotherapeutin sowie intensive geistige Arbeit (seit dem Sommer beschäftigt sich Frau K. mit Engelwesen). Tragend ist die Gewissheit „ich habe mir etwas vorgenommen in diesem Leben" und die ehrliche Suche danach, wofür sie angetreten ist. Daneben helfen ein geregelter Tagesrhythmus, ausreichend Schlaf mit Rücksicht auf den eigenen Rhythmus als „Abendmensch", daneben gute Gewohnheiten wie regelmäßige Mahlzeiten und regelmäßige Bewegung im Freien (Joggen).

Bereits jetzt fühlt sich Frau K. durch ihr Burnout beschenkt: „Es lohnt, sich dem zu stellen und dabei ganz ehrlich zu sein. Es geht weiter, man kann das Burnout als Hilfe und Gnade empfangen. Ich entwickle Bescheidenheit (was mir früher nicht so lag), Vertrauen und Mitgefühl. Ich lerne, Aufgaben zu delegieren. Ich bin dankbar für die materielle Absicherung durch das Krankengeld. Mir ist deutlicher geworden als früher, dass es ohne geistige Arbeit nicht geht." Für einige Zeit möchte sie Abstand nehmen von ihrem Wohn- und Arbeitsort und sich durch Reisen und Besuchen von interessanten Projekten inspirieren lassen. Geführte Gesprächsarbeit, rhythmische Massage und Heileurythmie sollen sie auf ihrem Weg aus dem Burnout unterstützen.

KOMMENTAR
„PERSPEKTIVEN UND HINDERNISSE"

In unserem gemeinsamen Gespräch wurde deutlich, dass Frau K. sich mitten in einem schweren Burnout befindet. Frau K. ist jetzt auf unbestimmte Zeit krankgeschrieben worden und hat sich zu ihrer Heilung Folgendes vorgenommen: Sie braucht einen radikalen Schnitt und eine Besinnung auf neue Lebensziele. Dabei sind ein Wechsel von Wohnort und Arbeitsplatz und auch ein vorübergehender Abstand zu ihrer Familie unabdingbar. Innerlich heißt das zu akzeptieren – und das ist sehr schwer –, dass das Leben in den bisherigen Gewohnheiten nicht einfach weitergehen kann. Vor allem aber muss Frau K. lernen, ihre Gefühle und Wünsche erstens zu fühlen, zweitens zu formulieren und drittens Konsequenzen daraus zu ziehen.

Fazit

Obwohl es Frau K. sehr schlecht geht, kann sie zumindest ahnen, dass in ihrem Lebenszusammenbruch eine große Chance für Wachstum und Neubeginn liegt.

Kraft und Halt gibt ihr die spirituelle Ankoppelung, die im Alltag in den letzten Jahrzehnten zu kurz kam.

Was hat bereits geholfen?

- *Verständnis und Wertschätzung durch das berufliche Umfeld*
- *ärztliche Behandlung und Psychotherapie*
- *Bereitschaft zu tief greifenden Veränderungen*
- *lieb gewordene Aufgaben loslassen und anderen zutrauen*
- *Auseinandersetzung mit der – lange vernachlässigten – eigenen Gefühls- und Wunschnatur*
- *spirituelle Arbeit und Lesen*
- *ehrliche Suche nach den eigenen Lebensaufgaben und dem Sinn des eigenen Lebens*
- *schlechte Tage mit Geduld und Gleichmut ertragen*
- *die mit dem Burnout verbundenen Entwicklungschancen erkennen und ergreifen*
- *bewusst erlebte Dankbarkeit (z. B. für materielle Absicherung)*

> **Ich hatte mir vorgenommen, hart zu arbeiten, dann Millionär und damit ein freier Mann zu sein – ein selbst erbautes Gefängnis ...**

Grundfakten, die heutige Situation

Herr H. ist 43 Jahre alt, verheiratet und hat zwei Kinder im Alter von acht und zehn Jahren. Er arbeitet als Geschäftsführer in einem Fachhandelsbetrieb, der seiner Schwiegermutter gehört. Vor einem Jahr begann er auf ärztliche Empfehlung eine Psychotherapie. Die Diagnose: ausgeprägtes Burnout-Syndrom. In größeren Abständen wird er bis heute ärztlich und psychotherapeutisch betreut. Das Burnout ist nicht überwunden. Herrn H.s Frau ist depressiv, wenig belastungsfähig, ohne Initiative, und die beiden Kinder empfindet sie im Wesentlichen als Last.

Biografie Kindheit/Jugend

Herr H. kommt aus einer Arbeiterfamilie, er hat vier Geschwister. Seine Familie beschreibt er als außerordentlich liebevoll und unterstützend. Er hatte eine wirklich gute und sonnige Kindheit. Trotz allem lebte in ihm ein unstillbarer Ehrgeiz. Sein Motto: Ich will unbedingt etwas aus mir machen. Nach der Schulzeit machte er ein Fachabitur, als Einziger in der Familie, und begann dann eine Kaufmannslehre. Er war immer äußerst kameradschaftlich, hilfsbereit und sehr beliebt bei seinen Kollegen. Sein persönliches Credo war: Ich kann einfach alles, wenn ich nur will. Eltern und Geschwister waren stolz auf ihren erfolgreichen Sohn und Bruder. Seine Einsatzfreude und Hilfsbereitschaft waren sprichwörtlich in der Familie. Er war immer bereit, sich ohne zu überlegen für andere einzusetzen. An seine Lehre schloss er ein erfolgreiches BWL-Studium an.

Biografie des Erwachsenen

Während des Studiums lernte er seine Frau kennen, er fand sie besonders hübsch und durch ihre „merkwürdige Schweigsamkeit" besonders anziehend. Als sich das erste Kind anmeldete, heirateten sie. Auf Bitten der Schwiegermutter übernahm Herr H. dann die Geschäftsführung ihres mittelgroßen Fachhandelsbetriebs mit 25 Mitarbeitern. Dieser Betrieb lag der Schwiegermutter sehr am Herzen und versorgte sie selbst und die beiden Schwäger mit reichlich Geld. Herr H. berichtet: „Die Anfrage meiner Schwiegermutter war für mich eine große Ehre. Das war eine Herausforderung genau nach meinem Geschmack. Die Schwäger waren erfreut, dass ich die Geschäftsführung so gerne übernahm. Warum, erfuhr ich dann später." Er engagierte sich über alle Maßen und wollte den Betrieb unter allen Umständen vergrößern. Bald bemerkte er, dass die Schwäger wenig bis keine Initiative hatten, und, wenn sie im Betrieb anwesend waren, durch ihre unfreundliche und knapp abfertigende Art gegenüber den Kunden eher störten. Herr H. wollte diesen Missstand auf keinen Fall zur Kenntnis nehmen und verdoppelte eher seinen Arbeitseinsatz, um die Lücken so auszugleichen. Stets war er für alles verantwortlich. Ein Schwager beschränkte sich auf die Kassenführung, um sich in diesem überschaubaren Bereich für seine Berufung als Künstler aufzusparen, der andere Schwager intrigierte hinter seinem Rücken gegen ihn. Die Schwiegermutter bevorzugte Herrn H. gegenüber den eigenen Söhnen, vermutlich weil sie genau wusste, wer hier etwas leistete. Die Angestellten waren loyal und solidarisch mit ihm und bemerkten bald, dass er als einziger kompetent war. Herr H. fand bei aller Belastung die Wertschätzung durch die Angestellten schmeichelhaft und bestärkend.

Vorboten

Das Ehepaar hatte inzwischen zwei Kinder bekommen, und die Ehefrau war todunglücklich. Sie fühlte sich durch die Kinder in ihrer Freiheit und Selbstständigkeit bedroht und versuchte die Kinder fremd unterzubringen, so oft sie nur konnte. „Ich litt sehr unter der Situation der Kinder und konnte doch nichts für sie tun." Gleichzeitig sollte ein eigenes großes Haus für die Familie gebaut werden, Herr H. hatte die Bauaufsicht. Seine Frau lebte völlig zurückgezogen, es gab keine Geselligkeit, die Kinder durften keine Freunde mit nach Hause bringen. Sie wollte keine Menschen sehen und nicht einmal die Schwiegereltern zusammen mit den Kindern be-

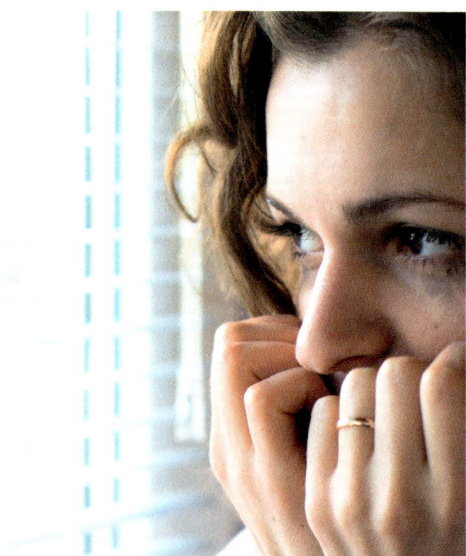

suchen. Da seine Frau auch nicht gerne kochte, versuchte Herr H. am Wochenende für die Kinder Vater und Mutter zu sein, indem er sich mit ihnen beschäftigte, Ausflüge mit ihnen unternahm und für ordentliches Essen sorgte. Es entging ihm nicht, dass seine Geschwister und seine Eltern sich Sorgen um ihn machten. „Mensch, Junge, was ist bloß aus dir geworden? Du warst doch früher so ein fröhlicher Kumpel?" Während der Junggesellenzeit hatte er zwei leidenschaftliche Hobbys: Laufen und Volleyball. Er erinnerte sich nicht daran, wann er zuletzt Volleyball gespielt hatte. Alle Freundschaften waren vernachlässigt, die Hobbys überhaupt aufgegeben. Die Zuneigung zu einer Kollegin ließ er ins Leere laufen, aus Angst vor den Konsequenzen.

Ein Schwager schied mit einer hohen Abfindung aus dem Fachhandelsbetrieb aus, der andere war freundlich und nett, brachte aber so gut wie keine Leistung, weil er die Tätigkeiten als unter seiner Würde empfand; all dies wurde aber überhaupt nicht kommuniziert. Der zweite Schwager musste sich schließlich in psychologische Behandlung begeben, Herr H. stand nun völlig alleine mit der Unternehmensführung da. Die Umsätze entwickelten sich rückläufig, die Kosten für eine unumgängliche Renovierung stiegen ins Astronomische. Die persönliche und geschäftliche Situation, in die sich Herr H. hineinmanövriert hatte, war aussichtslos, denn im ihm bekannten Testament waren die drei Kinder als Erben ausgewiesen, er war nicht berücksichtigt, weil ja die Tochter, seine Ehefrau, für ein Drittel des Erbes vorgesehen war. Was ihm erst jetzt klar wurde, war, dass eine Trennung aus dieser Ehe auch den Verzicht auf den finanziellen Ausgleich für seinen enormen Einsatz bedeuten würde. Sein Lebenstraum war mit eigenen Worten folgender: „Ich hatte mir vorgenommen, hart zu arbeiten, dann Millionär und damit ein freier Mann zu sein. Daraus ergab sich als Konsequenz, dass ich mich weder aus meiner unglücklichen Ehe noch aus dem Betrieb verabschieden konnte. Ein selbst erbautes Gefängnis ..."

KOMMENTAR „ENTSTEHUNG"

Herr H. war der Sonnenschein und Hoffnungsträger seiner Familie, das prägte seinen Wertekatalog. Er hatte ein Bild von sich und präsentierte es der Welt: Ich bin immer für alle da, habe unendliche Kraft und nehme jedes Hindernis – es kommt nur auf mich an. Zu diesem ehrgeizigen Selbstbild passte hervorragend die Herausforderung, einem etwas lahmenden mittelständischen Unternehmen zur Blüte zu verhelfen. Wenn es nur „auf mich ankommt", werden die Bedingungen nicht befragt und ggf. problematisiert, in die ich mich hineinbegebe, weder beruflich noch privat. Dann nehme ich die Mehrfachbelastung auf mich, am Wochenende den Kindern Vater und Mutter zu sein, dann werden mögliche Kraftquellen vernachlässigt: Hobbys werden aufgegeben, auf Geselligkeit verzichtet und die soziale Isolierung wird entgegen dem eigenen Naturell hingenommen. Erschwerend ist die verhängnisvolle Lebensplanung, nach zehn Jahren Arbeit als freier Millionär ausgesorgt haben zu wollen.

Zusammenfassung

Seine Lebenskonzeption machte es Herrn H. unmöglich, zu der Erkenntnis bereit zu sein, dass er durch den Arbeitseinsatz und die unglückliche familiäre Situation völlig überlastet war und über keine persönlichen Kraftquellen verfügte.

Burnout

Es war eine Ferienreise nach Italien mit den Kindern geplant (seine Frau kam nie mit in die Ferien). Zwei Tage vor der Reise wachte Herr H. morgens auf und „irgendetwas war anders". Er blieb einfach liegen und nichts ging mehr.

Herr H. suchte einen Arzt auf, dieser diagnostizierte Burnout. Zunächst wurde Herr H.

krankgeschrieben. Er konnte sich mit dieser Diagnose überhaupt nicht identifizieren und blieb zwar einige Wochen zu Hause, war aber nicht bereit, einen längeren Klinikaufenthalt zu akzeptieren. Er hatte gehofft, in ein paar Wochen wieder voll „funktionsfähig" zu sein, und wollte sich unter keinen Umständen auf einen Aufenthalt von unbestimmter Dauer mit anschließender Rekonvaleszenz einlassen. Seine Frau bemühte sich in dieser Zeit mehr um ihn. Selbst die Schwiegermutter zeigte Verständnis, gab ihm aber deutlich zu verstehen, wie sehr sie auf ihn baute. Rückblickend beschreibt Herr H.: „Ich fühlte mich hoffnungslos, hatte Grübelzwang und Schuldgefühle, mochte von der Welt nichts wissen, sah keine Perspektive, hatte Angst vor der Zukunft und vor dem nächsten Tag. Ich hatte keine Freude, fühlte mich abgestumpft und wollte vor meiner Realität weglaufen, ich war verunsichert in allen meinen Handlungen, fühlte mich unselbstständig, verspürte keinen Tatendrang und hatte überhaupt keine Ideen, wie es weitergehen sollte." An körperlichen Symptomen kamen Rückenschmerzen, Schlaflosigkeit und Appetitlosigkeit hinzu.

Noch immer mittendrin

Bis heute haben sich Herrn H.s Verfassung und Lage nicht wirklich verändert. Was tut er in dieser Situation? Er konsultiert seinen Arzt, geht regelmäßig zur Psychotherapie und macht Entspannungsübungen. Dennoch klagt er bis heute immer wieder über die gleichen Symptome, im Vordergrund stehen Initiativlosigkeit, Mattigkeit und das Gefühl von Nutzlosigkeit. Er bemüht sich um seine Hobbys, v. a. Volleyballspielen, sucht und pflegt den Kontakt zu Freunden und Geschwistern. Dies ist inzwischen weniger von Schuldgefühlen begleitet, die vorher durch den Wunsch seiner Frau entstanden, er solle immer nur zu Hause bleiben. Die Arbeit im Betrieb hat er deutlich reduziert.

Dieser Schritt fiel ihm am schwersten, weil er mit Schuldgefühlen und Selbstwertproblemen einhergeht. Die seelische und gesundheitliche Situation hat sich zwar entdramatisiert, von einer Heilung kann indes keine Rede sein. Unter den Symptomen leidet Herr H. nach wie vor, verzweifelt sagt er: „Ich möchte so gerne, dass es wieder so wird, wie es einmal war." Dabei ahnt er wahrscheinlich, dass dies eine blanke Illusion ist.

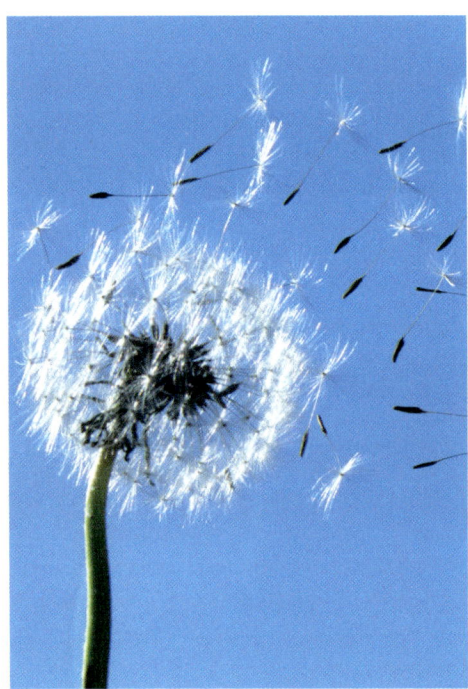

KOMMENTAR „PERSPEKTIVEN UND HINDERNISSE"

Die Diagnose Burnout kam buchstäblich über Nacht und war bei Herrn H. eine komplette Niederlage für seinen gesamten Selbstentwurf. Er war extrem auf sich selbst zurückgeworfen und konnte kaum Ressourcen mobilisieren, die ihm Hoffnung darauf machten, dass es auch nach dem Burnout gut, wenn auch anders, weitergehen kann. Eineinhalb Jahre nach der Diagnose ist keine grundlegende Besserung eingetreten. Dies hängt sicher damit zusammen, dass er seine gesamte Lebenssituation nicht auf den Prüfstand stellen konnte, um grundsätzliche Veränderungen vorzunehmen. Genügt es für die berufliche Situation, nur weniger zu arbeiten? Oder wäre eine Neuorientierung notwendig? An seiner familiären Situation hat sich kaum etwas wirklich verändert. Reicht es, dass er gegenüber den Ansprüchen seiner Frau gleichgültiger ist und sich etwas mehr Zeit für Hobbys und Freunde nimmt? Oder wäre auch hier ein radikalerer Schritt notwendig, z. B. eine grundlegende Aufarbeitung der Eheproblematik, und, wenn dies nicht hilft, auch eine Trennung? Das würde aber des Mutes bedürfen, den eigenen Wertekatalog kritisch zu hinterfragen, in der Hoffnung, nach einem vorgenommenen Paradigmenwechsel eine Zukunft zu gestalten, in der er als Akteur überhaupt wieder vorkommt. Da dieser Paradigmenwechsel bis zum jetzigen Zeitpunkt nicht möglich war, wird sich kaum etwas an der Gesamtsituation wirklich ändern.

Fazit

Es mag sein, dass die Zeit einige Wunden heilt und sich die Situation auch hier und dort entspannt, aber das Entscheidende wäre etwas anderes. Das Burnout hat deutlich gezeigt: So, wie Herr H. bis jetzt gelebt hat, geht es nicht weiter, und mehr vom Selben kann auch nicht helfen. Vielmehr muss sich etwas konsequent und grundlegend ändern. Auch wenn es nach einer solchen Veränderung nie mehr so wird wie vorher, kann das Leben danach mit mehr Tiefe und Sinnhaftigkeit erlebt werden.

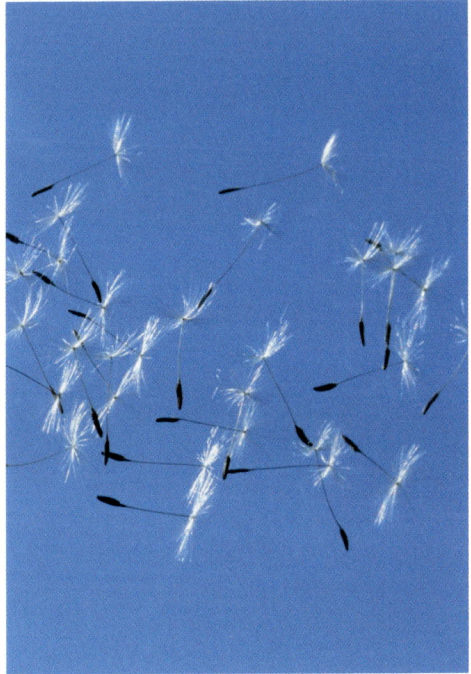

Was sind die ersten Schritte?

- *Begleitung durch Arzt und Psychotherapeuten*

Was wäre darüber hinaus nötig?

- *sich unabhängiger machen von der Anerkennung durch andere*
- *die eigenen Wünsche und Bedürfnisse klären*
- *Verquickung von beruflicher Abhängigkeit und privaten Bindungen auflösen*
- *das fatale Lebensziel aufgeben, Millionär zu werden; die damit verbundene Illusion erkennen und sich tragenderen Inhalten zuwenden*
- *Unterstützung für die private Situation suchen (die überforderte Ehefrau entlasten durch Dritte, ebenso fremde, verlässliche Fürsorge für die Kinder ins Haus holen)*
- *die Eheproblematik bearbeiten, ggf. Trennung*
- *die Schwiegermutter in die Pflicht nehmen bei Sanierung der vertrackten wirtschaftlichen Situation des Betriebs*
- *Selbstfürsorge konkret: längerer Kuraufenthalt mit Psychotherapie, Biografiearbeit, körperbezogener und künstlerischer Therapie*
- *Geselligkeit, soziale Beziehungen weiter pflegen und ausbauen*
- *Unterstützung durch die Herkunftsfamilie suchen und annehmen*
- *Ausgleich für intensiven Arbeitseinsatz ganz regelmäßig in die Wochen- und Tagesplanung einbeziehen*

KOMMENTAR

Zeit, zu handeln

von Renate Hölzer-Hasselberg

DIE BEDEUTUNG VON MUSTERN

Menschen, die ins Burnout geraten, haben in ihrer Kindheit häufig verhängnisvolle Rollenzuweisungen erfahren, wobei die Muster durchaus gegensätzlich sein können: das eine Grundmuster ist Herabsetzung und eine lebenslange Rehabilitation, das andere Überhöhung und eine lebenslange Überforderung in der Erfüllung des Anspruchs.

So werden im ersten Fall in den Familien z. B. Geschwister miteinander verglichen und die Begabteren, Tüchtigeren als Vorbilder für die sogenannten Schwächeren hingestellt. Das ist prinzipiell ein äußerst inhumaner Vorgang, weil jeder Mensch – und für ein Kind und einen Jugendlichen ist dies geradezu existenziell – ein Recht hat, als derjenige gesehen und gewürdigt zu werden, der er ist. Solche Wunden sitzen oft sehr tief. Um nun die Wiederherstellung eines tragfähigen Selbstbewusstseins und Selbstgefühls zu erlangen, werden von den Betroffenen oft ehrgeizig und maßlos Leistungen erbracht, die folgende unbewusste Botschaft beinhalten: „Seht, ich bin doch etwas wert und keinesfalls der, für den ich in der Schule oder in der Familie gehalten wurde." Wenn dieser Zusammenhang von Kränkung, Leistung und Wiedergutmachung nicht rechtzeitig erkannt und bearbeitet

wird, haben wir eine verhängnisvolle Spirale von Überforderung, und im schlimmsten Fall führt das ins Burnout. Wenn demgegenüber in der Familie eines der Mitglieder zum Hoffnungsträger generiert bzw. stilisiert wird – sei es hinsichtlich des gesellschaftlichen Status, des materiellen Wohlstands, eines elitären Bildungsanspruchs/der Bildungselite o. Ä. –, werden auf diesen Hoffnungsträger alle Erwartungen und Hoffnungen der Gruppe projiziert. Diesen Ansprüchen genügen zu wollen oder zu müssen, heißt, dass Menschen sich heillos überfordern. Und dabei leben sie nicht einmal ihren eigenen Lebensentwurf: Sie sind Erfüllungsgehilfen fremder Ansprüche. Wenn es in dieser Konstellation, in der das gesamte Bewertungssystem der Person nach außen verlegt ist, zum Zusammenbruch kommt, ist dieser umfassend. Weil in der Realisierung fremder Ansprüche und Erwartungen keine eigenen inneren Ressourcen gebildet werden konnten, die in schwierigen Lebenssituationen zur Verfügung stehen, kann ein Mensch das blanke Nichts erleben.

Die hier beschriebenen Rollenzuweisungen müssen auf Bereitschaft beim Empfänger stoßen, der die Botschaft aufnimmt und realisiert. Nicht alle Menschen sind so beschaffen, dass sie die ausgesendete Botschaft auch umsetzen, hierfür besteht kein Automatismus. Der Emp-fänger kann die Botschaft auch zurückschicken. Es wird zur Schicksalsfrage, ob er sich durch die Forderung überfremden lässt oder sich gegen die fremde Erwartung wehrt und sich nicht für ihre Realisierung zur Verfügung stellt. Die entsprechenden Muster werden in der frühen Kindheit angelegt und sind zunächst nicht bewusstseinsfähig. Diese Muster, die ein fremd-bestimmtes Leben zur Folge haben, zu erkennen und aufzulösen und an ihre Stelle den eigenen Lebensentwurf zu setzen, ist Voraussetzung für Lebensglück und -erfüllung und eine durch-greifende Burnout-Prophylaxe bzw. -Therapie.

FEHLENDES VERTRAUEN HEISST FEHLENDE HOFFNUNG

Abgesehen vom individuellen Bedingungs-gefüge wird in der Burnout-Erkrankung eine deutliche Zeitsignatur des späten 20. und des 21. Jahrhunderts sichtbar. Welches Zeiten-schicksal spricht sich hier aus? Im Zeitalter des radikalen Materialismus ist es besonders verhängnisvoll, wenn Menschen mit der Diag-nose Burnout ihr Dasein nicht transzendieren können. Die alte Welt ist zusammengebrochen und der Aufbruch in eine verheißungsvolle Zukunft trotz Scheiterns und Niederlage ist eigentlich nur möglich, wenn Vertrauen und Hoffnung aus der Transzendierung erfahren werden, und nicht etwa durch eine Illusion

wie: „Wenn ich mich nur bemühe und meine Anstrengung verdopple, wird alles wie vorher." C. G. Jung vertrat die Meinung, dass unter allen seinen Patienten jenseits der Lebensmitte kein einziger war, dessen endgültiges Problem nicht das der religiösen Einstellung war, dass jeder neurotisch Kranke letztlich daran leidet, dass er verloren habe, was eine lebendige Reli-gion ihren Gläubigen zu allen Zeiten gab, und dass keiner wirklich geheilt wurde, der seine religiöse Einstellung nicht wiedererlangte.

Wir sind nicht nur in Erfolg, Leistung und Anerkennung von außen beheimatet. Wir können uns auch als Bürger zweier Welten verstehen. Der Mut und das Vertrauen, die irdischen Realitäten zu gestalten, kommen aus den himmlischen Anteilen. In der Regel ist ein Paradigmenwechsel erforderlich, in dem die Lebensmotive hinterfragt werden. Ansonsten ist der Preis sehr hoch: Auf lange Sicht verschlimmert sich der Zustand, er wird nicht nur nicht besser. Die grundlegende Aufforderung, das Leben zu ändern, wird nicht gehört und nicht befolgt. Die Angst vor einer Neubesinnung hat eine gravierende Rückwir-kung auf die geschwächten Lebenskräfte. Das ist in etwa vergleichbar damit, eine entzün-dete Wunde nicht zu reinigen, sondern sie nur zuzupflastern; darunter schwelt der Brand weiter. So gesehen kann Burnout individuell wie kollektiv als Zeitforderung verstanden werden, sich spirituell rückzukoppeln.

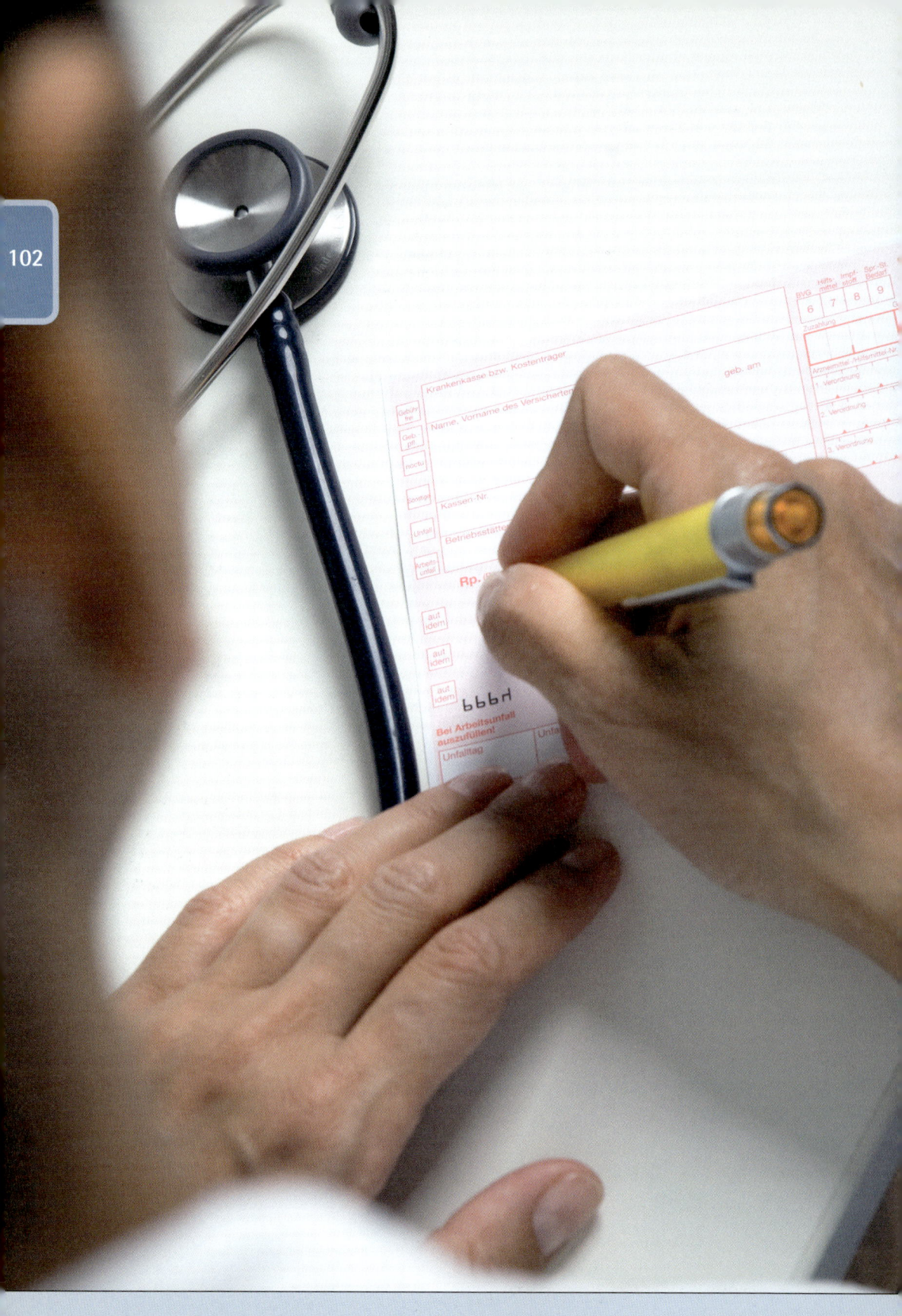

Kapitel 3.3

Unterstützung: Medizinische und therapeutische Hilfe

von Solveig Steinmann-Lindner

*„Da weiß man erst mal wieder,
wie das ist, wenn man lebt ..."*

Kommentar einer Patientin zu ihrer Burnout-Kur

Lassen Sie sich helfen!

Mitten in einem massiven Burnout hat man einen Teil der eigenen Autonomie verloren – jetzt ist man auf professionelle Hilfe angewiesen. Nicht selten kommt der Zusammenbruch buchstäblich über Nacht und macht die Betroffenen gänzlich handlungsunfähig, eine ärztliche und/ oder psychotherapeutische Krisenintervention wird notwendig. Je nach Symptomatik wird zunächst mehr die somatische oder mehr die psychische Behandlung durch den Haus- oder Facharzt im Vordergrund stehen. Es ist unumgänglich, die Betroffenen für längere, eher in Monaten als in Wochen zu bemessende Zeit krankzuschreiben und von allen Pflichten zu entbinden.

Krankenhausaufenthalt

In besonders schweren Situationen kann ein längerer Aufenthalt in einem Akutkrankenhaus angezeigt sein. Dies ist dann der Fall, wenn der Betroffene völlig handlungsunfähig ist und seinen Arzt aufsuchen muss, der dann eine Krankenhauseinweisung veranlasst. Kostenträger ist die jeweilige Krankenkasse.

Wir haben die ärztlichen Leiter zweier anthroposophisch orientierter Fachabteilungen gebeten, über ihre Arbeit mit Patienten im Burnout zu berichten. Den therapeutischen Ansatz einer anthroposophisch orientierten psychosomatisch-psychiatrischen Behandlung legt Markus Treichler von der Filderklinik in Stuttgart dar. Andreas Laubersheimer und Klas Diederich stellen das Konzept der homöopathisch-anthroposophischen Abteilung am Kreiskrankenhaus Heidenheim vor, das bei der Behandlung der Lebenskräfte ansetzt. Beiden Klinikärzten geht es zunächst darum, den Patienten aus ihrer existenziellen Krise herauszuhelfen und mit ihnen die Hoheit über ihr Leben zurückzuerringen. Dies kann Wochen oder gar Monate dauern.

Kur

Hat die Burnout-Entwicklung nicht zu einem existenzbedrohenden Zusammenbruch geführt, der einen Krankenhausaufenthalt erfordert, kann eine Kur in einer Kurklinik mit einem ganzheitlichen Therapiekonzept Hilfe bringen. Hier darf und sollte man genau hinschauen, ruhig auch wählerisch sein und sich nicht mit ein paar

Entspannungs„techniken(!)" und Nordic Walking begnügen. Kurkliniken, die auf der Grundlage des anthroposophischen Menschenbildes und der anthroposophisch erweiterten Medizin arbeiten, bieten eine im echten Sinne ganzheitliche Behandlung. Abgestimmt auf die individuellen Bedürfnisse der Patienten werden Körper, Seele und Geist in vielfältiger Weise angesprochen und gestärkt.

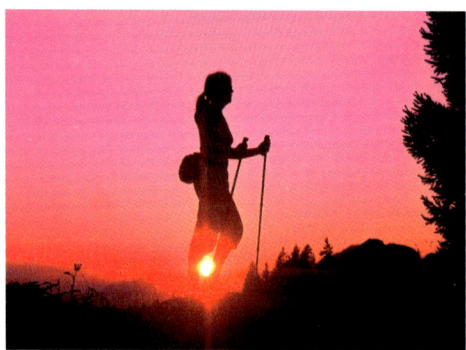

Der Kurplan
In allen hier vorgestellten Kliniken werden die Patienten nach Kurkonzepten behandelt, die den Ansatz der herkömmlichen Rehabilitationskliniken ergänzen durch die Möglichkeiten bzw. Maßnahmen der anthroposophisch erweiterten Medizin und Pflege sowie durch künstlerische und weitere anthroposophische Therapien. Zu Beginn eines drei- bis fünfwöchigen Kuraufenthalts werden im Gespräch mit dem Patienten, den Ärzten und Therapeuten ein Kurplan und mögliche Ziele der Kur entwickelt. Diese Kurpläne vermitteln Struktur und helfen, gute Gewohnheiten im Sinne einer rhythmischen Lebensgestaltung anzulegen, auch als Lern- und Übungsfeld für die Zeit nach einer Kur.

Medikamente, Anwendungen und Psychotherapie
Neben homöopathischen und anthroposophischen Medikamenten werden Wickel, Packungen und Einreibungen, medizinische Bäder, Rhythmische oder Pressel-Massagen verordnet. Mit der Heileurythmie, dem Malen und Plastizieren, der therapeutischen Sprachgestaltung, der Musik- und Gesangstherapie kann der Mensch ganzheitlich – körperlich, seelisch und geistig – angesprochen werden. Das therapeutische Gespräch wird vertieft und fortgesetzt durch Psychotherapie und Biografiearbeit.

Bewegung und Ernährung
Zur Aktivierung von Stoffwechsel und Lebenskräften wird zu „klassischer" körperlicher Bewegung (Wandern, Laufen, Walken, Gymnastik, Schwimmen) angeregt. Wichtiges Element der Kuren ist auch eine gesunde und regelmäßige Ernährung auf der Grundlage von biologisch-dynamisch oder biologisch erzeugten Lebensmitteln, die schonend und liebevoll zubereitet und in ruhiger Atmosphäre mit gepflegter Tischkultur eingenommen werden. Die individuelle Ernährungsberatung kann dies ergänzen.

Geistig-kulturelle Angebote und Umgebung
Schließlich tragen nicht zuletzt auch die geistig-kulturellen Angebote, die künstlerische Gebäudegestaltung und Ausstattung der Räume sowie die wohltuende Naturumgebung ihren Teil zur gesundheitlichen Stabilisierung bei. So werden vielerorts Lese- oder Gesprächskreise, Chorsingen, Konzerte, Vorträge oder Erkenntnisarbeit angeboten. Es gibt gut sortierte Bibliotheken, die Jahreszeiten und Jahresfeste werden gepflegt.

Dies alles zusammen – mit unterschiedlichen Schwerpunkten und Möglichkeiten in den einzelnen Kliniken – bringt die Hilfe suchenden Menschen auf allen Ebenen wieder mit sich selbst in Kontakt und befähigt sie zu Entwicklungsschritten, die in der jeweiligen gesundheitlichen und biografischen Situation gefragt sind.

Selbstverständlich kann nicht jede Klinik alle geschilderten Therapieansätze in vollem Um-

104

fang realisieren. Vor Kurbeginn kann aber im Einzelfall abgeklärt werden, welche Therapien und Anwendungen wo angeboten werden. Zusammen mit dem behandelnden Arzt wird zu erwägen sein, welche gesundheitlichen Ziele mit einer Kur vorrangig angestrebt werden sollen und welches Therapiekonzept hier weiterführt.

Einige Kurkliniken

Wir haben in den letzten Monaten einige anthroposophische Kurkliniken in Deutschland und im Ausland besucht, mit Ärzten, Therapeuten, Geschäftsführern und Mitarbeitern gesprochen und so ein Bild von ihrer Arbeitsweise gewinnen können.

Aus dieser Wahrnehmung und aus vielen Rückmeldungen von Burnout-Betroffenen möchten wir Gemeinsames und Spezifisches der einzelnen Häuser schildern. In allen Kliniken ist man darauf eingestellt, Menschen mit schwerer körperlich-seelisch-geistiger Erschöpfung angemessen und kompetent zu behandeln. Menschen mit Burnout finden in allen diesen Reha-Kliniken Hilfe.

Wir folgen der Himmelsrichtung von Nord nach Süd.

Eine gute Fahrstunde südlich von Stockholm liegt nahe der Schärenküste der Ostsee die *Vidarklinik Järna*. Primär ist die Vidarklinik ein auf der Grundlage der anthroposophisch erweiterten Medizin arbeitendes Akutkrankenhaus, diesem ist eine größere Reha-Abteilung angegliedert. Das Haus verfügt über insgesamt 70 Betten. Da die meisten Ärzte und Therapeuten Deutsch sprechen, ist die sprachliche Verständigung unproblematisch. Die Klinik gehört zum Zentrum des anthroposophischen Kulturimpulses in Skandinavien, der seinen unübersehbar „nordi-

schen" Ausdruck bereits in der architektonischen und farblichen Gestaltung des Gebäudeensembles findet. Die Nachbarschaft von Einrichtungen wie Steiner-Seminar, Kulturhaus, Bibliothek, Robygge oder Saltå kann den Kuraufenthalt durch anregende Unternehmungen bereichern. Wer möchte, kann über einen schönen Spazierweg fußläufig die Kirche der Christengemeinschaft erreichen, wo einmal pro Woche der Gottes-

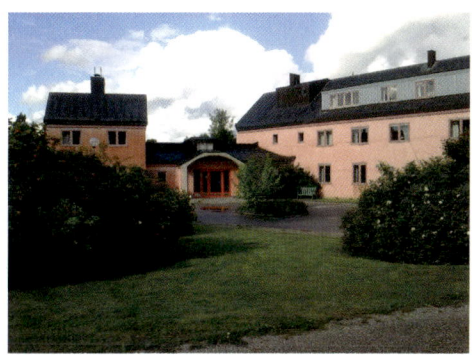

dienst in deutscher Sprache abgehalten wird. Die Umgebung erfüllt alle Erwartungen, die man an die schwedische Landschaft haben mag: Ruhe, Licht (zumindest im Sommer), Weite, Granitfelsen, Wälder, Seen und sehr viel Ostseehimmel.

Vor über 70 Jahren wurde am waldreichen Mittelgebirgsrand in der Nähe von Paderborn die Rudolf-Steiner-Werkgemeinschaft Schloss Hamborn gegründet. In die nahe gelegene *Reha-Klinik Schloss Hamborn* kommen seit mehr als fünf Jahrzehnten Patienten zur stationären Rehabilitation, auch über die gesetzlichen Rentenversicherungsträger, mit denen Versorgungsverträge bestehen. Als ein Schwerpunkt hat sich die Nachsorge von Krebserkrankungen entwickelt. Außerdem ist man auf Erkrankungen des Bewegungsapparats durch ein sehr differenziertes krankengymnastisches Therapieangebot und durch einen orthopädischen Facharzt eingestellt. Die Einrichtung hat gerade eine umfassende bauliche Neugestaltung erfahren: die besonders fein abgestimmte Farbgebung,

Blumen, Bilder, Balkone und Dachterrasse, Garten, Park und Wald schaffen eine stimmige Atmosphäre, die zur Heilung und Stärkung beiträgt. Täglich werden in der Kureinrichtung hausinterne Abendveranstaltungen angeboten. Darüber hinaus kann man am vielfältigen kulturellen und geistigen Leben der benachbarten Werkgemeinschaft teilnehmen. Hier gibt es anthroposophische Zweigarbeit und den Gottesdienst der Christengemeinschaft, eine Waldorfschule mit Kinder- und Jugendhilfeinternat, eine Alteneinrichtung, biologisch-dynamische Landwirtschaft und verarbeitende sowie handwerkliche Betriebe.

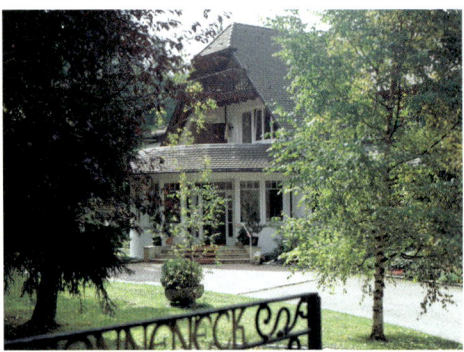

Wer das Burnout besonders auf seelisch-geistiger Ebene angehen möchte, findet in der *Reha-Klinik Sonneneck* in Badenweiler eine Kureinrichtung, deren Besonderheit die anthroposophisch erweiterte Psychosomatik und Psychotherapie ist. Sie verbindet Verfahren der (herkömmlichen) Verhaltenstherapie, der Tiefenpsychologie und der systemischen Therapie mit dem Ansatz anthroposophischer Therapien, besonders der Biografiearbeit und der Heileurythmie sowie den Kunst- und Bewegungstherapien. Ärzte, Psychologen, Therapeuten und Pflegende bilden ein Team, dessen Kompetenz sich zu einem im umfassenden Sinne ganzheitlichen Ansatz ergänzt. Badenweiler ist eine überschaubare Kurstadt am Rand der Oberrheinebene. Vom weitläufigen Klinikgelände aus geht der Blick nach Westen über das Rheintal zu den Vogesen, mit wenigen Schritten in östlicher

Richtung gelangt man in den alten Baumbestand der Schwarzwald-Vorberge. Im großen Festsaal von Sonneneck werden häufig Konzerte, Theateraufführungen, Vorträge und Seminare veranstaltet, die wegen ihrer hohen Qualität gerne auch von Besuchern und Einwohnern des Kurorts Badenweiler besucht werden.

Ebenfalls im Südwesten im Dreiländereck Deutschland-Frankreich-Schweiz liegt am Südabhang des Schwarzwalds das Sanatorium für Allgemeinmedizin und Anthroposophische Medizin *Haus am Stalten*. „Alles findet seine Ruhe", beschreibt der leitende Arzt sehr treffend das Besondere dieser Klinik. Sie ist mit 30 Betten ein recht kleines Haus mit beinahe familiärer Atmosphäre. Dennoch wird ein breites Spektrum an anthroposophischen Therapien angeboten. Und gerade aus der Abgeschiedenheit und Geborgenheit des Orts und der unmittelbaren Nähe zur Natur bezieht die Behandlung auch des Burnouts hier ihre Kraft und Stimmigkeit. So gibt es hier zwar kein anregendes anthroposophisches Umfeld, keinen Kurpark, keine Schwimmhalle und keine Sauna, dafür beginnt gleich hinter dem Haus ein schöner einsamer Hochwald mit ausgedehntem Wanderwegenetz und vor dem Haus und von den meisten Zimmern aus schaut man über das Wiesental bis hin zu den Hochgebirgsketten der Schweizer Alpen. Geistige und künstlerische Arbeit findet hausintern in regelmäßigen Gesprächskreisen statt. „Alles findet seine Ruhe ..." „... und sein bekömmliches Maß", möchte man ergänzen.

„Endlich auf der richtigen Seite der Berge!" So drückt H. Hesse in der „Wanderung" seine Freude darüber aus, nach längerer Abwesenheit wieder im Tessin angekommen zu sein. In den 30er-Jahren des letzten Jahrhunderts gründete Ita Wegman, die als Ärztin zusammen mit Rudolf Steiner die anthroposophisch erweiterte Medizin entwickelte, hier am Schweizerischen Südalpenrand ein Kurhaus. Das Hochgebirge im Rücken und vor sich den Lago Maggiore, mildes Klima, südliche Vegetation und Landbewirtschaftung – in diese grandiose Natur- und Kulturlandschaft ist eine Kur in der *Casa di Cura Andrea Cristoforo* eingebettet. Das Sanatorium wurde vor wenigen Jahren renoviert und zeitgemäß umgebaut und hat 30 Zimmer. Für die Hannoversche Unterstützungskasse e. V. hat die Leitung des Hauses zwei „Angebote für Waldorflehrer" entwickelt. Die erste Version ist mit ihren Anwendungen und Therapien eher auf kurativ-versorgende Bedürfnisse der Patienten abgestimmt, bei der zweiten kommt Biografiearbeit oder individuelle Kunsttherapie als aktivierendes Element hinzu. Auch wer sich in der Ruhe, Entspanntheit und südlichen Leichtigkeit, die diesen Ort auszeichnen, einfach nur erholen möchte, ist als Gast in der Casa di Cura Andrea Cristoforo willkommen.

Ebenfalls am Südalpenrand liegt im norditalienischen Trento (in der Nähe von Verona und Padua) die *Casa di Salute Raphael, Roncegno*. Mit diesem Sanatorium verbunden ist das Wasser von Levico. In den metamorphen Gesteinen der Trentiner Dolomiten entspringt oberhalb des Dorfes Roncegno eine Heilquelle, deren Wasser von Alters her von der ansässigen Bevölkerung gegen vielerlei Krankheiten genutzt wird. Durch Rudolf Steiners Hinweis hat das Levicowasser Eingang in die Anthroposophische Medizin gefunden. Seine universellen Therapiemöglichkeiten verdankt es den drei Inhaltsstoffen Eisen, Kupfer und Arsen. Das tägliche Bad im Levicowasser und die anschließende ausgiebige Nachruhe sind ein essenzieller Bestandteil einer Burnout-Kur in der Casa di Salute Raphael. Spezifische Anwendungen können hinzukommen, z. B. Inhalation bei Atemwegserkrankungen, Wickel und Auflagen bei Schilddrüsenerkrankungen und Erkrankungen des Bewegungsapparats. Das Heilwasser ist zweifellos ein einzigartiges Merkmal von Roncegno, aber der Ort zeichnet sich

auch durch seine landschaftlich und heilklimatisch begünstigte Lage am Fuß der Südalpen aus – mildes Klima, südliche Vegetation und italienische Lebensart werden gerade von Gästen aus Ländern nördlich der Alpen geschätzt. Das Haus selbst vermittelt den Charme und die Großzügigkeit der Belle Epoque. Ein heruntergekommenes ehemaliges Grand Hotel wurde hier vor etwa 20 Jahren von Grund auf renoviert und zu einem zeitgemäßen, komfortablen Kur- und Erholungshotel umgebaut. Dabei wirken seine Pracht und Eleganz durch die südlich leichte und gelassene Atmosphäre keineswegs erdrückend. Seine wei-

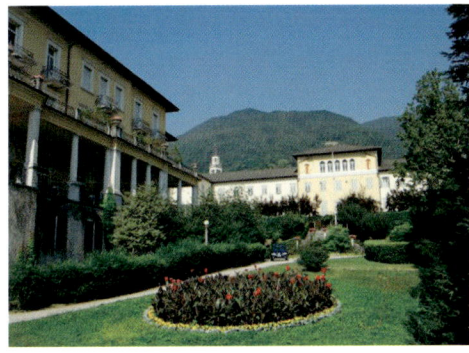

ten, schön gestalteten Räume bieten auch einen besonderen Rahmen für Konzerte, andere Kulturveranstaltungen oder Gesprächsabende.

Dieser Blick auf anthroposophisch orientierte Kurkliniken lässt das aus unserer (sicher subjektiven) Wahrnehmung jeweils Besondere der einzelnen Häuser sichtbar werden. Sie alle bieten ein breites Spektrum an therapeutischer Hilfe bei Burnout, die ganz individuell auf die spezifische Situation der Betroffenen abgestimmt werden kann und den Menschen umfassend auf körperlicher, seelischer und geistiger Ebene im Blick hat.

Im Anhang finden Sie die Anschriften und Internet-Adressen dieser und weiterer Kureinrichtungen und Kliniken.

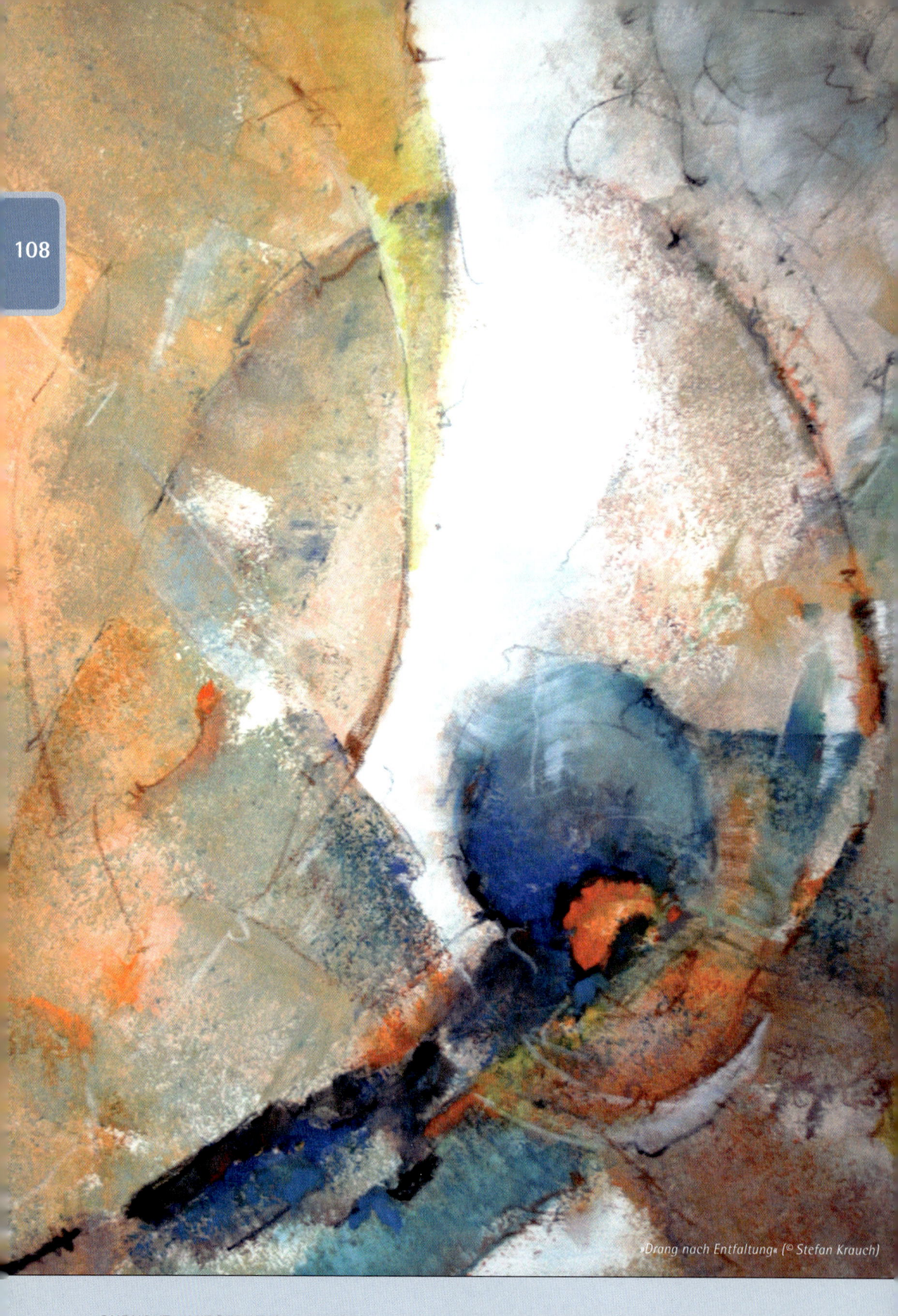

»Drang nach Entfaltung« (© Stefan Krauch)

Psychotherapeutisch-psychosomatische Behandlung des Burnouts (mit Fallbeispiel)

von Markus Treichler

Schon in den 50er-Jahren des 20. Jahrhunderts, als noch kein Mensch von Burnout sprach, war die psychologische Voraussetzung für eine Burnout-Entwicklung durchaus nicht unbekannt.

Eugen Roth hat es in die leicht eingängigen Verse gefasst:

*„Ein Mensch sagt – und ist stolz darauf –,
Er geh' in seinen Pflichten auf,
Bald aber, nicht mehr ganz so munter,
Geht er in seinen Pflichten unter."*

Daraus lässt sich die wesentliche therapeutische und prophylaktische Erfahrung ableiten, nämlich dass wir neben den Pflichten, die wir ja alle haben und die uns auch guttun, auch noch andere Bereiche im Leben auswählen und pflegen sollten, auf die wir stolz sein können und wollen und für die wir uns ebenfalls mit Begeisterung und Kraft engagieren, weil sie es wert sind und weil wir es wert sind. Sich für den Sinn und die Erfüllung des eigenen Lebens überzeugt und engagiert einzusetzen, ist immer noch die beste Burnout-Prophylaxe.

Fallbeispiel:

Eine 45-jährige Lehrerin kommt wegen eines ausgeprägten physischen und psychischen Erschöpfungszustands nach langer, erfolgloser ambulanter Behandlung in die psychosomatische Sprechstunde. Sie wirkt apathisch und antriebslos, dabei ist eine gehemmte Aggressivität und Ungeduld spürbar.

Sie klagt über eine nicht endende Müdigkeit und Erschöpfung, über eine seit Jahren zunehmende und schließlich unerträglich gewordene Schlafstörung bis hin zur Schlaflosigkeit, über massive Konzentrationsstörungen, gereizte Stimmung, Intoleranz und Abneigung gegen alle Aufgaben und Verpflichtungen.

Weiterhin klagt sie über einen Wechsel von Appetitlosigkeit und Heißhungerattacken, über Magen-Darm-Beschwerden und Herzrhythmusstörungen. Außerdem ist eine massive depressive Verstimmung nicht zu übersehen, mit negativer Lebenseinschätzung, negativem Selbstwertgefühl, extremer Unzufriedenheit, Verzweiflung bis hin zum Lebensüberdruss und völligem Verlust des Interesses für ihre Schulkinder.

Diese Situation hatte sich sehr langsam entwickelt. Anfänglich, nach ihrem Studium, war die Junglehrerin mit großer Begeisterung und äußerst engagiert in der Schule tätig gewesen und hatte bereitwillig zusätzliche Aufgaben übernommen. Dieses Überengagement wurde von allen in der Schule dankbar angenommen. Sie selbst entwickelte vor lauter Aktivitäten und Zeitnot langsam das Gefühl, unentbehrlich zu sein. Sie gab diesem Gefühl nach, nahm die Aufgaben und Verpflichtungen an, wie sie kamen; sie grenzte sich nicht mehr ab, sie konnte nicht mehr Nein sagen. Sie schöpfte ihr ganzes persönliches Selbstwertgefühl aus der Anerkennung und der Zustimmung im Beruf.

Infolge dieser Überidentifikation mit beruflichem Engagement vernachlässigte sie ihre außerschulischen, privaten zwischenmenschlichen Kontakte. Die Aufgaben in der Schule wurden nicht weniger, es war kein Ende abzusehen. Das Rad ihrer freiwilligen Pflichterfüllung drehte sich weiter, ohne innezuhalten, ohne eine Frage nach ihren Möglichkeiten, nach den Grenzen des Leistbaren, nach der Tragfähigkeit und Ausdauer ihrer Motive, nach ihren eigenen persönlichen Bedürfnissen zuzulassen. Nachdem ihr schulisches Überengagement immer mehr als selbstverständlich hingenommen wurde, ohne dass ihr besondere Anerkennung, Dank oder Erfolg geschenkt wurde, verlor sie schließlich ihren anfänglichen Idealismus, zeigte sich enttäuscht von ihren Kolleginnen und Kollegen und wurde zunehmend unzufrieden mit ihrer Situation in der Schule. Ihre sozialen Kontakte und ihre Interessen hatten sich schon stark eingeengt und waren für sie keine Möglichkeiten mehr zu Ausgleich oder Erholung.

Sie ließ in ihren Leistungen nach, hatte bald keine Lust mehr, Elternabende durchzuführen und zu Konferenzen zu gehen und verlor schließlich die Motivation, die Freude und die Konzentration, sich auf ihren Unterricht vorzubereiten.

Mit einem inneren Zwang zur Pflichterfüllung und zur scheinbaren Aufrechterhaltung ihrer längst erloschenen Begeisterung zwang sich die Lehrerin noch jahrelang, ihre Leistungen in der Schule zu erbringen. Dabei begann sie zunehmend unter vegetativen und psychosomatischen Beeinträchtigungen zu leiden. Sie konnte sich schließlich weder an Wochenenden noch in den Ferien erholen, die Beschwerden nahmen zu, die Leistungsfähigkeit nahm ab und es entwickelte sich schließlich die unübersehbare und nicht mehr zu verdrängende Erschöpfung. Schließlich konnte sie gar nichts mehr, musste sich krankschreiben lassen, fühlte sich ausgebrannt, depressiv verzweifelt und zweifelte grundsätzlich an ihrer Fähigkeit zum Lehrerberuf.

Erste Behandlungsschritte

Die medikamentöse Behandlung mit anthroposophischen *Arzneimitteln* hatte zum Ziel, die erloschenen Lebenskräfte wie auch die ausgebrannten seelischen Kräfte langsam wieder zu wecken, die seelisch-leiblichen Kräfte über das Rhythmische System zu stärken und die Stoffwechselkräfte wieder anzuregen. Die *pflegetherapeutischen Anwendungen* hatten zum Ziel, den Leib in seiner erloschenen Vitalität wieder zu beleben und die Seele wieder mit dem Leib sympathisch zu verbinden. Anthroposophische *Kunsttherapie und Heileurythmie* dienten dem therapeutischen Ziel der Wiederbegegnung mit den eigenen, inzwischen verschütteten Ressourcen an Fantasie, Kreativität und Gestaltungskraft. Die anthroposophische *Psychotherapie* bot der Patientin die Gelegenheit, in einem Rückblick auf die Entstehungsgeschichte ihrer Burnout-Entwicklung die eigenen persönlichen Faktoren kennenzulernen, die eine solche Entwicklung des Ausbrennens ermöglicht oder sogar unterstützt hatten. Dazu gehören die Überidentifikation mit Arbeit, Beruf und Erfolg, die Leistungsorientierung, die zwangsläufig bei irgendwann nachlassender Leistung, nachlassendem Erfolg oder ausbleibender Bestätigung zu einer zunehmenden Unzufriedenheit, zu einer Unbefriedigtheit und schließlich zu einer Sinnleere im Leben führt. Verantwortlich für diese Bereitschaft zur Überidentifikation mit Beruf und Leistung ist ein mangelndes Selbstwertgefühl, das sich zu sehr auf den Erfolg und die Bestätigung von außen richtet.

In einseitiger Weise unterstützt oder provoziert wird diese Leistungsorientierung und Überidentifikation mit Pflichten durch eine Neigung zu Ehrgeiz oder Perfektionismus. Auch das sogenannte Helfersyndrom und eine Unfähigkeit, sich abgrenzen oder Nein sagen zu können, das Bedürfnis, es allen recht machen zu wollen und immer nach Harmonie zu streben, können diese Entwicklung noch verstärken.

Hinzu kommen mangelnde Strategien zur eigenen Regeneration, zur Berücksichtigung der eigenen Interessen und Bedürfnisse, mangelnde Pflege der eigenen Ressourcen, der Erholung und des Selbstwertgefühls sowie unzureichende Möglichkeiten der Stressbewältigung.

Weitere Schritte der Therapie und Rückfallprophylaxe

Die im ersten Schritt der Psychotherapie entwickelte und erarbeitete Selbsterkenntnis in Bezug auf die persönlichen Burnout-Risikofaktoren führt im zweiten Schritt, vorbereitet, begleitet und unterstützt durch die schon genannten therapeutischen Maßnahmen, besonders die anthroposophischen Kunsttherapien (Malen, Plastizieren, Musik, Sprachgestaltung) und Heileurythmie, zu einer Besinnung auf die eigenen Bedürfnisse, Möglichkeiten und Ziele im Leben, gerade auch außerhalb des Berufslebens.

Der dritte Schritt einer psychotherapeutischen Behandlung greift in die Zukunft: Welche Einsichten haben sich der Patientin aus dem bisher in der Therapie Erarbeiteten über das eigene Leben, die Lebensgestaltung und die eigene Persönlichkeit ergeben und auf welche Weise kann und möchte sie für sich selbst und ihre zukünftige Lebensgestaltung neue Werte setzen, neue Orientierungen finden, neue Ziele anstreben und vor allem: Welche neuen Qualitäten des persönlichen Tuns und Lassens möchte sie entwickeln, um sich wieder neu entzünden und entflammen zu können für Aufgaben und Werte, die ihr wichtig sind, ohne noch einmal ausbrennen zu müssen. Denn sie hat erlebt und erkannt, wie sie ihr persönliches Gleichgewicht, ihre individuelle Balance zwischen Leistung und Erholung, zwischen Beruf und Privatleben und zwischen Zweckdienlichkeit und Sinnerfüllung im Leben entwickeln und pflegen kann.

Wie auch an dem geschilderten Beispiel deutlich wird: *Burnout fängt immer gut an*; nämlich mit dem Entzünden und Entflammen, mit Idealismus und Begeisterung für eine Tätigkeit, eine Pflicht oder eine Aufgabe.

Sinn und Ziel der Therapie ist es nicht, den Idealismus zu bremsen oder die Begeisterung zu hemmen, Ziel der Therapie soll es auch nicht sein, gegen die Erschöpfung anzukämpfen, sondern zu wissen und zu erleben, wie man sich neben Pflichterfüllung, Leistungsorientierung und Effizienz gleichberechtigt auch für den individuellen Lebenssinn und für die persönliche Lebensfreude einsetzen kann. Hierzu können sich aus den folgenden allgemeinen Anregungen jeweils individuelle Gesichtspunkte in einer Therapie oder zur persönlichen Prophylaxe entwickeln lassen.

Innerhalb der psychotherapeutischen Arbeit mit Burnout-Patienten werden vor dem Hintergrund der individuellen Biografie und Persönlichkeit Möglichkeiten und Wege entwickelt, um neue persönliche Werte und Orientierungen zu entdecken und in das eigene Leben integrieren zu können. Hierbei kommt den Kunsttherapien und der Heileurythmie eine besondere Bedeutung zu. Der Leistungsgedanke soll auch bei sportlichen und künstlerischen Tätigkeiten (wenn sie nicht professionell ausgeübt werden) keine Rolle spielen, es soll um die künstlerische Erfahrung, um Fantasie, Kreativität, Ausdruck, Bewegung, Gestaltung und Spiel gehen.

Anregungen zum zweckfreien Tun

- Neben der Identifikation und der Orientierung an Leistung und Erfolg im Beruf weitere Identifikationsmöglichkeiten für das eigene Selbstwertgefühl, für Sinn und Befriedigung im Leben entwickeln: z. B. in Beziehungen, Freundschaften, Partnerschaft, Ehe, Familie, Interessen, Freizeitbetätigungen, Hobbys, ehrenamtlichem Engagement.

- Eigene Prioritäten und Wertigkeiten im Leben entwickeln und sich für sie einsetzen – vor allem auch außerhalb von Arbeit, Beruf und Karriere.

- Zweckfreie, leistungsunabhängige, aber sinngebende Beziehungen und Betätigungen pflegen zu wenigstens einem der folgenden Lebensbereiche:
  - der Natur, Umwelt, Pflanzenwelt, Kosmos (wer möchte leben ohne den Trost der Bäume, der Pflanzen, der Tiere, des Meeres oder der Berge, des Himmels, der Sterne ...?)
  - der Kreatur, Tierwelt, Mitwelt
  - der Kultur, mit den Künsten, der Literatur, Musik, Theater, Geschichte, Philosophie, Religion, Spiritualität und Weltanschauung
  - den Mitmenschen, in den verschiedenen Arten von Beziehungen, Freundschaften, Partnerschaft, Ehe und Familie.

In diesen vier großen Lebensbereichen kann jeder Mensch nach seinen individuellen Bedürfnissen Chancen und Betätigungsfelder finden, um ohne Leistungsorientierung, ohne an Erfolg zu denken, ohne bestimmte Zwecke erfüllen zu müssen, sich befriedigend und sinnerfüllend zu betätigen, etwas erleben oder genießen zu können.

Zweckfreies Tun in diesen Bereichen schließt natürlich zweckorientiertes Handeln an anderer Stelle, z. B. im Beruf, nicht aus. Zweckfrei bedeutet niemals sinnlos. Zweckfreies Handeln ist sinnvoll und notwendig als Ergänzung und Ausgleich zu den sonst üblichen und weit verbreiteten Zweckgebundenheiten und Leistungsorientierungen in unserem Leben. Zweckfreies, aber sinnvolles Handeln ist nur dem Menschen möglich. Darin liegen die Möglichkeiten, Befriedigung, Sinn und Selbstwertgefühl außerhalb unserer an Effizienz und Leistung orientierten Berufstätigkeiten zu gewinnen.

Literatur:

- Bergner, Thomas (2004): Burn-out bei Ärzten: Lebensaufgabe statt Lebens-Aufgabe. Deutsches Ärzteblatt 9, 410.
- Burisch, Matthias (2006): Das Burnout-Syndrom. Theorie der inneren Erschöpfung. Berlin.
- Faust, Volker: Das Burnout-Syndrom und seine Folgen. Psychiatrie heute (www.psychosoziale-gesundheit.net/psychiatrie/burnout.htm).
- Fengler, Jörg (1996): Helfen macht müde. München.
- Grabe, Martin (2005): Zeitkrankheit Burnout. Warum Menschen ausbrennen und was man dagegen tun kann. Marburg.
- Hillert, Andreas/Marwitz, Michael (2006): Die Burnout Epidemie. Oder brennt die Leistungsgesellschaft aus? München.
- Treichler, Markus (2007): Sprechstunde Psychotherapie. Stuttgart.
- Treichler, Markus (1998): Neue Zeiten Neue Leiden. Stuttgart.
- Treichler, Markus (2008): Der überforderte Mensch. Heidenheim.

Neues Verständnis und neue Therapien

Das Konzept der Belegklinik für Homöotherapie am Klinikum Heidenheim

von Andreas Laubersheimer und Klas Diederich

In den letzten Jahren sind in zunehmender Zahl schwer erkrankte Burnout-Patienten in der homöotherapeutischen Belegklinik des Klinikums Heidenheim unter Leitung von Herrn Dr. Andreas Laubersheimer nach einem eigenen Verständnisansatz, der auch zu neuartigen Therapien führt, mit einigem Erfolg behandelt worden. Der vorliegende Aufsatz dient dazu, unseren Verständnisansatz und unser therapeutisches Vorgehen zu erläutern. Wegen der grundsätzlichen Abgrenzung der Burnout-Erkrankung von anderen Erschöpfungskrankheiten verweisen wir auf die an gleicher Stelle erscheinenden Ausführungen von Markus Treichler.

Der Leib als Instrument der Seele – ein Zugang zum Krankheitsbild des Burnout

Es ist auffällig, dass Burnout-Patienten den größten Leidensdruck häufig durch die seelischen Symptome (Müdigkeit, Antriebsmangel, Depression), die mit der Krankheit verbun-

den sind, erleben. Dies legt nahe, auch in diesen Symptomen das eigentliche Problem der Erkrankung zu sehen und z. B. von Anfang an eine Gesprächstherapie und andere psychische Therapiemethoden anzusetzen.

Hier weicht der Heidenheimer Zugang deutlich vom Standardvorgehen ab. Wir sehen im Leib das Instrument der Seele. Es ist uns wichtig, zunächst einmal die Grundsatzfrage zu stellen, was dies bedeutet und welche Vorgänge damit einhergehen.

Kann das Instrument vielleicht sogar ursprünglich durch Versagen seiner Benutzerin, der Seele und ihres Wesenskerns, des Ichs, so beschädigt sein, dass weder Seele noch Ich in der Lage sind, von sich aus den Leib zu heilen, weil sie nämlich zu allem Handeln und Agieren eines einigermaßen gesunden Instruments des Handelns auf Erden bedürfen? Genauer gefragt: Hat es Sinn, den Heilungswillen und die Heilungskräfte in der Seele mobilisieren zu wollen, wenn die Fähigkeit zum Instrumentsein im Leib grundsätzlich gestört ist? Führt der Heilungsversuch aus Seelenkräften nicht notwendigerweise zu einer übermäßigen weiteren Strapazierung des Leibes und damit zur Verschlimmerung der Lage? Muss nicht beim echten Burnout-Syndrom der Arzt sich auf den Leib verwiesen sehen und dessen Fähigkeit, Diener der Seele zu sein, zuerst einmal mit seinen Heilmitteln wieder herstellen? Braucht die Seele nicht eigentlich die gesunden Leibeskräfte, um die notwendigen seelischen Klärungsschritte und die neue Selbstfindung selbstständig leisten zu können, ohne in neue Aufregung und Chaotisierungsvorgänge zu verfallen?

Selbstständigkeit erreichen, um die weitere Entwicklung zu ermöglichen

Dabei ist für uns das wichtigste Element in diesem Satz der Ausdruck „selbstständig". Jeder vom Patienten selbstständig getane Schritt scheint uns wesentlich hilfreicher und menschenwürdiger zu sein als jeder noch so gute vom Arzt mit Nachdruck gegebene Rat. Wir empfinden es als Triumph, wenn eine Patientin in der Genesungsphase zu uns sagt, sie habe ihr früher so belastendes Partnerverhältnis nun selbstständig im Gespräch unter vier Augen mit dem Partner gelöst und sei auch innerlich damit fertig geworden. Das sei jetzt abgeschlossen.

An einer solchen neuen Tat aus dem Ich wird die Patientin weiter erstarken können und zu sich selbst finden. Was vorher für sie alleine nicht leistbar zu sein schien, ist nun ihre eigene Errungenschaft, ihr eigenes sie stärkendes Gelingen geworden. Wie schön ist es doch, wenn man den Patienten dazu verhelfen kann, durch Stärkung und Heilung ihres Leibes ihre ganz persönlichen Dinge auch ganz persönlich tun zu können! So kann der Arzt die persönliche Integrität der Patienten respektieren und braucht in keiner Weise in etwas einzudringen, was ihn nichts angeht, da es ganz in den Bereich der Authentizität der anderen Persönlichkeit gehört. Kein Arzt wird einen Patienten veranlassen, sich weiter zu entkleiden, als das medizinisch notwendig ist. So darf er auch den Patienten nicht zu einer seelischen Entkleidung bringen, die eigentlich unnötig ist.

Wie entsteht Burnout?

Worin aber besteht der Fehler, der den Leib nicht mehr Instrument der Seele sein lässt? Wodurch wird das Seeleninstrumentsein des Leibes vermittelt? Dies ist zweierlei Art. Zum einen ist es eine Vielzahl von Einrichtungen des Leibes, die nach ihren eigenen Gesetzen wie mechanisch funktionieren. Denken wir etwa an die Sehnen, die aus zähem Material bestehen müssen, um die Muskelkraft an die Gelenke übertragen zu können, ohne zu zerreißen. Durch alle diese Einrichtungen ist der Leib auch eine riesige, höchst komplizierte Maschine. Die moderne naturwissenschaftliche Anthropologie versteht sie immer besser. Diese Maschine aber muss stetig daran gehindert werden, ihren eigenen Gesetzen einfach zu folgen. Sonst macht sie sich selbstständig und hat keine Offenheit mehr für das Wirken des Instrumentalisten, der den Leib zum Tönen, nicht nur zum Funktionieren bringt. Und was erzeugt diese Offenheit?

Es sind die *Bildekräfte* und der Leib der Bildekräfte, die das hochkomplizierte Gebilde der physischen Leibesmaschine unentwegt auf die höhere Stufe eines sensiblen, reagiblen Organismus heben, der der Seele dann geradezu reibungslos als Instrument zur Verfügung steht, ohne sich selbst mit seinen eigenen Gesetzen und Belangen im Weg zu stehen. Leichte schaffen die Bildekräfte, Schmiegsamkeit des physischen Leibes gegenüber den seelischen Impulsen und Empfindungen, auch gegenüber der nuancierten Welt der Sinneswahrnehmungen. Wenn diese Bildekräfte bei einem Menschen tief erlahmt sind, ohne dass bereits eine organische Erkrankung im physischen Leib entstanden ist (starke Bildekräfte schützen unentwegt die Leibesganzheit vor Erkrankungen), dann liegt eine Burnout-Erkrankung vor. Dann ist der Leib nicht mehr mit der Seele im Einklang: Depression, Antriebsmangel und Arbeitsunfähigkeit resultieren daraus.

Ursachen des Kraftverlusts

Es gibt in dieser Zeit eine ganze Reihe von Gründen, warum der Bildekräfteleib seine Kraft verliert. Jeder von ihnen könnte als eine Ursache der Burnout-Erkrankung bezeichnet werden. Der fundamentale Grund dafür ist die *völlig denaturierte Lebenssituation*, in der viele Menschen leben. Konkreter sind zu nennen: die Chaotisierung aller Lebens- und Essensrhythmen, die einseitige Belastung der Nerven-Sinnes-Organisation des Menschen, der Mangel an sinnvoller Bewegung (Jogging vermag das nur zu einem geringen Grad auszugleichen), der Mangel an Sinnesreizen durch unterschiedliche klimatische Bedingungen (Wärme und Kälte, Trockenheit und Nässe etc.), Schlafmangel, unausgesetzter seelischer Stress im beruflichen Zusammenhang, soziale Schieflagen und vieles andere. Kurz: das rechte Maß in der Abwechslung zwischen Spannung und Entspannung sowie Aktivierung und Relaxation. Dies alles führt dazu, dass selbst leiblich scheinbar kräftige Menschen in Bezug auf die Kräfte der Gesunderhaltung schwankende Rohre sind. Der österreichische Kabarettist Georg Kreisler hat diesen Zustand treffend „unheilbar gesund" genannt.

Der stationäre Aufenthalt als Atempause

Vor dem Hintergrund des oben entwickelten menschenkundlichen Bildes der Burnout-Erkrankung ergeben sich neue Konsequenzen für die Therapie. Obwohl die Patienten oft besonders unter Ungeklärtem in der eigenen biografischen Lage leiden und darüber immerzu grübeln, wird man sie in ihrer Erkrankung nicht in eine seelische Auseinandersetzung mit ihren psychischen Problemen treiben wollen. Sie sind dazu ja gar nicht in der Lage. Der durch die Auseinandersetzung verursachte erhöhte Stress würde ihre Krankheit nur verschlimmern. Ruhige, selbstständige und eigene Urteilsfähigkeit haben sie nicht. Also wird man die Patienten vor ihren eigenen seelischen Problemen erst einmal schützen müssen. Man wird ihnen eine Atempause verschaffen müssen. Dazu ist der stationäre Krankenhausaufenthalt sehr gut geeignet. Er bewahrt die Patienten unter Umständen vor der Bedrängnis durch andere Menschen und durch ihre sonstigen Pflichten.

Ziel des Krankenhausaufenthalts muss es sein, die Bildekräfteorganisation dieser Menschen so bald wie möglich wieder zu stärken. Das medikamentöse Hauptmittel dafür ist die Gabe von niedrigen Potenzen von Bryophyllum. Auf der Heidenheimer Station wird es zuerst sogar für eine gewisse Zeit intravenös gegeben. Unter dieser heftigen Bryophyllum-Gabe versinken die meisten Menschen in den Tiefschlaf und lassen so alle ihre Probleme los. Dabei muss gleichzeitig darauf geachtet werden, dass der Tag-Nacht-Rhythmus nicht verloren geht. Das kann man dadurch fördern, dass man morgens für ein konsequenteres Aufwachen sorgt. Medikamentös wird das durch die Gabe von einem Teelöffel Honig sowie einer subkutanen Injektion von Veratrum album D3 direkt nach dem Aufwachen unterstützt. Es bestehen vielfältige Ausgestaltungsmöglichkeiten der Therapie, die individuell eingesetzt werden.

Weitere Therapiemöglichkeiten

Einige kurze Bemerkungen zur Ausgestaltung der weiteren Therapie seien dennoch hinzugefügt. Während das Bryophyllum der Erneuerung der ätherischen Grundfesten dient, kommt in der allmählichen Gesundung des Patienten ein

Augenblick, in dem es wichtig ist, das Wirken dieser jetzt vorhandenen Ätherkräfte wieder in Bewegung zu bringen und in diesem Sinne aufzufrischen.

Das geschieht nach unserer Erfahrung am besten durch die subkutane Injektion von Prunus spinosa summitates D3. Wir raten allerdings im Normalfall davon ab, es von Anfang an zu geben, da es durch seine aktivierende Wirkung dann auch Kräfte beanspruchen kann, die im Grunde nicht ausreichend vorhanden sind. Seine in alle Richtungen gehende Wirkung kann ergänzt werden durch eine morgendliche Ganzkörpereinreibung des Patienten mit einer Mischung von körnigem Kochsalz und einer guten Dosis fein gerebelten getrockneten Rosmarins. Um die Zielsetzung dieser Maßnahme verstehen zu können, muss man das Bild vom Rosmarin als Heilpflanze genügend treffsicher fassen. Rosmarin ist nicht einfach „erfrischend", wie es oft gesehen wird, sondern erfrischt auf eine besondere Weise. So wie die Blätter des Rosmarinus officinalis ihr Blattgrün entlang der zentralen Achse außerordentlich konzentriert bündeln und parallel ausrichten, so hilft Rosmarin auch dem Menschen, seine Ätherkräfte auf die Führung der Leibesfunktionen hin zu bündeln. Rosmarin hilft dem Leib, die Frage zu stellen, in welche Richtung es weitergehen soll. Es unterbindet das Vagabundieren einfach sprießender Ätherkräfte. Die Patienten erleben das bis in ihre Seelenkonfiguration hinein. Dabei ist zu beachten, dass Rosmarin diese Aufgabe nur wahrnehmen kann, wenn das Polster der Ätherkräfte überhaupt erst einmal genügend dick ist. Eine zu frühe Anwendung dieser Maßnahme kann die Patienten überanstrengen.

Neuorientierung

Die Phasen des Tiefschlafs und die Natur des Bryophyllums lassen die ätherischen Kräfte des Patienten allmählich wieder wachsen. Er fühlt sich nach vier Wochen der intensiven Behandlung hoffentlich allmählich gestärkt. Und während er weiter die Ruhe des stationären Aufenthalts genießt, fängt der Patient jetzt selbst an, sich innerlich neu zu orientieren und sein Leben zu bedenken. Hier ist es wichtig, dass der Arzt aufklärend darauf hinweist, was sich um der Gesundheit willen im zukünftigen Leben ändern sollte, um den erneuten Untergang in Stress, Kraftlosigkeit und Depression zu vermeiden.

Gesundheitslebenskunde muss der begleitende Arzt plausibel vertreten und vermitteln können. Dann wird der Patient anfangen, von sich aus auch seine Biografie weiter zu ordnen. Plötzlich werden unter Umständen Lebenswenden beschlossen, weil die Kräfte das selbstständige Urteilsvermögen wieder haben wachsen lassen. Eine Anthroposophische Medizin, die sich als eine Heilkunst durch Pflege der Ätherkräfte mithilfe der Heilpflanzen versteht, kann die Sphäre des Individuums und ihre Integrität beim Patienten diskret unangetastet lassen. Sie kann ihn von der Quelle aller Gesundung, dem Bildekräfteleib her, wieder gesunden und ihm die Kraft zur eigenen Lebensbewältigung wiedergeben.

Eines muss allerdings gesagt werden: Das Burnout ist eine Erkrankung der Lebensfundamente des inkarnierten Menschen. Seine Heilung braucht genügend Zeit. Das ist auch bei der Anwendung schulmedizinischer Methoden der Fall, jedenfalls, wenn man den Drehtür-Effekt wirklich vermeiden will. Dementsprechend lautet die Regel: Wenn ein Patient mit der Einnahmen von Bryophyllum beginnt, muss er es auch ein Vierteljahr lang – wenn auch in zunehmend schwächeren Dosen – einnehmen.

Burnout zwischen Starre und Chaos

Die physiologische Messbarkeit des Burnouts anhand der Chronobiologie

von Markus Peters

In diesem Beitrag berichtet Markus Peters aus seiner Praxis und beleuchtet das Burnout aus dem Blickwinkel der Chronobiologie, der wissenschaftlichen Untersuchung biologischer Rhythmen.

Die Bedeutung des Rhythmischen Systems

In der Menschenkunde, wie sie in der Anthroposophischen Medizin und z. B. auch in der Waldorfpädagogik lebt, wird dem Rhythmischen System eine große Beachtung zuteil. Aus der modernen Rhythmusforschung ergeben sich neue und zukunftsweisende Hinweise für das Verständnis und die Behandlung des Burnouts.

Die Chronobiologie als Lehre vom Rhythmischen System

Die Gestalt und Funktionsweise des Menschen ist dreigegliedert: Im Kopf dominieren die Sinnesorgane, die der Wahrnehmung der Innen- und Außenwelt dienen, sowie das Nervensystem, das die Verarbeitung von Informationen zur Aufgabe hat. In den Bauchorganen und in den Gliedmaßen finden Stoffwechsel-, Transport- und Verteilungsprozesse, aber auch die Fortpflanzung statt.

Der erstgenannte Funktionszusammenhang wird als Nerven-Sinnes-System bezeichnet, der zweite als Stoffwechsel-Gliedmaßen-System. Dazwischen lebt das Rhythmische System mit seinen Hauptorganen Herz und Lunge. Das rhythmische Gefüge durchzieht den ganzen Menschen und hat großen Einfluss auf die Entwicklung von Gesundheit und Krankheit.

Die Rhythmen sind miteinander gekoppelt und stehen in einem bestimmten, meist ganzzahligen Verhältnis zueinander. Es ist ein Kennzeichen gesunder rhythmischer Funktionsweise, wenn sich die einzelnen Rhythmen in ein übergeordnetes umfassendes System eingliedern. Dies trifft auch auf die Rhythmen von Herzschlag, Atmung, vegetativem Nervensystem und vegetativ steuernden Hormonen zu, die wir nachfolgend genauer betrachten werden.

Die Aktivität des Nervensystems und die Tätigkeit von Hormonen

Mithilfe eines präzisen Langzeit-EKGs kann der Arzt feinste Schwankungen der Herzschlagabfolge, die sogenannte *Herzratenvariabilität (HRV)*, und damit die *Aktivität des vegetativen Nervensystems* berechnen. Das vegetative Nervensystem greift mit seinen zwei Ästen, dem *Sympathikus* und dem *Parasympathikus*, steuernd in alle autonomen, d.h. unwillkürlichen Prozesse ein. Der Sympathikus bewirkt eine grundsätzliche *Leistungsbereitschaft*, während die Parasympathikusaktivität eine grundsätzliche *Erholungsbereitschaft* zur Folge hat. Nimmt die leistungsbereite Funktionslage überhand, resultiert daraus zunächst befeuernder, positiver Stress, danach ein lähmender Stress, der schließlich zur Erschöpfung der vegetativen Funktionszusammenhänge führt.

Der Sympathikus bewirkt eine Abnahme der HRV, der Parasympathikus entsprechend eine Zunahme. Beim gesunden Menschen zeigt sich eine Aktivität des Sympathikus am Tag und des Parasympathikus in der Nacht. Dies kann der Arzt anhand des Spektogramms messen (Abbildung 1).

Die Tätigkeit verschiedener Hormone, auch im Hinblick auf tagesrhythmische Schwankungen, ist ebenfalls von entscheidender Bedeutung für die Frage der Beurteilung eines Burnouts. Unter anderem ist das Hormon Cortisol wichtig, das einen typischen Tagesgang in seiner Konzentration im Blut aufweist: Es steigt eine halbe Stunde nach dem Aufstehen steil auf seinen Höchstwert an und sinkt zunächst rasch, dann in den Abend ausklingend ab.

Welche Funktion hat das Cortisol? Cortisol ist ein Hormon der Nebennierenrinde. Es lenkt die abbauenden Impulse des klassischen Stresshormons Adrenalin, das im Nebennierenmark gebildet wird, in eine Aufbautätigkeit um, damit der Körper sich trotz der Leistungsbereitschaft, die durch den Sympathikus und das Adrenalin vermittelt wird, nicht völlig in der Stressreaktion aufbraucht und verzehrt. Das Cortisol begleitet so die abbauende und wachmachende Seelentätigkeit, die dem Adrenalin und dem Sympathikus zugrunde liegt, und hält damit zu diesen ein notwendiges Gegengewicht.

Mit dem Rhythmendiagramm und der Möglichkeit, Hormone im Speichel zu bestimmen, können physiologische Parameter im Alltag erfasst werden, ohne die Funktion des Organismus selbst wesentlich zu beeinflussen, wie es bei einer Blutentnahme sein kann. Ein solches Vorgehen wird als nichtinvasiv bezeichnet.

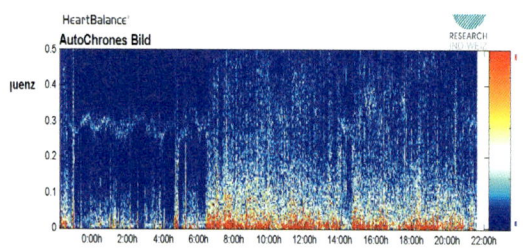

Abbildung 1:
Hohe Variabilität: Korreliert mit parasympathischer Aktivität
Niedrige Variabilität: Korreliert mit sympathischer Aktivität

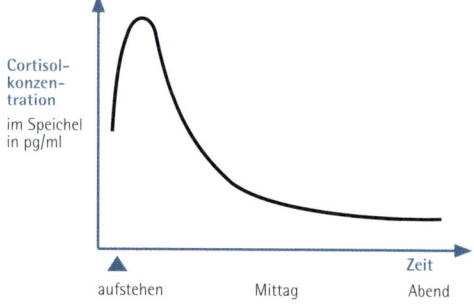

Abbildung 2: Cortisol im physiologischen Tagesgang

Veränderungen unter Burnout

In den nachfolgenden Fallbeispielen wurden chronobiologische Veränderungen der Aktivität des sympathischen und parasympathischen Nervensystems und des Cortisolspiegels untersucht.

Erstes Fallbeispiel

Eine Frau Anfang 40 berichtet über zunehmende Probleme am Arbeitsplatz. Sie wird gemobbt, zeigt zunehmende Erschöpfungssymptome, leidet unter Schlaflosigkeit und fühlt sich perspektivlos. Ihr Rhythmendiagramm zeigt ein deutlich zugunsten des Sympathikus verschobenes Gleichgewicht (Sympathikotonus), das nachts leicht rückläufig ist und von einer deutlich gesteigerten Spannung des Parasympathikus (Parasympathikotonus) begleitet wird.

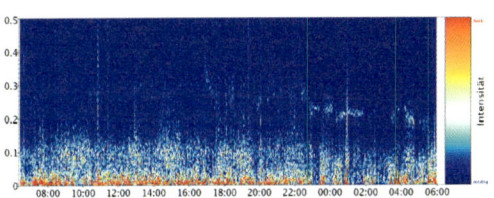

Abbildung 3

Beim Cortisoltagesprofil zeigt sich nur noch ansatzweise eine Tagesrhythmik, die bereits nicht mehr den normalen Lebensvorgängen entspricht.

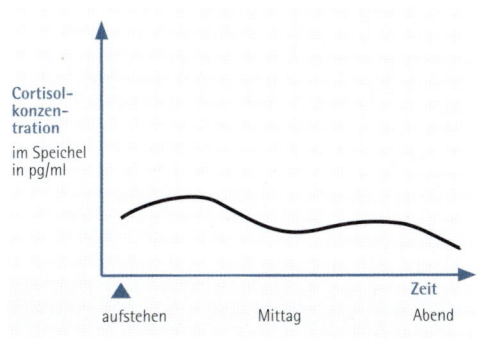

Abbildung 4

Diagnose:
Es ergibt sich zusammen mit der Patientengeschichte und der Gesamtheit der Symptome die Diagnose eines anfänglichen oder leichten Burnouts.

Zweites Fallbeispiel

Ein Mann Anfang 40 zeigt zunehmende Erschöpfungssymptome, leidet unter Schlaflosigkeit und fühlt sich perspektivlos. Das Rhythmendiagramm zeigt einen relativ schwachen Sympathikus- und Parasympathikustonus. Eine Tag-

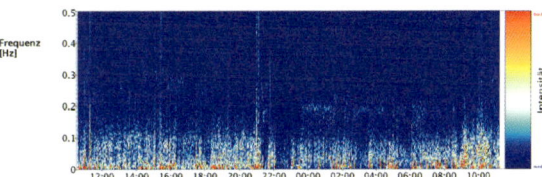

Abbildung 5

Nacht-Rhythmik ist kaum erkennbar.
Das Cortisoltagesprofil zeigt ein schwach ausgeprägtes Maximum am Mittag, ansonsten sind die Werte stetig zu tief (Abbildung 6).

Diagnose:
Hier zeigt sich vor allem eine *Rhythmusstarre.* Aus der Patientengeschichte und diesen Befunden ergibt sich die Diagnose eines Burnouts.

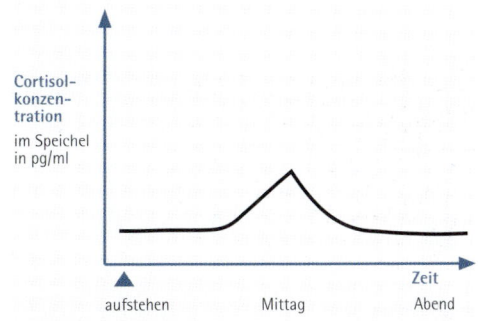

Abbildung 6: Cortisoltagesprofil

Burnout zwischen Starre und Chaos

Im Gegensatz dazu zeigt das dritte Fallbeispiel ein ganz anderes Bild:

Aus der Patientengeschichte einer Frau Mitte 50 zeigt sich das typische Vollbild eines Burnouts mit tiefstgehender Erschöpfung, Perspektivlosigkeit und dennoch dem Gefühl, beruflich nicht loslassen zu dürfen. Das Rhythmendiagramm offenbart einen *gleichzeitigen* Sympathikus- und Parasympathikustonus, wobei der Parasympathikustonus deutlich überwiegt!

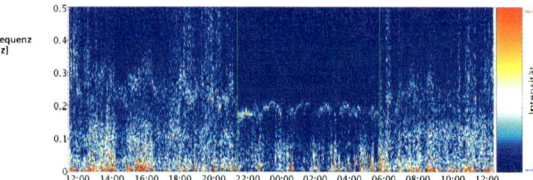

Abbildung 7

Im Cortisoltagesprofil zeigt sich ein deutlicher Anstieg zum Abend hin.

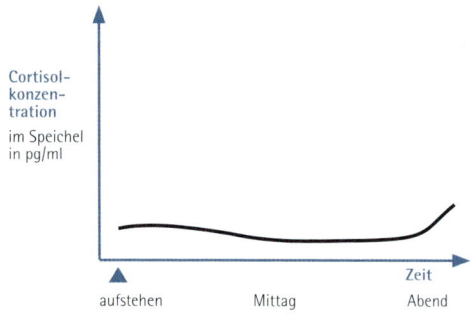

Abbildung 8

Diagnose:
In diesem Fall zeigt sich ein massiver *Rhythmusverlust*, oder anders gesagt: Chaos. Aus der Patientengeschichte und diesen Ergebnissen ergibt sich das Krankheitsbild eines Burnouts.

Die hier exemplarisch vorgestellten Fallbeispiele erlauben folgende Annahmen:

- Burnout ist eine Erkrankung, die mit objektivierbaren Veränderungen physiologischer Parameter einhergeht. Dies ist ein Beleg für Betroffene, dass ihrer erlebten Situation eine messbare Erkrankung zugrunde liegt, und gibt ihnen die Möglichkeit, ggf. auch in ihrer sozialen Umgebung diese Zusammenhänge erläutern zu können.

- Es gibt offensichtlich verschiedene Formen des Burnouts: Solche, die mit einer Rhythmusstarre einhergehen und solche, die sich in einem weitgehenden Verlust rhythmischer Ordnung zeigen. Der gesunde Mensch steht zwischen den Polaritäten Starre und Chaos. Hier hat das Rhythmische System die Aufgabe, die Gesundheit zu erhalten. Gelingt dies nicht mehr, kann sich z. B. das Krankheitsbild eines Burnouts zeigen.

Das Cortisol zeigte in allen Fällen relativ tiefe Werte, vor allem mit einer gestörten Tagesrhythmik. Dies weist auf eine relative Nebennierenrindeninsuffizienz hin, welche die Folge erschöpfender Tätigkeit ist. Auf der Ebene der Wesensglieder hat ein vorwiegend abbauendes Seelenleben die aufbauende und das Gegengewicht bildende Lebenskräfteorganisation der Nebennierenrinde erschöpft.

Das Burnout zeigt deutliche Befunde, die eigentlich Ausdruck einer gestörten Funktion der Lebenskräfteorganisation, aber auch physisch messbar sind.

Therapeutische Konsequenzen

Wir arbeiten in unserer Praxisgemeinschaft zusammen mit Therapeuten an verschiedenen Wegen, das Burnout zu behandeln:

- Auf der Ebene des physischen Leibes behandeln wir vornehmlich die Nierenorganisation, um der relativen Nebenniereninsuffizienz zu begegnen.
- Mit speziellen Heilmitteln der Anthroposophischen Medizin kann die rhythmische Tätigkeit der Nebennierenrinde angesprochen werden.
- Mit Übungen, die harmonisierend speziell auf die Herzschlagvariabilität wirken, können Betroffene selbst ordnend und heilend in ihr Rhythmisches System eingreifen.
- Ordnende Gesprächsarbeit führt auf seelischer und geistiger Ebene zu einer Neuorientierung.

Je nach Notwendigkeit kann die Behandlung durch eine Strömungsmassage nach Dr. S. Pressel, Heileurythmie und/oder Ganzkörperhyperthermie begleitet werden, da sie für das Rhythmische System eine starke, ordnende Kraft besitzen. Dadurch kann das Rhythmische System wieder zu seiner heilenden Funktion für den ganzen Menschen zurückfinden.

Die weitere zukünftige Arbeit mit Patienten, die an einem Burnout erkrankt sind, wird unsere Überlegungen entweder stützen oder korrigieren.

Ich danke herzlich Frau Dr. G. Schmidt, Frau Dr. F. Muhry und Herrn M. Falckner für ihre stete Bereitschaft zum fachlichen Austausch.

Literatur (Auswahl):

- Hildebrandt, Gunther/Moser, Maximilian/Lehofer, Michael (1998): Chronobiologie und Chronomedizin. Stuttgart.
- Childre, Doc/Martin, Howard (2000): Die Herzintelligenzmethode. Grundlagen, Anwendungen, Perspektiven. Kirchzarten.

Weiterführende Internetseite zu Rhythmendiagrammen:

- Rhythmed: www.rhytmed.ch

Name und Anschrift des Verfassers:

- Markus Peters, Facharzt für Allgemeinmedizin/Naturheilverfahren · Lizenzierter HeartMath Trainer
  Salutogenese am See, Heintzestr. 37, 24582 Bordesholm
  www.peters-bordesholm.de · www.hyperthermie-in-schleswig-holstein.de

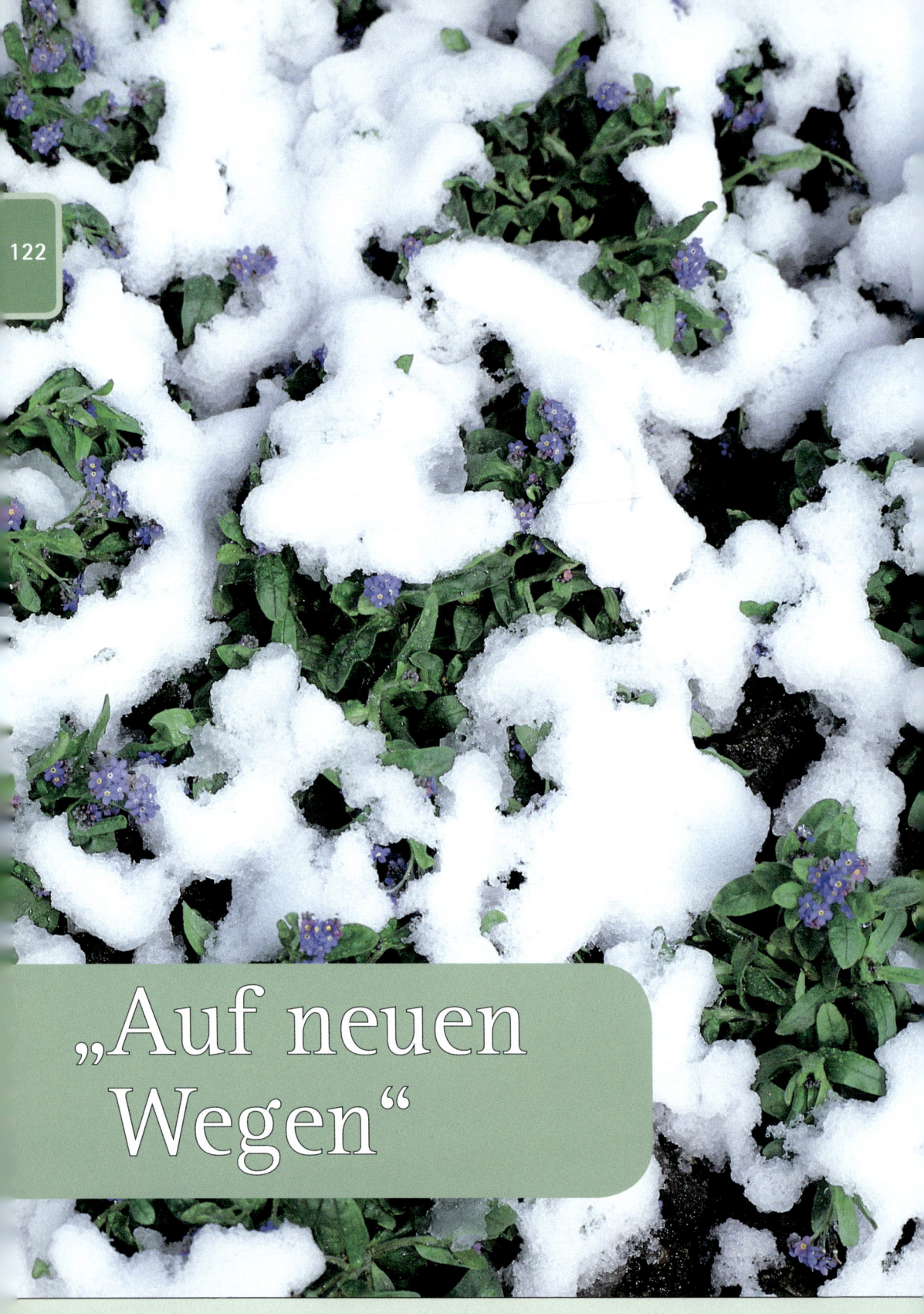

„Auf neuen Wegen"

Ein Wendepunkt in der Biografie

von Solveig Steinmann-Lindner

Als Menschen im Zeitalter der Bewusstseinsseele sind wir in eine Freiheit gestellt, wie die Menschheit sie bisher nicht gekannt hat. Und als Zeitgenossen des 20./21. Jahrhunderts erleben wir diesen Fortschritt an Freiheit mit weiter beschleunigter Geschwindigkeit und in weiter gesteigertem Umfang.

Diese Freiheit eröffnet dem Individuum weite Gestaltungsspielräume, erlegt ihm aber auch ein hohes Maß an Verantwortlichkeit für sich selbst, für seine Mit-Menschen, für seine gesamte Mit-Welt auf. Zugleich hätten wir in den Wohlstandsgesellschaften der westlichen Welt seit der Mitte des vergangenen Jahrhunderts mit einem Leben in Frieden, Demokratie und guter Ausstattung mit materiellen Gütern die besten äußeren Voraussetzungen für geglückte Biografien ohne Verwerfungen und Brüche. Doch das scheint nicht der moderne Weg zu sein. Entwicklung geht durch Schmerz und tiefe Krisen – so die Signatur unserer Zeit –, und das individuelle Ringen um Überwindung und Transformation gehört zu den zentralen Aufgaben moderner Existenz.

Mehr noch. Unsere Lebenszusammenhänge sind heute geprägt von einem Mangel an Orientierung und verlässlichen Normen. Werte und Normen verändern sich mit immer kürzeren Halbwertszeiten. Tragfähige soziale Bezüge werden nicht mehr ohne weiteres von Geburt an in Familie, Verwandtschaft und nachbarschaftlichen Gemeinschaften vorgefunden. Ebenso wenig selbstverständlich ist die Erziehung und Begleitung von Kindern im Sinne religiöser Traditionen, die früheren Generationen Orientierung und Lebenssicherheit vermitteln konnten. Glaube und Religion sind heute Teil des individuellen Entwicklungsweges – oder eben auch nicht. Gerade aus dem ganz persönlichen Suchen und Bemühen erfährt zeitgemäß gelebte Spiritualität ihre Kraft.

In Christa Wolfs Roman „Stadt der Engel oder The Overcoat of Dr. Freud" [1] steckt ein Freund der in Bedrängnis geratenen Protagonistin einen Zettel unter der Tür hindurch mit einem Gedanken, den er bei Heinrich von Kleist gefunden hat: „Doch das Paradies ist verriegelt und der Cherub hinter uns; wir müssen die Rei-

---

1   Christa Wolf (2010): Stadt der Engel oder The Overcoat of Dr. Freud. Berlin, S. 323. Es geht in diesem autobiografisch tingierten Roman nicht um ein Burnout, sondern um einen frühen Bruch in der Biografie, der die Autorin/Protagonistin einholt und in eine tiefe Identitätskrise stürzt.

se um die Welt machen, und sehen, ob es vielleicht von hinten irgendwo wieder offen ist." Es kommt also darauf an, neben unseren irdischen Anteilen, den Lebensaufgaben, dem Beruf, den sozialen Bindungen, den Hobbys und Ehrenämtern, den Quellen von Erfüllung und Wohlergehen, auch unseren himmlischen Anteilen einen gebührenden Raum im Leben einzuräumen: die Reise um die Welt antreten und im Kontakt mit dem Paradies bleiben.

Die Frage der transzendenten Rückbindung ist auch für Rupert Neudeck zentral für die Überwindung oder Verhinderung des Burnout. Neudeck, der Gründer von „Cap Anamur" und den „Grünhelmen", rezensierte in Info3[2] Miriam Meckels Buch „Brief an mein Leben". Bei allem Respekt vor Meckels brillanter Karriere und deren Auseinandersetzung mit dem eigenen Burnout sieht er in ihren Schilderungen doch auch eine „Krankheitsbeschreibung unserer Zeit", symptomatisch für die Defizite in unseren westlichen Gesellschaften. Dabei vermisst er in ihrem Bemühen um die Bewältigung der Lebenskrisen eine wesentliche Dimension: die Transzendenz, das Religiöse. „Nicht mehr das Hochamt im Dom oder in der Kirche oder der Gottesdienst, nein, der feste Termin ist der Sonntags-TV-Tatort", stellt er pointiert fest. Gleichwohl kann das Erschöpfungssyndrom auch als Weckruf oder „Notbremse" (Neudeck) angesehen werden, die die biografische und gesellschaftliche Sackgasse bewusst machen, in die wir geraten sind – für die Betroffenen wie für die Gemeinschaft.

Bei den Fallbeschreibungen, die in diesem dritten Teil des Buches die Lebenswege einzelner Menschen nachzeichnen, zeigt sich darüber hinaus, wie eng der Weg ins Burnout mit dem historischen Kontext zusammenhängt, in dem deren

Biografien stehen. Die Kindheit in den 50er/60er Jahren wird beeinflusst durch die gebrochenen, seinerzeit kaum besprechbaren und daher nicht bearbeiteten Biografien der Elterngeneration. Väter, die als Soldaten im Krieg traumatische Erlebnisse zu verkraften hatten, in Gefan-

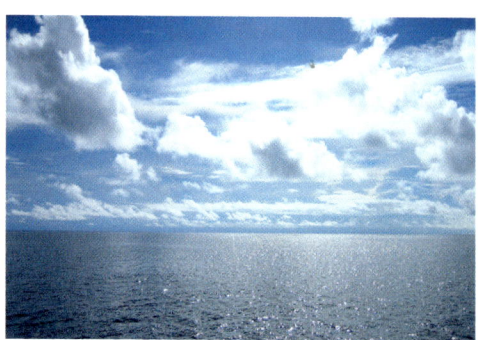

genschaft gerieten und in die Realität eines zerstörten Landes, einer beschädigten Gesellschaft zurückkamen. Mütter, die sich nach eigenen belastenden Erlebnissen in Diktatur und Krieg wieder in ihre angestammten Rollen in Familie und Gesellschaft zurückziehen mussten: sich anpassen, vergessen und verdrängen, die Familie zusammenhalten, für alle sorgen, vor allem für die materiellen Bedürfnisse in der Aufbausituation einer sich neu konstituierenden Gesellschaft. Problematische Konstellationen in der Herkunftsfamilie veranlagen Bedürfnisse und Verhaltensweisen wie Überangepasstheit, bis zur Selbstaufgabe übersteigertes Pflichtgefühl, übermäßige Abhängigkeit von externer Anerkennung. Zusammen mit einer idealistischen Überidentifikation mit beruflichen und Lebensaufgaben kann eine brisante Kombination entstehen, die eine permanente Selbstüberschätzung zur Folge hat, bis schließlich der existenzielle Zusammenbruch die Erschöpfung auf allen Ebenen sichtbar werden lässt.

2   Rupert Neudeck (2010): Burnout und Notbremse. Info3
    9, 54–55.

Doch auch jüngere Generationen stehen heute in Konstellationen, durch die sie in ein Burnout geraten können. Man denke an die sogenannte „Generation Praktikum", in der begabte und hoch qualifizierte 25- bis 30-jährige sich über Jahre von einer Warteposition auf die nächste

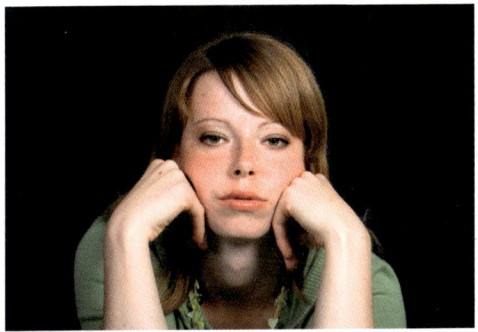

bewerben, ohne dass sich die Perspektive des Berufseinstiegs durch eine feste Anstellung eröffnet. Immer häufiger sind aber auch junge Karrierefrauen betroffen, begabte, ehrgeizige Akademikerinnen Anfang 30; um den Berufsstart in einer gutdotierten, anspruchsvollen Tätigkeit nicht zu gefährden, nehmen sie hohe Belastungen an überlangen Arbeitstagen in Kauf (man erzählt von jungen Beschäftigten, die sich am frühen Abend im Zeiterfassungssystem abmelden, um dann bis nach Mitternacht weiter am Büro-PC zu sitzen). Oder man denke an alleinerziehende junge Mütter: mit ihrer Mehrfachbelastung in Beruf und Familie sind sie nicht nur alleinerziehend und allein verantwortlich, sondern mit ihren Existenzsorgen (für die Kinder und sich selbst) allzu oft auch alleingelassen. Druck und Existenzängste führen, um noch eine weitere Gruppe Betroffener zu nennen, bereits junge Studierende in wachsender Zahl in die psychotherapeutischen Beratungsstellen der Universitäten.

Im Frühjahr und Sommer 2010 erschienen in der „Zeit" und in der „Frankfurter Allgemeinen Sonntagszeitung" Artikel[3], die sich mit dem Burnout als einer neuen Volks- oder Zivilisationskrankheit beschäftigten – bezeichnenderweise im Wirtschaftsteil der Zeitungen. Denn als auslösend werden neben den persönlichen Ursachen, die selbstverständlich immer zu berücksichtigen sind, die heutigen Bedingungen in der Arbeitswelt mit ihrer Beschleunigung, Verdichtung, ihrem Erfolgsdruck und der drohenden Arbeitslosigkeit angesehen.

Unsere Gesellschaft ist eine Arbeitsgesellschaft geworden, in der der Beruf die zentrale Rolle spielt. Vielfach geht es den Menschen in der Arbeit nicht mehr nur um Geld und Bedürfnissicherung, sondern um Status und soziale Anerkennung. Wer dann nur noch für seinen Beruf lebt, vernachlässigt früher oder später die außerberuflichen sozialen Bindungen in Familie, Freundeskreis und Nachbarschaft oder in ehrenamtlichen Zusammenhängen. Und paradoxerweise gilt gerade dieser soziale Rückhalt als hoch wirksamer Schutzfaktor gegen das Erschöpfungssyndrom. Es wird von einem Betriebsseelsorger im Stuttgarter Raum berichtet, der von seiner Klientel sagt, in ihren Arbeitsverhältnissen mache sie sich unentbehrlich, gebe ihr Letztes und habe außerhalb der Arbeit keine sozialen Kontakte – nach ihrer Freizeitbeschäftigung gefragt, könne sie allenfalls noch das Fitness-Studio nennen.

Wo können auf der Grundlage der anthroposophisch orientierten Medizin und Pflege Ansätze für die konkrete Behandlung, Prophylaxe und Nachsorge des Burnouts gesehen werden? Christian Schopper verweist wiederum auf Rhythmus und Lebenssinn als zentrale Aspekte in Therapie und (Rückfall)Prophylaxe.

3   Die Zeit 28, 8. Juli 2010, 22f. Frankfurter Allgemeine Sonntagszeitung 9, 7. März 2010, 35.

126

*Im therapeutischen Sinne gilt es, die Selbstfürsorge und Achtsamkeit bzw. die zentrale heilende Dimension des Rhythmus praktisch konkret zu nutzen. In einem der nächsten Schritte geht es in der Therapie um ein **Auffinden verborgener Kraftquellen und Ressourcen** sowie, da dies sich oft schwierig darstellt, die Implementierung und Installierung ganz neuer Kraftfelder, eines Gleichgewichtes zwischen Aktivität und Aufnahme, Verarbeitung und innerer Verdauung und Vertiefung.*

Wie in Kapitel 2 bereits beschrieben, ist die Ausbildung eines Lebenssinns nicht nur für die Prophylaxe, sondern auch für die Therapie und Nachsorge eines Burnout von zentraler Bedeutung.

*In dem Therapiekonzept einer ambulanten bzw. stationären anthroposophischen Therapie des Burnout-Syndroms werden intensiv künstlerische Therapien und Leibtherapien indiziert sein und zur Anwendung kommen. Die künstlerischen Therapien können Raum für neue Kreativität schaffen, verschüttete Ressourcen und neue künstlerische Betätigungsfelder der Seele ermöglichen. Im Sinne von **Schiller**, „nur wo der Mensch spielt, ist er ganz Mensch", können hiermit Wege zu Urgesundheit und hygienischer Neugestaltung gefunden werden. Oft ist gerade das Hauptargument vieler Burnout-Betroffener, sie hätten keine Zeit mehr für Hobbys bzw. künstlerische oder sonstige Betätigung – so vermeiden sie aktiv Wege zur Gesundung und Prophylaxe. Auch die leibbezogenen Therapien spielen eine große Rolle, um bei der tiefgehenden Devitalisierung mit chronischer Erschöpfung, Ausgezehrtheit und vegetativer Überregbarkeit den Leib zu beruhigen, zu besänftigen*

und wieder von der chronischen Überstimulation herunterzuholen. Durch entsprechende Bäder, Wickel, Auflagen, die Rhythmische Massage bzw. Rhythmische Einreibungen nach Wegman/Hauschka können so direkt der ätherische Leib und damit die Energie- und Kraftprozesse im Gesamtleiblichen des Menschen erreicht und behandelt, gekräftigt und gestärkt werden.

Das Erkennen eigener Gefährdung am Arbeitsplatz durch entsprechende Einrichtungen wie Supervision, Intervision und Balintarbeit stellt einen unverzichtbaren, wichtigen Bestandteil jeder Betriebseinrichtung, insbesondere in helfenden und sozialen Einrichtungen, dar. Rechtzeitig können hier Risikopopulationen aufgespürt und ersten therapeutischen Schritten zugänglich gemacht werden. Zunächst ist an eine grundlegende Pflege des Rhythmus bzw. rhythmischer Prozesse zu denken. Dies bedeutet nach einer Phase der Selbstachtsamkeit und Selbstwahrnehmung die Pflege rhythmischer Prozesse in mir selbst, sowohl in der Organisation der Zeitrhythmik als auch an der Natur. Dies kann bedeuten, sich wieder mehr mit den Jahreszeiten und den christlichen Jahresfesten zu verbinden, die einem einen neuen Halt im Jahreslauf geben können. Aber auch Zeitrhythmen wie Tages-, Wochen- und Monatsrhythmen scheinen mir wichtig zu sein.

Der aktive, achtsame und konzentrierte Einbezug von kosmischen und menschlichen Rhythmen, aber auch überhaupt des Rhythmusbegriffes ist hier sowohl als direkte Therapie als auch als Burnout-Prophylaxe zu sehen. Es kommt quasi zu einer Stressprävention, gleich einem selbst eingerichteten Therapieprozess.

Einige Kernpunkte lassen sich aus Schoppers Ausführungen zusammenfassen:

- In der Therapie und nach überstandenem Burnout kommt es entschieden auf Selbstachtsamkeit, Selbstfürsorge und die heilende Dimension des Rhythmus an. Wichtig wird ferner, verborgene oder auch neue Ressourcen und Kraftquellen zu erschließen.

- Für den Arbeitszusammenhang stehen geeignete Instrumente zum Aufspüren einer Burnout-Gefährdung zur Verfügung. Auch hier geht es wieder um die heilende Kraft der Selbstwahrnehmung, der Selbstachtsamkeit und des Rhythmus.

- Prophylaxe, Therapie und Nachsorge auf anthroposophischer Grundlage beziehen künstlerische Therapien und körperbezogene Therapien mit ein. Erstere eröffnen die Chance einer gesunde(den) Neugestaltung besonders auf seelischem Gebiet, letztere wirkt vitalisierend auf die chronisch erschöpfte Leiblichkeit, das Lebenskräftegefüge.

„Man sage nicht das Schwerste sei die Tat, Da hilft der Mut, der Augenblick, die Regung; Das Schwerste dieser Welt ist der Entschluss. Mit eins die tausend Fäden zu zerreißen, An denen Zufall und Gewohnheit führt, Und, aus dem Kreise dunkler Fügung tretend, Sein eigner Schöpfer zeichnen sich sein Los."

FRANZ GRILLPARZER

Wenn nun über die Burnout-Erfahrungen von weiteren Menschen berichtet wird, dann zeigt sich, dass das Burnout und seine Überwindung für sie alle zu einem Wendepunkt in ihrer Biografie geworden sind. Sichtbar wird auch: Das Burnout ist ein hochindividuelles Geschehen, eng verbunden mit dem Schicksal und dem Lebensweg der Einzelnen. (Weshalb Burnout in der neueren Literatur auch eher als ein bio-psycho-soziales Konstruktum angesehen wird denn als ein Krankheitsbild im herkömmlichen Sinne). Es setzt den Kulminationspunkt in einer langfristigen psychodynamischen Entwicklung, die in der Folge von Kindheitsmustern über einen leidvollen Weg in die existenzielle Krise geführt hat.

Solche Muster können beispielsweise die (verfrühte) Verantwortung für alles und alle sein oder die zu starke Abhängigkeit von der Anerkennung durch andere Menschen. Ein langjähriges übersteigertes Bedürfnis nach Anerkennung macht unfrei und überangepasst. Dies kann auch zu einer Überidentifikation mit dem Beruf und den Lebensaufgaben führen. Daraus resultieren dann im Gefolge nicht selten die Bereitschaft zu einer permanenten Überforderung und ein Mangel an Selbstreferenz bis hin zur Selbstaufgabe. Über Jahre aufgebaut und von den Betroffenen ertragen, kulminiert eine Burnout-Entwicklung schließlich in einem oftmals dramatischen Zusammenbruch. Am Ende offenbart sich auf der körperlichen Ebene eine psychodynamische Entwicklung, der Muster zugrunde liegen, die in der frühen Kindheit angelegt wurden.

Die Aufgabe, vor die sich die Betroffenen gestellt sehen, ist die einer tiefgreifenden Bestandsaufnahme und – basierend auf dieser Klärung – die einer mutigen Transformation.

So gesehen wird Burnout bei allem Schmerz, der damit verbunden ist, auch als Chance erlebt, aus der die betroffenen Menschen „wie neugeboren" hervorgehen können, besonders dann, wenn die Lebenswende mit einer spirituellen Vertiefung oder Neuorientierung verbunden ist.

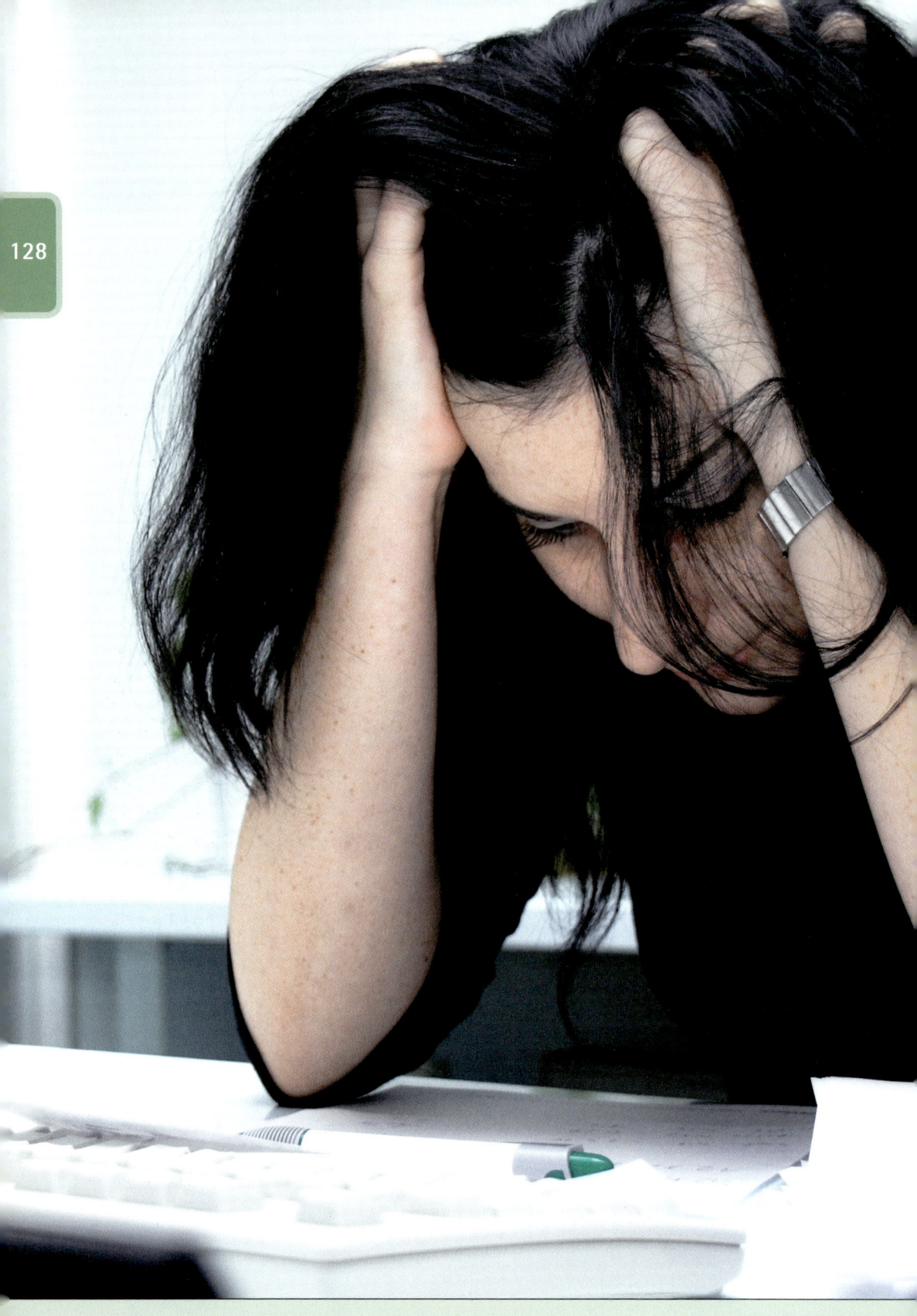

Menschen und Burnout

von Renate Hölzer-Hasselberg und Solveig Steinmann-Lindner

> *Während ich die Arbeit machte, hielt er mir Vorträge, wie man alles rationalisieren und verbessern könnte*

Grundfakten, die heutige Situation

Als Frau F. vor zwei Jahren ins Burnout geriet, war sie 40 Jahre alt und lebte mit ihrem Ehemann, einem Architekten, und ihren vier gemeinsamen Kindern zusammen. Heute ist sie geschieden, der älteste, geistig behinderte Sohn lebt im Heim, die jüngeren Geschwister in ihrem Haushalt. Eine Tochter ist an Magersucht erkrankt. Frau F. arbeitet halbtags als Tanzausbilderin.

Biografie Kindheit/Jugend

Aufgewachsen ist Frau F. in einem Dorf. Der Vater war weich und liebevoll, aber selten verfügbar, weil er viel arbeitete. Ihre Mutter hingegen war dominant, sie hatte bei der Geburt des ersten Kindes ihr Kunststudium abgebrochen und war zeit ihres Lebens mit dieser Entscheidung unglücklich. Obgleich sie sich bemühte, den Kindern Geborgenheit und ein gutes häusliches Umfeld zu geben, war ihr Kummer darüber, nicht Künstlerin geworden zu sein, allgegenwärtig. Der erstgeborene Sohn war der Liebling der Mutter, verhätschelt und vorgezogen, Frau F. war das Lieblingskind des Vaters. „Meine Mutter", so beschreibt sie es, „hatte wenig Kraft und wenig Empathie für uns, und im Stillen warf sie meinem Vater ihr Lebensunglück vor. Die wenige Zeit und das wenige Engagement, das sie uns Kindern entgegenbrachte – denn sie war einfach absorbiert durch ihre Traurigkeit –, schenkte sie fast uneingeschränkt meinem Bruder. So konnte ich die Wochenenden und die Ferien kaum erwarten, denn das war die Zeit, in der sich mein Vater wirklich um mich kümmerte." In den Kindergarten ging sie mit Freude, weil die Kindergärtnerin ihr die Aufmerksamkeit schenkte, die sie zu Hause bei der Mutter so schmerzlich vermisste.

Die Schulzeit bis zum Abitur verlief problemlos, sie war in der Klasse beliebt und hatte viele Freundinnen. Wann immer sie konnte, floh sie von zu Hause.

Aus heutiger Perspektive würde Frau F. die Ehe der Eltern so beschreiben: „Mein Vater liebte meine Mutter und war ihr in einer gewissen Weise hörig. Ob meine Mutter überhaupt jemanden anderen liebte als sich selbst, das ist eine große Frage." Sie meint, dass ihr Vater zu schwach war, um sich gegen die Dominanz und Ungerechtigkeit der Mutter zur Wehr zu setzen. Frau F. berichtet, in der Pubertät und später in ihrer Studienzeit habe sich aus ihrer heutigen Sicht in ihrer Familie ein Eifersuchtsdrama abgespielt, das nicht verbalisiert wurde, das auch nicht greifbar war, sie aber atmosphärisch unglaublich belastete. Der Vater suchte ihre Nähe. So bemerkte sie beispielsweise überdeutlich, dass er sich freute, wenn er Theaterkarten hatte und die Mutter nicht mitgehen konnte, ja, dass er dies sogar gehofft hatte, ohne dass es je thematisiert wurde. Frau F. sagt, sie sei sich absolut sicher, dass es niemals einen erotischen Übergriff seitens des Vaters gegeben habe, dennoch habe ein „seelischer Missbrauch" stattgefunden. Er suchte bei seiner Tochter das an Nähe, was er von seiner Frau nicht bekommen habe, ohne dass es ihm bewusst gewesen wäre. Die Mutter hielt mühsam eine Fassade aufrecht, hinter der Frau F. ihre Feindseligkeit und Ablehnung spürte.

Biografie der Erwachsenen

Schließlich musste ihre Mutter erleben, dass der Tochter das gelang, was ihr selbst versagt geblieben war: Frau F. genoss ihre Jugend, begann eine Tanzausbildung, war erfolgreich und beendete die Ausbildung mit 23 Jahren. Frau F. hatte einige Beziehungen und lernte bald ihren späteren Mann kennen, der als Lehrbeauftragter arbeitete und den sie wegen seiner hohen Ideale und profunden Kenntnisse bewunderte.

Als sie schwanger wurde, heirateten sie aus Liebe und Überzeugung. Ihr erstes Kind hat das Down-Syndrom. Nach dem anfänglichen Schock konnte Frau F. selbst zu dieser Aufgabe ein echtes Ja sagen. Das Ja ihres Mannes kam allerdings „aus dem Überbau", es ergab sich lediglich als Konsequenz und Erwartung aus seinen Idealen, ohne im alltäglichen Leben zum Tragen zu kommen. Praktisch war sie also mit ihrer Sorge allein. Finanzielle Unterstützung erhielt die junge Familie durch beide Elternpaare. Der Mann bekam an seiner Fachhochschule zunehmende Schwie-

rigkeiten wegen seines wenig praxistauglichen Idealismus. Ein zweites Kind wurde geboren, ein gesundes Mädchen, das der Augapfel des Vaters wurde.

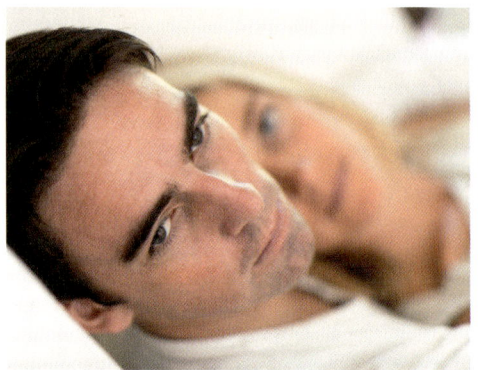

Vorboten

Nach und nach entwickelten sich erhebliche Eheschwierigkeiten. Der Mann kündigte seine Stelle. Frau F. fühlte sich alleinerziehend und bemerkte immer mehr, dass sie einen liebenswürdigen, aber wenig lebenspraktischen Mann geheiratet hatte. Ihr Mann vergrub sich in seine Bücher und nahm immer weniger am Familienleben teil. Frau F. berichtet, dass ihr Mann während dieser Zeit eine Affäre mit einer Kollegin hatte, die er ihr verschwieg. Sie bemerkte seine Veränderung, er stellte die erotischen Kontakte zu ihr ein, ohne dass sich das aus der Beziehung begründete. Er verneinte heftig, dass es eine andere Frau gebe. Zwei Jahre später meldete sich das dritte Kind an, nach weiteren zwei Jahren war ihre Ehe aus heutiger Sicht komplett zerrüttet.

„Mein Mann hatte die dritte Arbeitsstelle verloren. Obwohl wir finanziell keine Not hatten, war das Selbstvertrauen meines Mannes doch sehr erschüttert. Nun machte er mich und auch die Kinder verantwortlich für seine Lebensmisere." Der behinderte Sohn wurde sehr oft sehr grob und ungerecht angefasst, die Tochter verhätschelt. Dem zweiten Sohn gegenüber war er neutral. „Während ich die Arbeit machte, hielt er mir Vorträge, wie man alles rationalisieren und verbessern könnte."

Frau F. war damals schon heillos überfordert, zutiefst verunsichert und voller Schuldgefühle. Sie beschreibt, dass sie eine komplette Entfremdung von sich selbst erlebt habe, die Überforderung, das Alleingelassenwerden und die Demütigungen konnte sie überhaupt nicht mit ihrem eigenen Gefühl verbinden. Somatische und seelische Beschwerden traten auf: Schlafstörungen, Appetitmangel, Weinkrämpfe, Depression, Hoffnungslosigkeit und Initiativlosigkeit. Frau F.s Freunde bemerkten das und fragten nach. Sie rieten ihr, Hilfe in Anspruch zu nehmen. Frau F. wollte davon nichts wissen und lehnte heftig ab. Es gab Momente, in denen sie den Eindruck hatte, sie müsse sich von ihrem Mann trennen, aber immer wieder verwarf sie den Gedanken: „Man kann doch den Kindern nicht den Vater nehmen."

KOMMENTAR „ENTSTEHUNG"

Die Bevorzugung durch den Vater hat in Frau F. wahrscheinlich Schuldgefühle gegenüber der Mutter hervorgerufen. Durch die verdeckte Eifersucht auf das Leben der Tochter war die Mutter als Identifikationsfigur für ihr Frausein nicht unterstützend, dies bewirkte möglicherweise eine mangelnde Selbstannahme. Mit dieser Familiendramatik, die sich nicht auflösen ließ, blieb für Frau F. kein Raum, im umfassenden Sinne eine eigene Identität zu entwickeln. Deshalb konnte sie einen Mann heiraten, von dem sie bald merkte, dass er dem praktischen Familien- und Berufsleben nicht gewachsen war. Die Ablehnung des behinderten Kindes, die alleinige Verantwortung für Kinder, Haushalt und alles Lebenspraktische, das Alleinegelassen-Werden und die demütigende Anspruchshaltung des Ehemannes – sie ließ alles geschehen,

ohne zu ihrem Gefühl zurückzukoppeln, was das mit ihr machte. Selbst als seelische und körperliche Beschwerden auftraten und sie aus dem sozialen Umfeld darauf angesprochen wurde, sperrte Frau F. sich dagegen, ihre Lage ins Bewusstsein vordringen zu lassen und Konsequenzen daraus zu ziehen.

Zusammenfassung

Ihr Verhältnis sowohl zu ihrem Vater als auch zu ihrer Mutter hat es Frau F. erschwert, ein selbstständiges Ich auszubilden.

Burnout

Dann meldete sich ein viertes Kind an. Das war dann wirklich „der Anfang vom Ende". Dennoch ließ Frau F. auch in der Schwangerschaft nicht zu, dass ihr das gesamte Ausmaß ihrer Lebensrealität zu Bewusstsein kam. Doch nach der Geburt veranlasste eine schwere Schwangerschaftsdepression eine erste Auszeit von der Familie. Frau F. musste in eine Klinik. Das neugeborene Kind konnte sie mitnehmen. Als sie dann zurück nach Hause kam, hatte sich die Lage dort etwas stabilisiert, die Schwiegermutter half ihr im Haushalt. Ihr Mann bemühte sich, mehr in der Familie präsent zu sein, was jedoch nicht viel änderte. Die letzte Arbeitsstelle hatte er auch wieder verloren. Das vierte Kind war ein Sohn, der viel schrie und sehr aufwendig in der Pflege war. Nachts stand wie selbstverständlich immer Frau F. auf, ihr Mann nie. Diese Situation hielt anderthalb Jahre an.

Eines Morgens, als sie die Kinder anziehen wollte, bemerkte sie, dass ihr schwindlig wurde und sie absolut nicht mehr konnte. Am selben Tag konsultierte sie einen anthroposophischen Arzt, der sie mit der Diagnose konfrontierte: „Sie haben ein Burnout und müssen sofort in eine Klinik." Er wollte sich umgehend um einen Klinikplatz bemühen, sie sollte sich um die Organisation in der Familie kümmern. Die Unbedingtheit des Arztes ließ ihr keine Wahl. Sie selbst war wie betäubt, andere mussten ihr bei der Vorbereitung helfen.

Der Weg hinaus

Der Klinikaufenthalt dauerte insgesamt vier Monate. Im Schutzraum der Klinik wurde Frau F. zunächst körperlich aufgebaut. Dann wurde ihre gesamte biografische Situation bearbeitet. In der Folge trennte sie sich von ihrem Mann, ihr behinderter Sohn wurde in einer heilpädagogischen Einrichtung betreut. Frau F. verließ das gemeinsame Haus und baute für ihre Kinder und sich ein neues Zuhause auf. Schließlich gelang es ihr, im Beruf als Ausbilderin wieder Fuß zu fassen.

Neue Wege

Heute geht es Frau F. im Wesentlichen gut. Nach wie vor erlebt sie, dass jede Grenzüberschreitung bezüglich ihrer Kraftreserven sofort zu einem Problem wird. Sie hat ihr Lebensmuster aber sehr gut verstanden.

Frau F. hat inzwischen einen Freund, den sie sehr gern hat, aber sie weigert sich konsequent, mit ihm zusammenzuziehen, weil sie immer wieder merkt, dass sie in alte Anpassungsmuster zurückfällt. Sie führt ein lebhaftes Familienleben. Den Kindern gegenüber kann sie inzwischen entschieden Grenzen setzen, was sie zu akzeptieren gelernt haben. Die Tochter hat eine Magersucht entwickelt, doch durch die neugewonnene Introspektionsfähigkeit und den Einblick in die eigene Lebensgeschichte kann Frau F. sich diesem Problem stellen. Den behinderten Sohn besucht sie in einem für sie bekömmlichen Rhythmus. Ihr geschiedener Ehemann bemüht sich um ein gutes Verhältnis zu den Kindern, ihr selbst ist er aber sehr fremd. Sie kann kaum noch verstehen, dass er der Vater ihrer Kinder ist und sie einen großen Teil ihres Lebens mit ihm verbracht hat.

Im Beruf, den sie mit einer halben Stelle aufgenommen hat, findet sie eine wirkliche Kraftquelle.

Fazit

Erst das Burnout und der Schutz der Klinik ermöglichten es Frau F., ihre verhängnisvollen Muster zu erkennen und v. a. zu durchbrechen. Eigentlich hat für sie ein eigenständiges Leben erst nach dem Burnout angefangen. Frau F. hat nun das Gefühl, dass sie bei sich selbst angekommen ist und den Kindern mitgeben kann, dass Schwierigkeiten im Leben gemeistert werden können.

Was hat geholfen?

Der Zusammenbruch kam mit solcher Vehemenz, dass sofortiges Handeln unumgänglich wurde:

- *unbedingtes Eingreifen des Arztes*
- *vier Wochen Heilung auf allen Ebenen im Schutzraum einer Klinik*
- *Biografiearbeit*
- *Trennung vom Ehemann*
- *Begleitung des kranken Sohnes in realisierbarem Umfang*
- *ein neues Zuhause mit den anderen Kindern*
- *Neubeginn im Beruf*
- *bewusste Tagesgestaltung*
- *lebhaftes Familienleben*

Die Abgrenzungsproblematik hat sie als Lebensproblem erkannt, verstanden und als Aufgabe ergriffen.

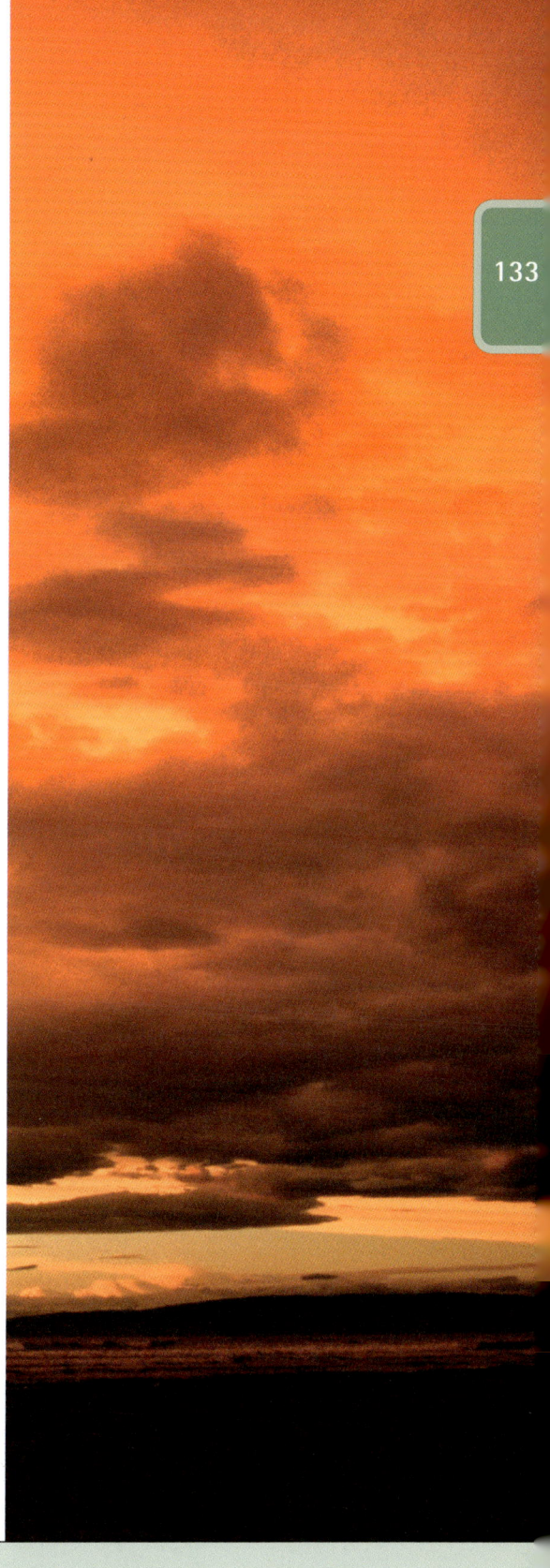

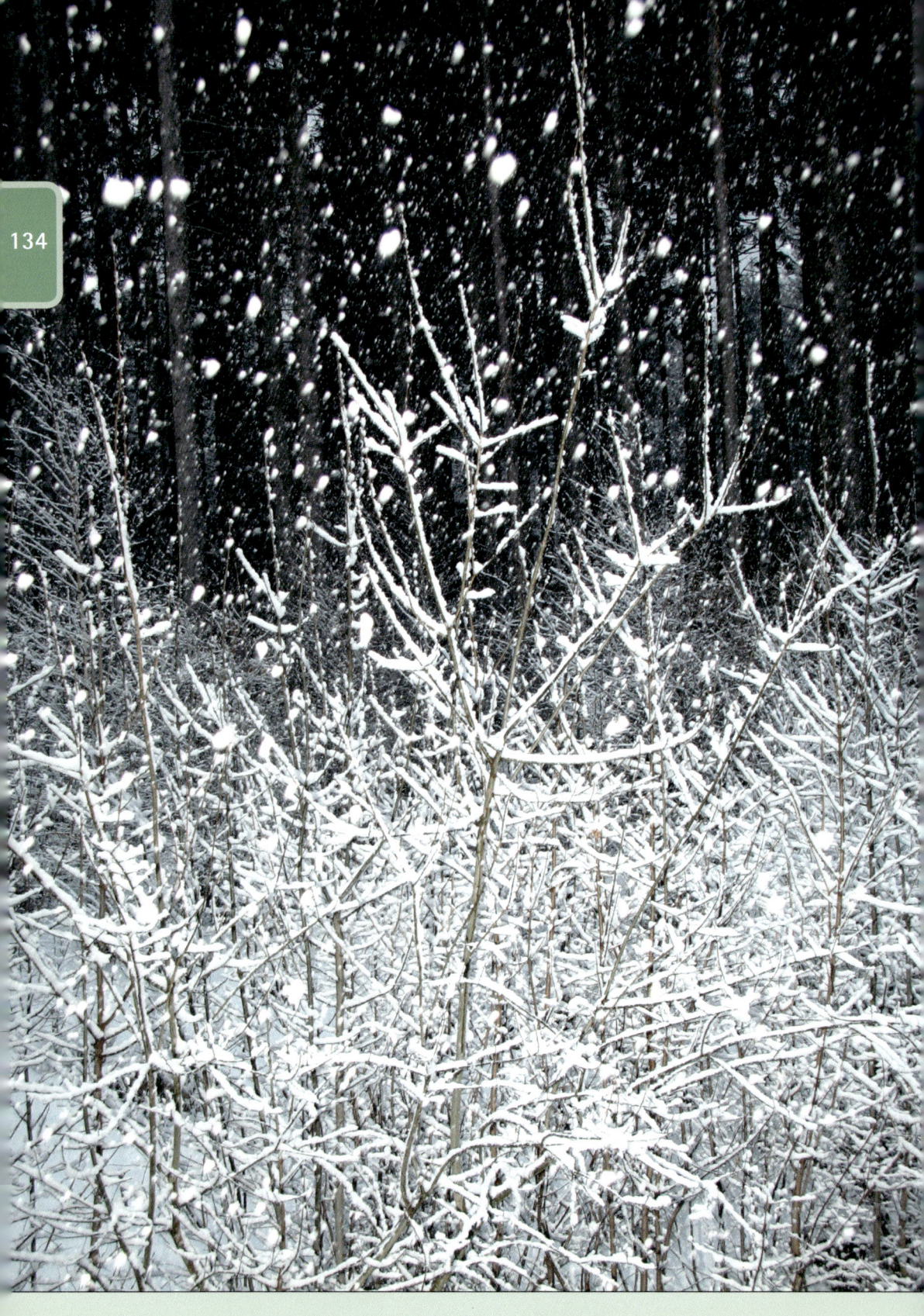

Über Jahre hatte sie nicht fühlen können, was Überlastung ist

Grundfakten, die heutige Situation

Frau L. ist 57 Jahre alt, hat zwei erwachsene Kinder und ist seit 1995 verwitwet. Ihr Ehemann war Musiker und Waldorflehrer und verstarb im Alter von 44 Jahren an einer Krebserkrankung. Sie selbst ist Förderschullehrerin.

Biografie Kindheit/Jugend

Frau L. kam in der Nachkriegszeit zur Welt. Ihr Vater war sieben Jahre in sibirischer Gefangenschaft gewesen. Bei ihrer Geburt war der Vater 43 Jahre alt, die Mutter war 16 Jahre jünger; Frau L. blieb das einzige Kind. Die Ehe der Eltern war sehr harmonisch, beide waren aber stark aufeinander fixiert. Der Vater war Handwerksmeister, die Mutter war als Drogistin tätig. Man lebte in der Großfamilie mit Großmüttern, Onkeln und Tanten. Beide Eltern waren extrem überarbeitet. Als Frau L. acht Jahre alt war, erlitt der Vater einen seelischen Zusammenbruch. Frau L. sagt: „Die gesamte Familie, vor allem meine Mutter, hatte ständig Angst um meinen Vater. Mein Vater stand immer mit seinen Bedürfnissen im Mittelpunkt. Das war für mich als Kind extrem belastend. Durch die symbiotische Beziehung meiner Eltern fühlte ich mich immer als fünftes Rad am Wagen. Trotz allem waren die Eltern sehr liebevoll und fürsorglich." Das ungeschriebene Gesetz in der Familie lautete: Durchhalten, Zähne zusammenbeißen, alles ist zu schaffen.

Der Vater veranlasste, dass die Tochter die Waldorfschule besuchte, wo sie sich sehr wohl

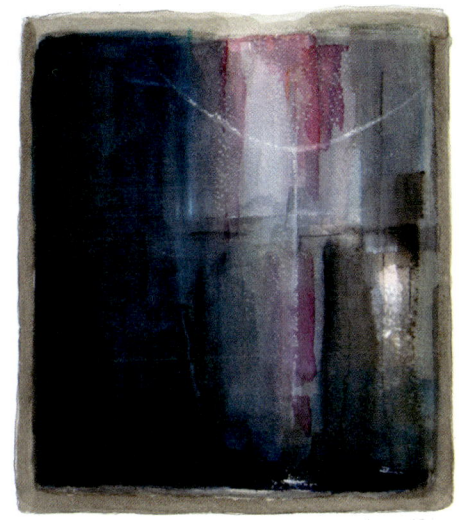

»Nicht fühlen können« (© Stefan Krauch)

fühlte und das Abitur ablegte. Zunächst begann sie ein Sprachenstudium und wechselte dann zur Grund- und Hauptschulpädagogik. Studienbegleitend besuchte sie das Waldorflehrerseminar, hier entstand ihre frühe Verbindung zur Anthroposophie.

Biografie der Erwachsenen

Während des anschließenden Kunststudiums lernte Frau L. ihren späteren Ehemann kennen. Als sie bald darauf gefragt wurden, ob sie gemeinsam als Schulgründer eine Waldorfschule aufbauen wollten, sagten sie begeistert zu. Frau L. war damals 28 Jahre alt und widmete sich der

Aufgabe mit großem individuellem Anspruch, hohen Idealen und immensem Arbeitseinsatz.

Seit ihrer Kindheit litt Frau L. an Asthma. Während ihrer Schwangerschaften verstärkte sich die Erkrankung massiv, Kuraufenthalte wurden notwendig. Zudem entwickelte sich ein fortschreitendes Augenleiden. Unterstützung erfuhr sie durch ihren Ehemann und ein gutes soziales Umfeld, sie hatte glücklicherweise einen verlässlichen Freundeskreis. Ihre Ehe war sehr tragfähig und symbiotisch. Allerdings vermisste sie beim Ehemann eine gesunde „Bodenhaftung", stets war sie für „alles Grobe zuständig"; dies war immer wieder Anlass zu Streit und Versöhnung, was von den Kindern im Rückblick als „heimatgebend" empfunden wird. Sie erlebten, dass Differenzen ausgetragen werden können und dass eine tragfähige Beziehung auch Konfrontationen zulässt, ohne Schaden zu nehmen.

Der Ehemann stellte an sich selbst erste Anzeichen einer Erkrankung fest, ohne jedoch darüber zu sprechen oder einen Arzt zu konsultieren. Nach sieben Jahren Schuldienst kündigte ihr Mann an: „Ich muss die Schule verlassen, sonst werde ich sterben." Dies löste zunächst Existenzängste aus. Doch der Schwiegervater bot seinem Sohn eine Tätigkeit in seinem Betrieb an, die finanziell sehr attraktiv war, ihn aber nie wirklich erfüllte. Bald wurde die Diagnose Krebs gestellt und Frau L.s Mann war drei Jahre lang schwerstkrank. Diese drei Jahre verliefen unglaublich dramatisch, mehrmals musste Frau L.s Mann nachts wegen akuter Lebensgefahr mit Blaulicht ins Krankenhaus gebracht werden und wurde notfallmäßig operiert. Erstaunlicherweise war Frau L.s Asthma abgeheilt und trat auch während dieser belastenden Krankheitsphase nicht wieder auf. Ihr Mann akzeptierte seine Krankheit dauerhaft nicht und verweigerte die Einsicht, dass er nicht so weiterleben konnte wie bisher. Rückblickend vermutet Frau L., dass er nicht den Beruf

gefunden hatte, der ihn erfüllte, und sich daher über die Erkrankung von der Welt verabschieden wollte. Wieder war es der Freundeskreis, der auch in dieser Situation Halt bot. Die Kinder waren gut versorgt, sie fühlten sich nicht alleingelassen. Für die Tochter erwuchsen daraus – nach ihrer eigenen Bewertung – Weltvertrauen und Selbstvertrauen. Während der Krankheit ihres Mannes arbeitete Frau L. nicht und war nur für ihn und so weit wie möglich für die Kinder da.

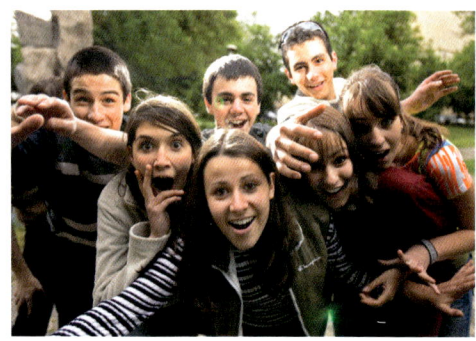

Vorboten

Ein Jahr nach dem Tod ihres Mannes ging Frau L. mit 45 Jahren zurück in den Beruf. Jetzt erwies sich ihre Sehbehinderung als sehr belastend. Aus schulrechtlichen Gründen musste sie ein Zusatzstudium für Sonderpädagogik absolvieren. Gleichzeitig trug sie die volle Verantwortung und Arbeitsfülle als Klassenlehrerin. Zu Hause waren zwei pubertierende Kinder zu begleiten. Frau L.s Eltern waren sehr alt und erkrankten beide an Krebs, sie versuchte auch hier zu stützen. Als die Eltern starben, hatte sie gleichzeitig das Klassenspiel einer 12. Klasse zu betreuen und die Tochter stand im Abitur.

Zu dieser Zeit ging ihr Sohn ins Ausland und kam nach kurzer Zeit mit einer Frau und ihrem Säugling, dessen Vater ein anderer Mann war, zurück. Das Kind zeigte sich bald als verhaltensauffällig. Der Sohn heiratete die Frau, ein zweites, eigenes Kind wurde geboren und Frau L. bemerkte, dass ihr Sohn stark gefordert und belastet war. Er verhielt sich ihrer Meinung nach zu selbstlos und war kaum fähig, Grenzen zu setzen.

Wenige Monate nach dem Tod des Vaters musste Frau L.s Tochter erleben, dass ihre allerbeste Freundin die Schule verließ, weil ihre Eltern sich scheiden ließen und die Mutter mit den Kindern nach Südamerika ging. Frau L.s Tochter reagierte depressiv und weinte jeden Abend.

Burnout

In dieser Situation kam es bei Frau L. zu einem ersten Zusammenbruch und einem Klinikaufenthalt aufgrund einer Magenschleimhautentzündung, die nicht in den Griff zu bekommen war. Der behandelnde Arzt kommentierte: „Sie werden von innen her von etwas aufgefressen." Sie verstand dies als intensive Warnung, etwas in ihrem Leben ändern zu müssen, und gestattete sich eine Auszeit von 14 Tagen: Mittelohrentzündung, rheumatischer Schub, Furunkelbildungen und Schlafstörungen – alles das brach in diesen 14 Tagen über sie herein.

Danach folgte der völlige Zusammenbruch. Akut erlebte sie dies so, dass sie keine Menschen mehr sehen konnte, die Schule „fluchtartig" mit einer kostspieligen Taxifahrt verließ und nur noch das Bedürfnis nach Bettruhe verspürte. Die Diagnose lautete absolutes Burnout.

KOMMENTAR „ENTSTEHUNG"

Die Kindheit von Frau L. war nicht unmittelbar von den Kriegsereignissen betroffen, doch die Eltern waren durch Folgeschäden des Krieges absorbiert. Konkret heißt das: Die Eltern waren zwar liebevoll und fürsorglich, dennoch stand das Leiden des Vaters nach der Kriegsgefangenschaft im Vordergrund; Empathie und Fürsorge galten vornehmlich ihm. Frau L. wuchs in einem Klima von Angst um den Vater auf,

sie fühlte sich als „fünftes Rad am Wagen". Dadurch blieb wenig Raum für ihre eigenen emotionalen Bedürfnisse und Anliegen. Ein solcher Mangel kann später zu einer schlechten Selbstwahrnehmung der eigenen Gefühlswelt führen, ein Mangel an Teilnahme von außen kann Selbstentfremdung begründen. Möglicherweise ist das auch ein Grund dafür, dass Frau L. später überhaupt nicht fühlen konnte, welche Bedürfnisse und Nöte sie selbst in ihrer Überlastungssituation hatte. „Zähne zusammenbeißen und durch!" wurde als unausgesprochenes Motto in die eigene Lebensgestaltung übernommen. Wenn hohe Ideale und ein hoher Anspruch eins zu eins ins Handeln übernommen werden, ohne dass man sich Kompromisse zugesteht, wird das ursprünglich Gutgemeinte destruktiv – einfach dadurch, dass wir Menschen Grenzen der Belastbarkeit haben.

Zusammenfassung

Frau L. lebte nicht in ihrem Gefühl, sondern nur in ihrer Pflicht, und konnte gar nicht realisieren, wie viel Kraft ihre Situation sie kostete.

Der Weg hinaus

Ein Jahr Pause war angezeigt, beginnend mit einem langen Kuraufenthalt. In diesem Jahr ging Frau L. aus allen bisherigen Bezügen heraus. Besonders in der Biografiearbeit lernte sie, sich selbst auf die Rechnung zu nehmen, und sie holte die Trauerarbeit für Ehemann und Eltern nach. Die Rückkehr zu ihrer Tätigkeit als Klassenlehrerin nach der Begleitung ihres Ehemannes war über ihre Kräfte gegangen. Nun erkannte sie die eigenen Grenzen an und verzichtete auf die Klassenlehrerposition. Stattdessen übernahm sie den Kunstunterricht an ihrer Schule, die Beschäftigung mit der Kunst erfüllte sie von jeher. Dadurch musste sie ihr Gesamtbewusstsein nicht mehr über eine ganze Klasse ausdehnen und die komplexe Verantwortung einer Klassenlehrerin tragen.

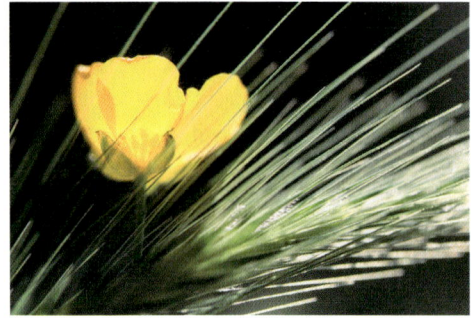

Neue Wege

Heute kann Frau L. die eigenen Problemfelder im Voraus besetzen, ist im Kontakt mit sich und hat Beziehung zu ihrer eigenen Seele und zum eigenen Körper aufgenommen. Sie sieht ihre Grenzen. Als tragend empfindet sie ihre soziale Einbindung in den verlässlichen Freundeskreis. Ihre Sorge um ihren Sohn ist groß. In seiner Überforderung sieht Frau L. Parallelen zur Situation ihrer Eltern und zu ihrer eigenen Situation, die ins Burnout führte. Mit einem Problem in der dritten Generation konfrontiert zu werden, ist schwer zu ertragen.

„Ich habe mich gleichsam zurückerobert und ein realistisches Verhältnis zu den eigenen Kräften gefunden. Durch die akzeptierte Verlangsamung gewinne ich mehr Aufmerksamkeit auch für die kleinen Dinge. Ich kenne das Maß der Belastung, das ich aushalten will. Verlangsamung heißt: mehr Aufmerksamkeit und mehr Lebensfreude."

KOMMENTAR
„WAS HAT GEHOLFEN,
WAS HAT SICH GEÄNDERT"

In Frau L.s Biografiearbeit zeigten sich die ersten 21 Jahre trotz der Erschwernis durch die gesundheitlichen Probleme ihres Vaters als eine insgesamt gute Zeit: Die Eltern waren liebevoll und fürsorglich, in der Schule ging es ihr gut. Nicht angemessen verarbeitet hat Frau L. den Tod ihres Ehemanns und ihrer Eltern. Weil sie für ihre Kinder „stark" sein wollte, konnte sie die notwendige Trauerzeit nicht erleben. Zudem wurde deutlich, dass sie während der Ehe ein Glanzbild ihres Mannes entwickelte, das Schwieriges immer ausgrenzte. Erst der körperliche Zusammenbruch ermöglichte die Diagnose „Burnout". Seelisch war dieser Ausbrennungsprozess ja längst geschehen. Voraussetzung für das Burnout in dieser Biografie ist unter anderem sicher das Nicht-für-wahr-halten-Wollen einer problematischen Struktur in der Ehe. Grundsätzlich lässt sich sagen: Wenn ein Partner seine biografische Erfüllung nicht findet, so ist dies zunächst sein persönliches Unglück, aber der andere Partner ist mit betroffen – vor allem in seinen Lebenskräften. Das bringt einen unglaublichen Kräfteverschleiß mit sich, sowohl körperlich als auch seelisch. Man muss das Leid des anderen aushalten und mit ansehen, kann aber nichts tun. Nichts-tun-Können ist bei Frau L. ein leitmotivisches Thema vor dem Burnout: Ihr Mann will sich verabschieden – sie kann nichts tun. Die Tochter verliert die beste Freundin – sie kann nichts tun. Der Sohn lädt sich nach ihrer Einschätzung ein Schicksal auf die Schultern, das die Gefahr in sich birgt, dass er unter dieser Last zusammenbricht – sie kann nichts tun.

Nach ihrem körperlichen Zusammenbruch, den sie nicht verhindern konnte, muss Frau L. ihrem Leben eine grundlegende Wende geben, was sie jetzt auch kann. Ein Jahr Auszeit bedeutet eine immense Ich-Leistung, denn sich als Mensch, der in der Welt tätig sein will und außerdem seinen Beruf wirklich gern hat, aus allen sozialen und Verantwortungsbezügen zu entlassen, muss erst einmal verarbeitet werden. Daraus kann eine Fülle von seelischen Problemen resultieren: Eine Selbstwertkrise durch die nicht zu unterschätzende Diagnose „Burnout", ein Zurückgeworfensein auf sich selbst mit sehr intensiven und heiklen Fragen an das eigene Leben und das Bewusstsein, dass das Leben nie mehr wie früher sein wird.

Fazit

Über Jahre hatte Frau L. nicht fühlen können, was Überforderung ist. Erst im leiblichen Zusammenbruch realisierte sie, wie sehr sie auf allen Ebenen am Ende ihrer Kräfte war.

Was hat sie gewonnen? Durch die Verlangsamung ihres Lebens kann Frau L. den Situationen und Dingen mehr Aufmerksamkeit, mehr Liebe und Wärme zukommen lassen. Das wiederum stärkt ihre Lebenskräfte und sie erlebt mehr Lebensfreude. Die Ausbildung dieser Qualitäten bahnt auch die Realisierung der fälligen „Alterstugenden" (Gelassenheit, Verlangsamung, Aufmerksamkeit, Friedfertigkeit, Toleranz, Güte) an.

Was hat bereits geholfen?

- ein über die Jahre verlässliches soziales Umfeld
- sehr deutliche somatische Signale (bis zum Zusammenbruch), die auf tief greifende Veränderungen drängen
- ein Jahr Pause mit Abstand zu allen bisherigen Bezügen
- lange Kur und Biografiearbeit
- nachgeholte angemessene Trauer nach dem Verlust nahestehender Menschen
- Aufnahme eines guten Kontakts zu sich selbst und zu den eigenen körperlichen und seelischen Bedürfnissen
- Anerkennung eigener Grenzen und entsprechende Reduzierung der eigenen Lebenskonzeption
- Bereitschaft und Mut zur Lebenswende
- Verzicht auf lieb gewordene Tätigkeiten und Offenheit für neue Aufgaben
- Verlangsamung und gesteigerte Aufmerksamkeit

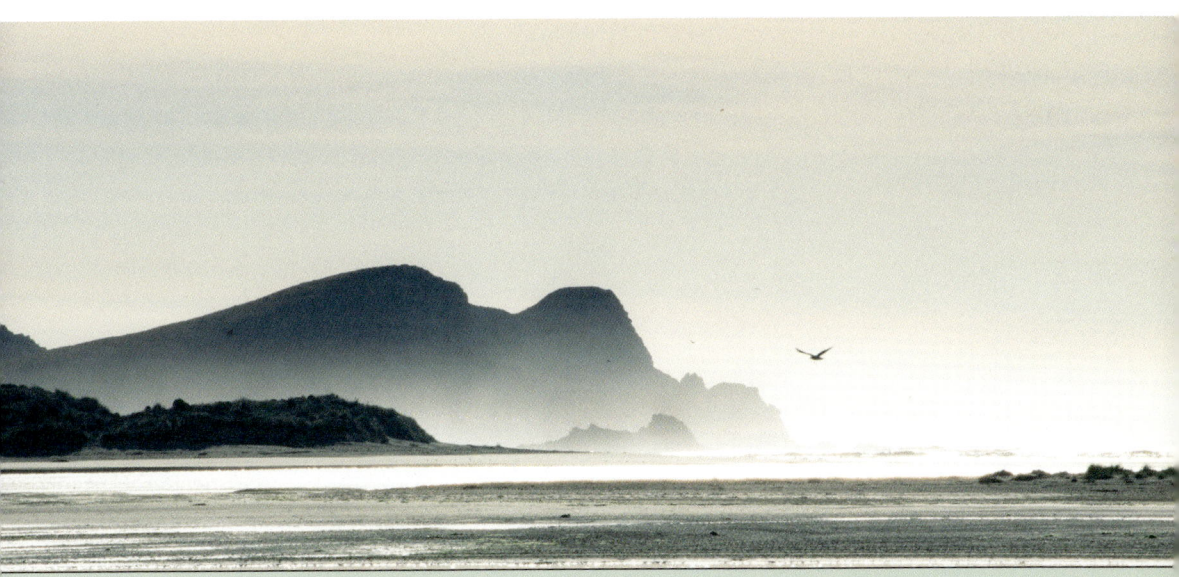

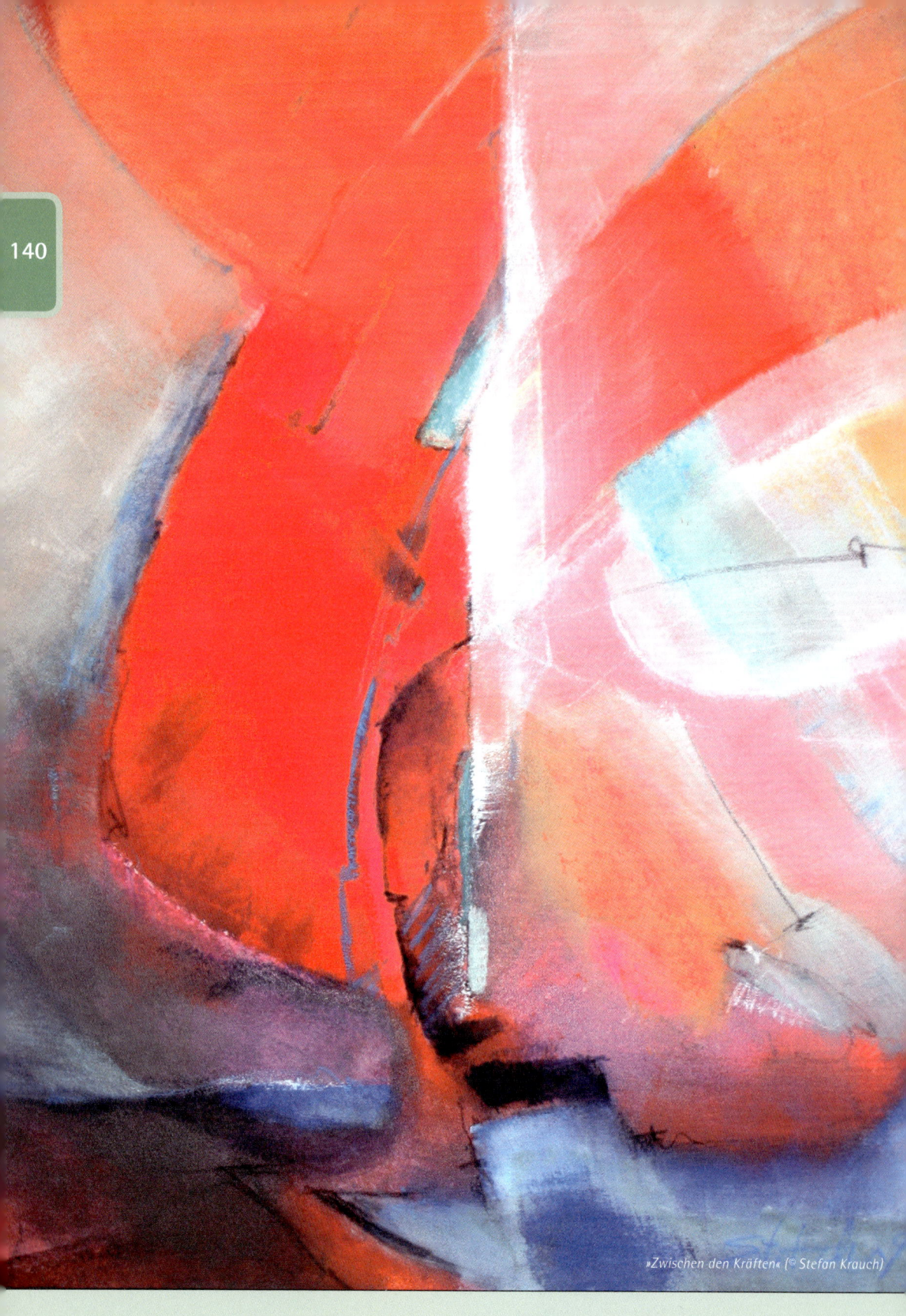

»Zwischen den Kräften« (© Stefan Krauch)

Im Bedürfnis nach Bestätigung wird man so maßlos

Grundfakten, die heutige Situation

Wegen ihres Burnouts ist Frau St. vorzeitig in den Ruhestand gegangen und hat ihren Beruf als Pfarrerin aufgegeben. Derzeit absolviert sie eine künstlerische Studienarbeit, nach eigenen Angaben mit außerordentlicher Freude und Erfüllung. Sie ist 55 Jahre alt, verheiratet und hat zwei fast erwachsene Kinder; der Ehemann arbeitet im Hochschulbereich.

Biografie Kindheit/Jugend

Frau St. wurde in der frühen Nachkriegszeit geboren. Sie war ein „willkommenes Kind", dennoch gab es immer Probleme, wenn sie sich nicht so verhielt, wie die Eltern es erwarteten. Sie erlebte stark, dass ihr Vater durch den Krieg traumatisiert war: Er habe sich missbraucht und um seine Jugend betrogen gefühlt. Ihre Mutter war ängstlich und sehr anpassungsfähig. Nach sieben Jahren wurde Frau St.s Schwester geboren, der die Liebe und Aufmerksamkeit der Mutter galt. Frau St. reagierte darauf mit Eifersucht und erkrankte schwer. Gegenüber der Schwester fühlte sie sich stets zurückgesetzt, zugleich sah sie sich aufgefordert, „für gute Stimmung in der Familie zu sorgen". Feinfühlig konnte sie in den Gesichtern der Eltern lesen, was diese von ihr erwarteten. Gegenüber Außenstehenden war sie betont freundlich, wenn sich die Eltern, wie üblich, schroff und abweisend gaben. In der Großmutter hatte sie eine wichtige und verlässliche Bezugsperson. Bezeichnend für die Familie war

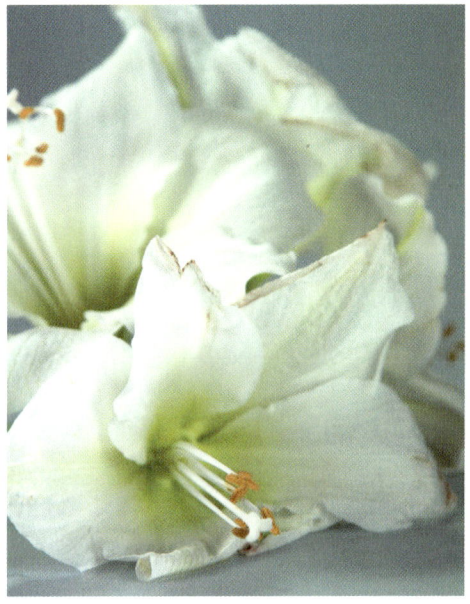

der Anspruch: Begonnene Aufgaben werden zu Ende geführt, man beißt die Zähne zusammen und hält durch, erledigt seine Pflicht.

Biografie der Erwachsenen

Nach dem Abitur nahm Frau St. zunächst ein Kunststudium auf und wechselte dann zur Theologie. In dieser Zeit begann die Beziehung zu ihrem späteren Ehemann. Ihre erste Stelle in einer Landgemeinde war für beide nach dem freien Studentenleben ein „Kulturschock", zugleich empfand Frau St. beruflich einen starken Verantwortungsdruck. Das Paar passte sich den Lebensverhältnissen auf dem Land an: Sie heirateten, obwohl sie eigentlich aus Überzeugung gar nicht heiraten wollten. Zwei Kinder wurden rasch nacheinander geboren. Die nächste Stelle in einer Kleinstadt war Frau St. wie auf den Leib geschneidert, ein halbes Deputat schien mit den Aufgaben in der eigenen Familie vereinbar zu sein. Sie brachte sich voll ein, liebte ihre Arbeit außerordentlich und fand darin Bestätigung. In ihrer Begeisterung setzte sie keine Grenzen. Halbe Stellen sind „halb von unendlich", bemerkt sie im Rückblick, und: „Im Bedürfnis nach Bestätigung wird man so maßlos."

Vorboten

Erste Anzeichen der Überforderung wie eine Darmerkrankung und Schlafstörungen ignorierte sie bzw. behandelte sie medikamentös. Bald litt sie unter Ängsten, ihre Konfliktbereitschaft und ihr Auseinandersetzungswille sanken. Weitere eindringliche Warnsignale wie depressive Verstimmung und unendliche Müdigkeit überspielte sie, obwohl ärztlicherseits bereits der Verdacht geäußert wurde, dass es sich um ein Burnout handele. Das Schema des Elternhauses griff: Übernommene Aufgaben werden durchgeführt, „Zähne zusammenbeißen".

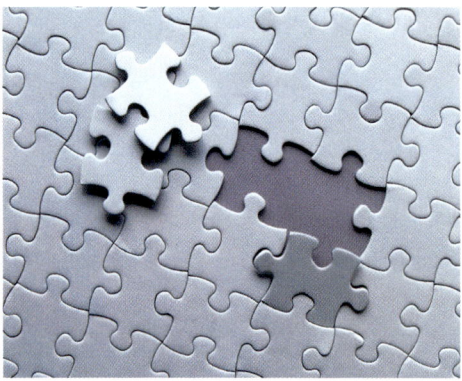

Mit einem durch den Ehemann bedingten neuerlichen Ortswechsel ergab sich die Berufung in eine neue Gemeinde, eine Aufgabe, die „vor Ansprüchen nur so strotzte". Das reizte sie, denn „alles passte so". Aus dem Freundeskreis wurde sie

vor Überforderung gewarnt. Vergeblich: „Es ist so verführerisch, gewollt zu sein." Zudem hatte sie falsch eingeschätzt, wie sehr ihre größeren Kinder sie noch brauchten. Bei den häuslichen Pflichten wurde sie von der Familie nicht so unterstützt, wie sie es erwartete. Eine Ehekrise kam hinzu.

Zusammenfassung

Im Laufe ihrer Biografie hatte Frau St. ein nicht realisierbares, illusionäres Selbstbild entwickelt, das signalisierte: Ich bin jederzeit für jedermann verfügbar – außer für mich selbst.

KOMMENTAR „ENTSTEHUNG"

Früh lernte Frau St.: „Wohlverhalten wird belohnt. Du bist gewollt, aber nur, wenn du dich entsprechend unseren Erwartungen verhältst." Die Folgen waren Überangepasstheit, mangelnde Konfliktbereitschaft und Abgrenzungsfähigkeit. Von jeher war Frau St. begabt mit einem feinen Gespür für die Bedürfnisse anderer und für das, was eine Situation erforderte. Wer verfrüht die Verantwortung für gute Stimmung in Familie und Umfeld übernimmt, kann in sich ein ausgeprägtes, unter Umständen übersteigertes Harmoniebedürfnis veranlagen, und dies auf Kosten eigener Bedürfnisse. Durch die Bevorzugung der jüngeren Schwester und die mangelnde Wahrnehmung und Anerkennung durch die Eltern fühlte sich Frau St. als Kind zurückgesetzt und reagierte eifersüchtig. Später machte der berufliche Erfolg sie unersättlich: „Es ist so verführerisch, gewollt zu werden." Freude und Leidenschaft zum Beruf sind ein echtes Geschenk, aber gefährlich in Kombination mit frühen Defiziten, weil durch das Bedürfnis nach Anerkennung Grenzen der Belastbarkeit nicht wahrgenommen werden und es zu einer Überidentifikation mit dem Beruf kommt. Hinzu kam eine zunehmende Sprachlosigkeit und Entfremdung in der Ehe.

Burnout

Bald nach dem Antritt der neuen Stelle kulminierte das Geschehen: Bei einer Bestattungsrede versagte Frau St. die Stimme, auf einer beruflichen Reise erkrankte sie schwer. Jetzt stand fest, dass sie sich helfen lassen musste. Denn die Diagnose war eindeutig: Sie hatte ein Burnout. Sie litt an einem massiven Erschöpfungssyndrom.

Der Weg hinaus

Die Erkrankung ließ sich nun nicht mehr ignorieren, Frau St. wurde krankgeschrieben und ging zunächst für zehn Wochen zur Kur. Neben der physisch-leiblichen Versorgung ging Frau St. anschließend (und bis heute) in eine psychotherapeutische Behandlung.

Die Themen der Auseinandersetzung waren jetzt: alles lassen wie bisher und sorgsamer mit sich umgehen, ein halbes Deputat oder Frühpensionierung. Während der folgenden drei Monate litt Frau St. unter schweren Depressionen, Schlafstörungen, Verzweiflung und Mutlosigkeit, somatische Beschwerden kamen hinzu. Nach drei Monaten war deutlich, dass nur eine Frühpensionierung für sie in Frage kam. Das löste noch einmal eine tiefe Krise bei Frau St. aus und mobilisierte wieder alle Lebensthemen, die sie ins Burnout geführt hatten – nicht durchgehalten zu haben, Versagen gegenüber den eigenen überhöhten Ansprüchen, ihr Gefühl von Mittelmäßigkeit. Frau St. wurde weiterhin intensiv betreut.

Neue Wege

Heute weiß Frau St. ihre Frühpensionierung zu schätzen und hat neue Perspektiven gefunden. Sie entschloss sich, einen früheren Lebensfaden aufzunehmen, und begann eine praktische künstlerische Ausbildung. Im künstlerischen Prozess erlebt sie Grenzen und akzeptiert sie, ohne dass ihr Selbstwertgefühl davon betroffen ist.

Ihre familiäre Situation hat sich entspannt, sie begegnet ihrem Partner mit größerer Gelassenheit und es ist ihr ein vertiefter Kontakt zu den Kindern möglich geworden. Ganz neue Werte sind in die Familie gekommen.

KOMMENTAR
„WAS HAT GEHOLFEN, WAS HAT SICH GEÄNDERT?"

Eine intensive psychotherapeutische Begleitung und die medizinische Betreuung durch einen anthroposophischen Arzt machten es möglich, dass Frau St. ihren Zustand bejahte, dass sie die Frühpensionierung schließlich als Erlösung empfand und neue Lebensperspektiven entwickelte. Sie ersann Abschiedsrituale, die außerordentlich hilfreich waren, um loszulassen. Von entscheidender Bedeutung ist, dass Frau St. eine individualisierte Beziehung zum Christentum hat und darin immer schon einen spirituellen Weg gegangen ist, was ihr viel Kraft verleiht.
Als sehr hilfreich zeigt sich auch, dass ihre künstlerische Betätigung in einer Ausbildung institutionalisiert ist und darin einen Rahmen zur Verfügung stellt, der ihr Halt vermittelt. Nicht zu unterschätzen ist auch die unterstützende Wirkung von guten Alltagsgewohnheiten wie einer bewussten, rhythmischen Lebensführung, ausreichend Schlaf sowie einer gesunden und sehr regelmäßigen Ernährung. Durch Gesprächstherapie und Heileurythmie werden in kleinen Schritten die Ich-Kräfte gestärkt, langsam entwickelt Frau St. die Fähigkeit, ihre eigene Gefühlswelt wahr- und ernst zu nehmen, Grenzen zu setzen und Nein zu sagen.

Fazit

Welche Chance sieht Frau St. in der Krise? Welchen Gewinn hat ihr das Burnout bereits gebracht? Frau St. fühlt sich mit einem neuen Leben beschenkt. „Ich habe die Regie für mein Leben übernommen. Ich bin wirklich präsent, in dem, was ich tue – ich bin bei mir angekommen." Ihr eigenes und das Leben ihrer Familie wurden auf wohltuende Weise entschleunigt.

Zur Bewältigung der Krise lässt sich zusammenfassend sagen: Entscheidend war es, die Situation anzunehmen und durch einen kompletten Paradigmenwechsel die „alte Welt" hinter sich lassen, sich „neu zu erfinden", die Demut der kleinen Schritte zu akzeptieren und ausdauernd zu üben. Die spirituelle Ausrichtung und Frau St.s Vertrauen in ihre Beziehung zu Christus sind nicht zu unterschätzende Mutkräfte.

Was hat geholfen?

- *Lebenskräfte werden in einer langen Kur wieder aufgebaut*
- *intensive psychotherapeutische und ärztliche Betreuung*
- *unumgängliche Frühpensionierung wird bejaht*
- *Abschiedsrituale beim Ausscheiden aus dem Beruf*
- *Ergreifen eines früheren Lebensfadens: Kunststudium, das in seinem institutionellen Rahmen Halt vermittelt*
- *Grenzen erleben und akzeptieren im künstlerischen Prozess*
- *spirituelle Verwurzelung im Christentum*
- *gute Alltagsgewohnheiten: rhythmische Lebensführung, ausreichend Schlaf, gesunde Ernährung*
- *Heileurythmie*
- *echter Paradigmenwechsel, erlangt in der Demut der kleinen Schritte*

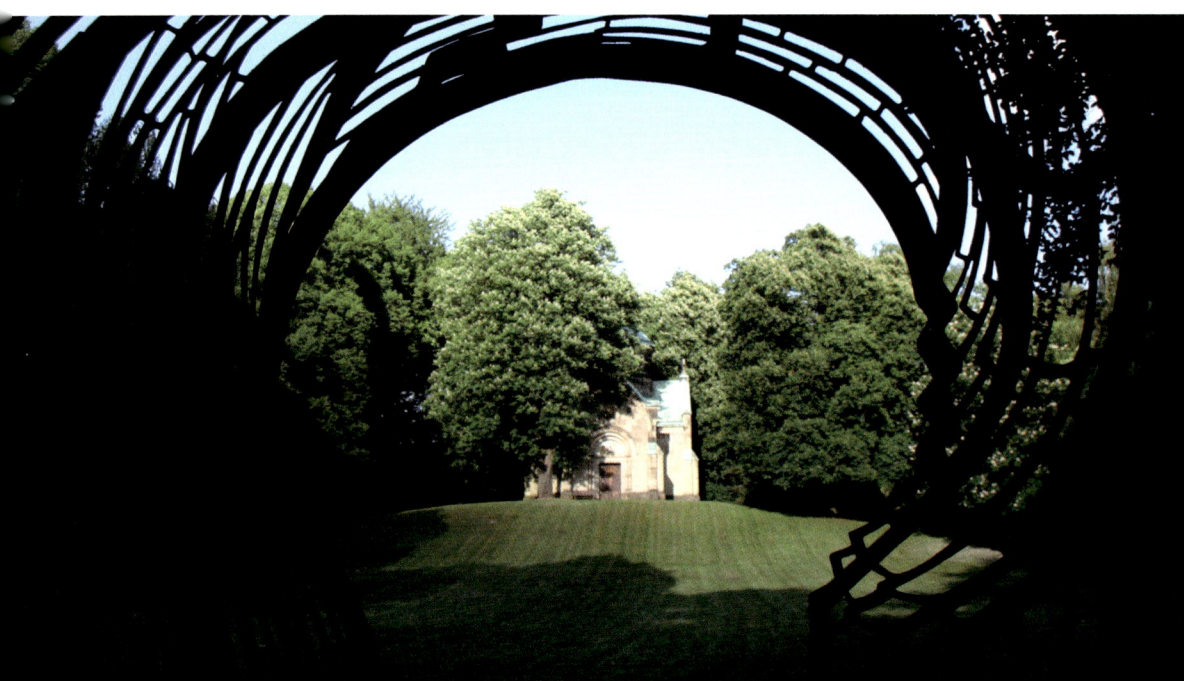

Man ist nirgendwo ganz und immer getrieben

Grundfakten, die heutige Situation

Herr Z. ist heute 47 Jahre alt, verheiratet und Vater von drei Kindern. Er lebt von seiner Familie getrennt. Als Biologe arbeitete er lange bei einer Pharmafirma. Derzeit ist er in einer beruflichen Neuorientierung begriffen: Er übt seine angestellte Beschäftigung in Teilzeit aus und ist zusätzlich selbstständig als Berater tätig.

Biografie der Kindheit/Jugend

Herr Z. ist das älteste von zwei Kindern. Von klein auf war er als Firmenerbe eines Unternehmens im Besitz von Verwandten vorgesehen. Schon der Vater war in diesem Unternehmen beschäftigt, obwohl er ganz andere berufliche Pläne hatte. Die Familien standen in einer äußerst problematischen Beziehung zueinander. Das Wohlwollen der Firmenbesitzer zu Herrn Z.s Eltern wurde nur dadurch aufrechterhalten, dass Herr Z. als Firmenerbe vorgesehen war. Um das Erbe zu sichern, wurde Herr Z. schließlich von den Verwandten adoptiert, lebte aber weiterhin in seiner Herkunftsfamilie. Diese Zwischenposition und die an ihn gestellten Erwartungen waren für ihn als Jugendlicher sehr belastend. Herrn Z.s Vater war ein „Draufgängertyp" mit Alkoholproblem, seine Mutter war schwach und angepasst. Sein Vater erwartete, dass er ein „echter (prügelnder) Junge" wäre. Nie wurde er nach seinen eigenen Wünschen und Vorstellungen gefragt. Sein Interesse für Literatur und Theater wurde nicht verstanden und abgewertet. So wurde die

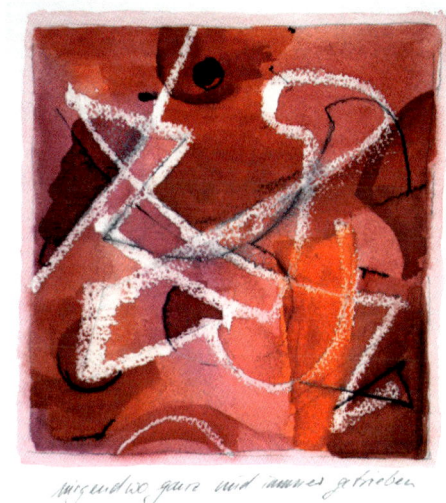

»Nirgendwo ganz und immer getrieben« (© Stefan Krauch)

Schule zum einzigen sicheren Rückzugsort. Herr Z. verinnerlichte, lieber nicht aufzufallen: „Anpassung hält die ganze Gruppe zusammen, nicht akzeptiertes Verhalten ist problematisch."

Biografie des Erwachsenen

Überraschenderweise widersetzte sich Herr Z. dem erwarteten Studiengang, der zu den späteren Aufgaben im Betrieb gepasst hätte, und schrieb sich für Biologie ein. Nach eigenem Bekunden war dies seine erste mutige Entscheidung. Das Biologiestudium fand er beglückend, hier traf er erstmals interessante Menschen und konnte neben dem Studium den eigenen kulturellen Neigungen nachgehen. Er heiratete eine

Mitstudentin, sie erlebten miteinander eine unproblematische frühe Familienzeit mit drei Kindern. Beruflich war er an verschiedenen Orten erfolgreich in der Forschung tätig.

Vorboten

Das Verhältnis zu seinem derzeitigen Arbeitgeber gestaltete sich zunehmend schwierig. Herrn Z. begegnete er gefühlskalt, beziehungsunfähig und außer Stande, gute Leistungen zu bemerken und wertzuschätzen.

Gleichzeitig wurde auch die Familiensituation belastend. Herr Z. führte ein Doppelleben: Er ist homosexuell. Seine Frau wusste das und trug es in der Hoffnung mit, dass seine wechselnden Beziehungen Episoden bleiben würden. „Man ist nirgendwo ganz und immer getrieben ...", umschreibt Herr Z. seine unglückliche Lebenslage, zumal er eine besonders liebevolle Beziehung zu seinen Kindern und eine echte Zuneigung zu seiner Frau hatte und hat. „Ich wollte ein liebevoller Ehemann und ein guter Vater sein und merkte immer deutlicher, dass ich meine Homosexualität in einer tragfähigen Partnerschaft leben wollte."

KOMMENTAR „ENTSTEHUNG"

Seit früher Kindheit wurde Herr Z. für die familiären Interessen instrumentalisiert. Er sollte die Verantwortung für das Schicksal der Familie und des Unternehmens tragen, ohne dass er selbst als Individuum beachtet worden wäre. Diese erwartete und zunächst auch erfüllte Anpassungsleistung ließen ihn vereinsamen und sich selbst fremd werden. „Ich wurde nicht wahrgenommen und habe mich selbst nicht wahrnehmen können." Das Trauma der Adoption untergrub sein Selbstwertgefühl und verunsicherte ihn anhaltend. Obwohl er früh verinnerlicht hatte, dass man sich in der Beziehung zu anderen Menschen anzupassen

habe, um den Lebenszusammenhang nicht zu gefährden, konnte er die Erwartungen seines Vaters dennoch nicht erfüllen. Dieser wünschte sich einen Sohn, der ihm wesensverwandt war, eher raubeinig als den schönen Künsten zugetan. Herr Z. war in den Augen des Vaters kein „echter Junge", diese Abwertung musste den ohnehin durch seine familiäre Konstellation irritierten Heranwachsenden tief treffen.

Im Laufe der Biografie wiederholte sich dieses Muster: Herrn Z.s Anerkennungsbedürfnis wurde durch die unterkühlte und wenig wertschätzende Haltung seines Vorgesetzten enttäuscht, was ihn demoralisierte und für seinen Arbeitszusammenhang demotivierte, da er sich ausgeliefert fühlte. In der überstarken Abhängigkeit von der Wertschätzung anderer zeigte sich noch einmal ein Mangel an Selbstreferenz, der zur Selbstentfremdung führen kann. Wer sich selbst nicht wahrnehmen kann, dem mangelt es auch an der gesunden Fähigkeit zur Selbstfürsorge. Ein verstärkender Faktor, der zu Herrn Z.s Burnout beitrug, war, dass seine Homosexualität über einen längeren Zeitraum mit seinem Selbstbild kollidierte und ihn in eine ambivalente Haltung zu seiner Familie, aber auch zu sich selbst und zu seinen Partnern führte. Da er alles gleichzeitig verwirklichen, ein guter Ehemann und Familienvater sein und eine erfüllte homosexuelle Partnerschaft leben wollte, überforderte er sich (und die Mitbeteiligten) heillos und verstrickte sich in eine tiefe Widersprüchlichkeit und Schuldgefühle.

Zusammenfassung

In der enttäuschenden Vaterbeziehung kann – zusammen mit den beschriebenen anderen Defiziten der Kindheit – die Ursache für einen überhöhten Wertekatalog und überhöhte Ansprüche an sich selbst liegen. Von hier aus führt der Weg über die Unfähigkeit, anderen gegenüber klare Grenzen zu setzen, nicht selten in die

Selbstausbeutung und in die Selbstentfremdung und dann früher oder später in den Zusammenbruch.

Burnout

Die Krise brach sich explosionsartig Bahn. Eine Vortragsverpflichtung, die er bis dahin als Routineveranstaltung hätte absolvieren können, versetzte Herrn Z. in Panik: Wenige Stunden vor dem Vortrag erlebte er panische Angstzustände, er verweigerte sich, reagierte mit Flucht und verließ den Tagungsort. Vorausgegangen war dem Geschehen eine zerbrechende belastende Beziehung zu einem psychisch kranken Mann, in der sein altes Anpassungsmuster nicht bedient wurde („Ich rette ihn, dann rettet er mich. Als Gegenleistung erhalte ich Liebe." – Indem ich die eigenen Wünsche derart stark an die Bedürfnisse anderer koppele und diesen unterordne, verliere ich den Kontakt zu mir selbst.) Herr

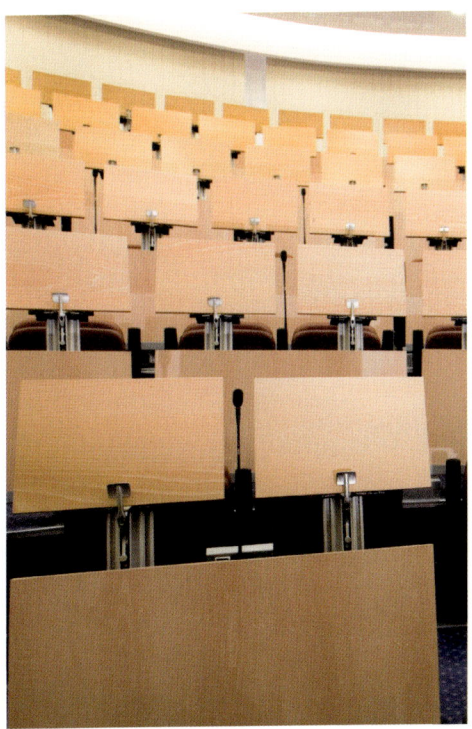

Z. bemerkte, dass er akut suizidgefährdet war. Nun brauchte er dringend Hilfe. Ein Psychotherapeut und eine anthroposophische Ärztin, die er aufsuchte, diagnostizierten ein Burnout.

Der Weg hinaus

Herr Z. wurde krankgeschrieben und ging in eine Fachklinik, der Aufenthalt dort dauerte schließlich drei Monate. Er besuchte künstlerische Kurse, Gruppentherapien und einen Kurs für soziale Kompetenz und setzte sich intensiv mit seiner Lebensproblematik auseinander. In Vorbereitung auf die „Situation danach" nahm Herr Z. sich vor: „Ich werde mir eine eigene Wohnung suchen, um einen Teil meines persönlichen Lebens zu gestalten. Ich will meine Homosexualität nicht mehr verheimlichen. Ich werde mir einen anderen Arbeitszusammenhang suchen."

Neue Wege

Herr Z. hat seine Absichten verwirklicht. Konkret zeigt sich dies darin, dass er nun eine eigene Wohnung in der Großstadt für sich eingerichtet hat und das Verhältnis zu seiner Ehefrau und seinen drei Kindern klären konnte. In seiner Arbeitssituation hat er die Institution gewechselt und den Arbeitsumfang dort reduziert. Es erfüllt und beglückt ihn, dass er zusätzlich in Teilzeit als Berater unmittelbar mit Klienten arbeiten kann, was seinen ursprünglichen Vorstellungen von seiner Berufslaufbahn entgegenkommt.

KOMMENTAR
„WAS HAT GEHOLFEN, WAS HAT SICH GEÄNDERT"

Dass eine problematische Beziehung zu einem psychisch kranken Partner schließlich den Zusammenbruch auslöste, kann eher als Anlass denn als Ursache für die Krise gewertet werden.

Zunächst war für Herrn Z. der Abstand zur gesamten Lebenssituation wichtig. Dies ermöglichte eine intensive Beschäftigung mit der eigenen Biografie und der akuten Lebensproblematik. Die künstlerischen Kurse in der Klinik erlebte er als Brücke zu sich selbst. In der Gruppentherapie lernte er über seine eigenen Probleme zu sprechen, es ermutigte ihn, dass andere vergleichbar schwere Situationen zu bewältigen hatten. Ein Kurs für soziale Kompetenz stärkte seine Fähigkeit, sich abzugrenzen und Nein zu sagen.

Fazit

Wesentlich war, dass Herr Z. eine aufrichtige, akzeptierende Beziehung zu sich selbst aufnehmen konnte, die einerseits die eigene Lebensgeschichte anerkennt und integriert und andererseits mit Mut in das Risiko der Veränderung geht. Das machte familiär und beruflich eine grundlegende Neuorientierung, einen echten Paradigmenwechsel möglich. Herr Z. hat Gestaltungshoheit über sein Leben erlangt.

Was hat geholfen?

- *Abstand zur eigenen komplexen und überfordernden Lebenssituation*
- *langer Aufenthalt in einer Fachklinik*
- *Biografiearbeit*
- *künstlerische Therapien als Brücke zu sich selbst*
- *Gesprächstherapie*
- *Arbeit an der sozialen Kompetenz*
- *lernen, sich abzugrenzen und Nein zu sagen*
- *aufrichtige, akzeptierende Beziehung zu sich selbst aufbauen*
- *Mut zu echten und tief greifenden Veränderungen in der Lebenssituation*

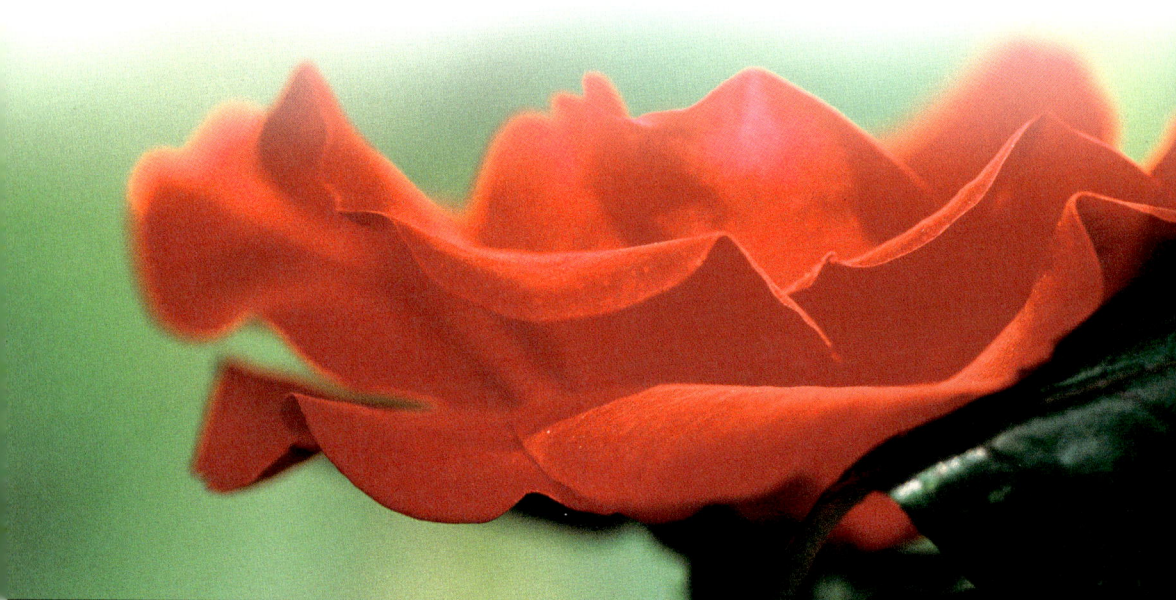

Wie neugeboren

*Verschwiegene Wahrheit
bringt Unheil*

Friedrich Nietzsche

GESTALTUNGSHOHEIT ÜBER DAS EIGENE LEBEN

*Alle Gesprächspartner haben die Gestaltungs-
hoheit über ihr Leben errungen. Das setzte
voraus, dass sie sich in Bezug auf die eigenen
Gefühle, auf die eigenen Kräfte und auf die
eigenen Lebensbedürfnisse selbst wahrzunehmen lernten. Daraus resultierten die Paradigmenwechsel in ihrer Biografie, wesentliche
Schritte in Beruf und Familie waren fällig.
Sie haben mit Mut und Risikobereitschaft
wahr gemacht und umgesetzt, was sich als
Aufforderung durch das Burnout gezeigt
hat, z. B. eine biografische Berufsklärung, die
ernst machte und die alte Welt hinter sich
ließ, um Neues zu beginnen, wie Frau L. durch
den Umgang mit der Kunst im Unterricht.*

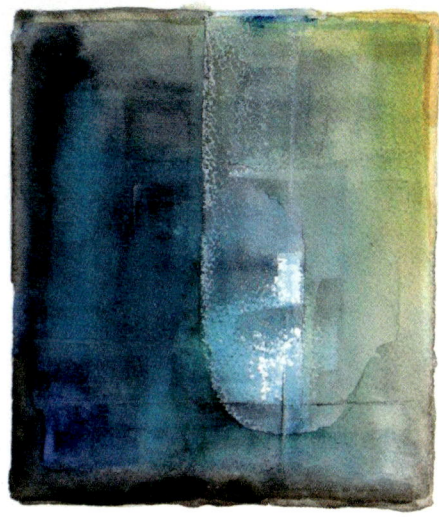

»Wie neu geboren« (© Stefan Krauch)

*Ebenso wahrhaftig wie die berufliche Situation
mussten die familiären und partnerschaftlichen
Bezüge hinterfragt werden. In allen Biografien
erwiesen sich die persönlichen Beziehungen
(zu den Ehepartnern und Kindern) als komplex und problematisch. Die Konfliktsphären
waren wohl bemerkt worden, waren aber nicht
besprech- und gestaltbar. Diese ungeklärten
Lebenssituationen, diese nicht bewältigten
Konflikte verbrauchten unendlich viel Energie und Lebenskraft. Daraus resultierten
Mutlosigkeit, Lähmung und Depression, die
aufgrund vermeintlich geringer Anlässe zum
Zusammenbruch führten. In Kombination mit
weiteren Stressoren ist ein Burnout in dieser
Situation fast vorprogrammiert. Wesentlich ist,
die Wahrheit anzunehmen und die Konsequenzen daraus zu ziehen. Das kann sowohl eine
physische Trennung bedeuten als auch das
Verhältnis zu Partner und Kindern innerlich
neu zu bewerten und zu gewichten, indem
die Betroffenen Abschied vom bisherigen
illusionären Bild ihrer Ehe und Familie nehmen.
Auch in der Rückbesinnung auf das, was
vergangen ist, können Fehlentwicklungen neu
bewertet und nachträglich befriedet werden.*

DIE DIAGNOSE ERNST NEHMEN

Die Diagnose „Burnout" ist für die Betroffenen zunächst eine Lebenskatastrophe, die absolut ernst genommen werden muss und Konsequenzen für die gesamte Lebensführung hat. Eine rhythmische Tagesgestaltung, ausreichend Schlaf, regelmäßige Erholungsphasen, körperlicher Ausgleich für die verbreitete Bewegungsarmut im Beruf, gesunde Ernährungsgewohnheiten und die Pflege eines tragenden sozialen Netzes gewähren Sicherheit und Zugehörigkeit. Zudem ist ein Zeichen guter Selbstreferenz die Fähigkeit der Abgrenzung, also die Fähigkeit, im entscheidenden Moment Nein zu sagen. Gerade nach einer überstandenen Burnout-Erkrankung besteht die Gefahr eines Rückfalls, wenn alte Verhaltensweisen nicht wirklich verabschiedet werden.

Es gehören Ehrlichkeit, Mut und Risikobereitschaft dazu, um aus dem Zusammenbruch einen wirklichen Neubeginn zu wagen. Denn es ist schwer, die Lebenssicherheiten aufzugeben, die mich bisher getragen haben, zumal, wenn ich den Boden unter den Füßen verloren habe.

Wir können das Gelingen unserer Entscheidungen nicht vorhersehen, sondern müssen darauf vertrauen, dass wir bewältigen, was sich an Herausforderungen stellen wird. Dieses bedingungslose Vertrauen in die Zukunft ist nur möglich, wenn ein Mensch seine Existenz transzendiert. Moderne Transzendenz und Religiosität werden in individuellen Ausdrucksformen realisiert, jenseits von überkommenen Praktiken und Institutionen.

ACHTSAM BLEIBEN

Dieses religiös fundierte Vertrauen in die Zukunft schließt nicht aus, dass Betroffene weiterhin achtsam bleiben müssen. Denn auch ein gut bewältigtes Burnout kann wiederkommen. Treten erste Anzeichen auf der körperlichen oder geistig-seelischen Ebene auf, sollten sie beachtet und ernst genommen werden. Hilfreich ist hier, im guten, liebevollen Kontakt mit sich selbst zu bleiben, den eigenen Bedürfnissen Raum zu geben sowie sich nicht zu scheuen, die Hilfe anderer zu suchen und dann auch anzunehmen.

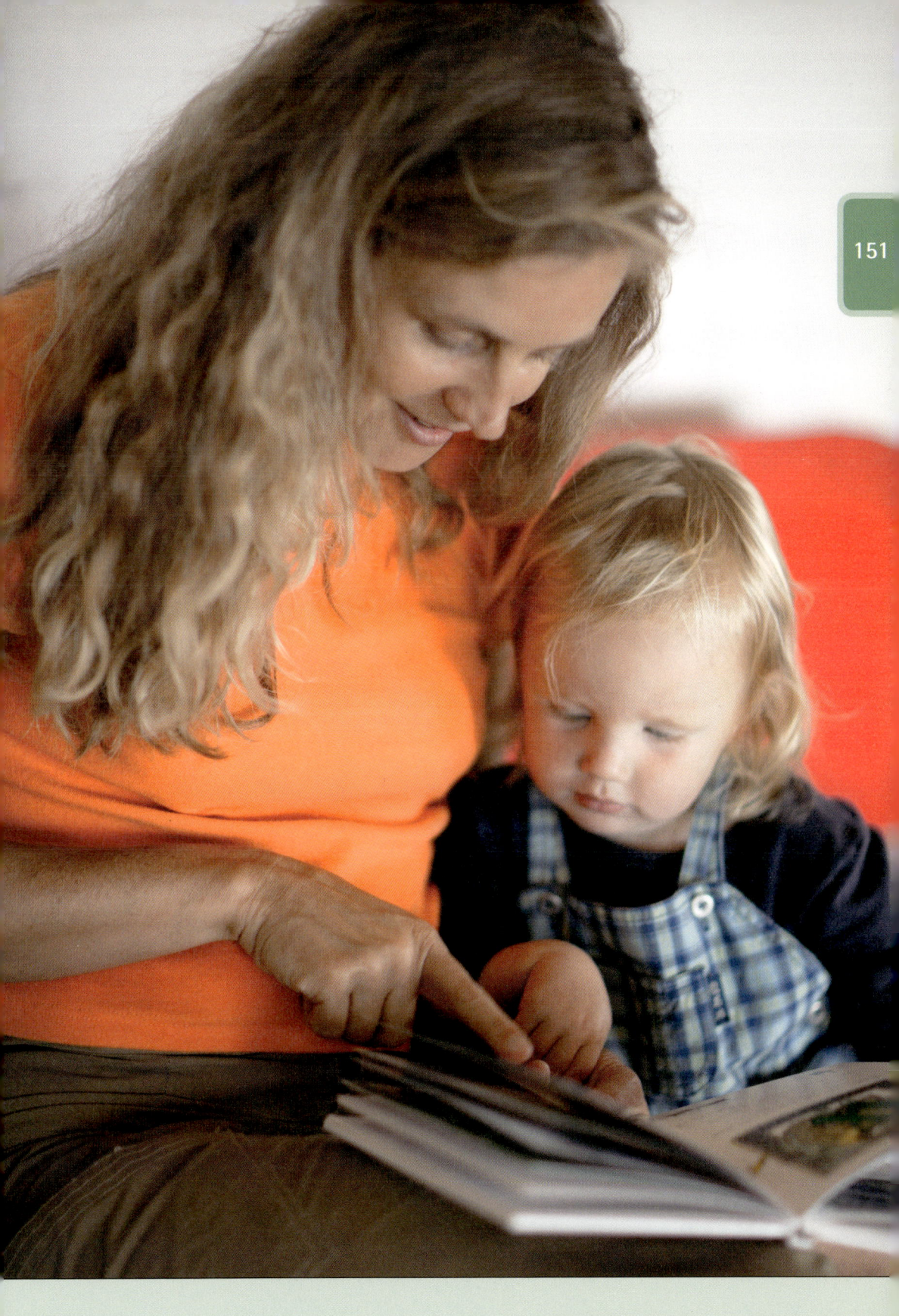

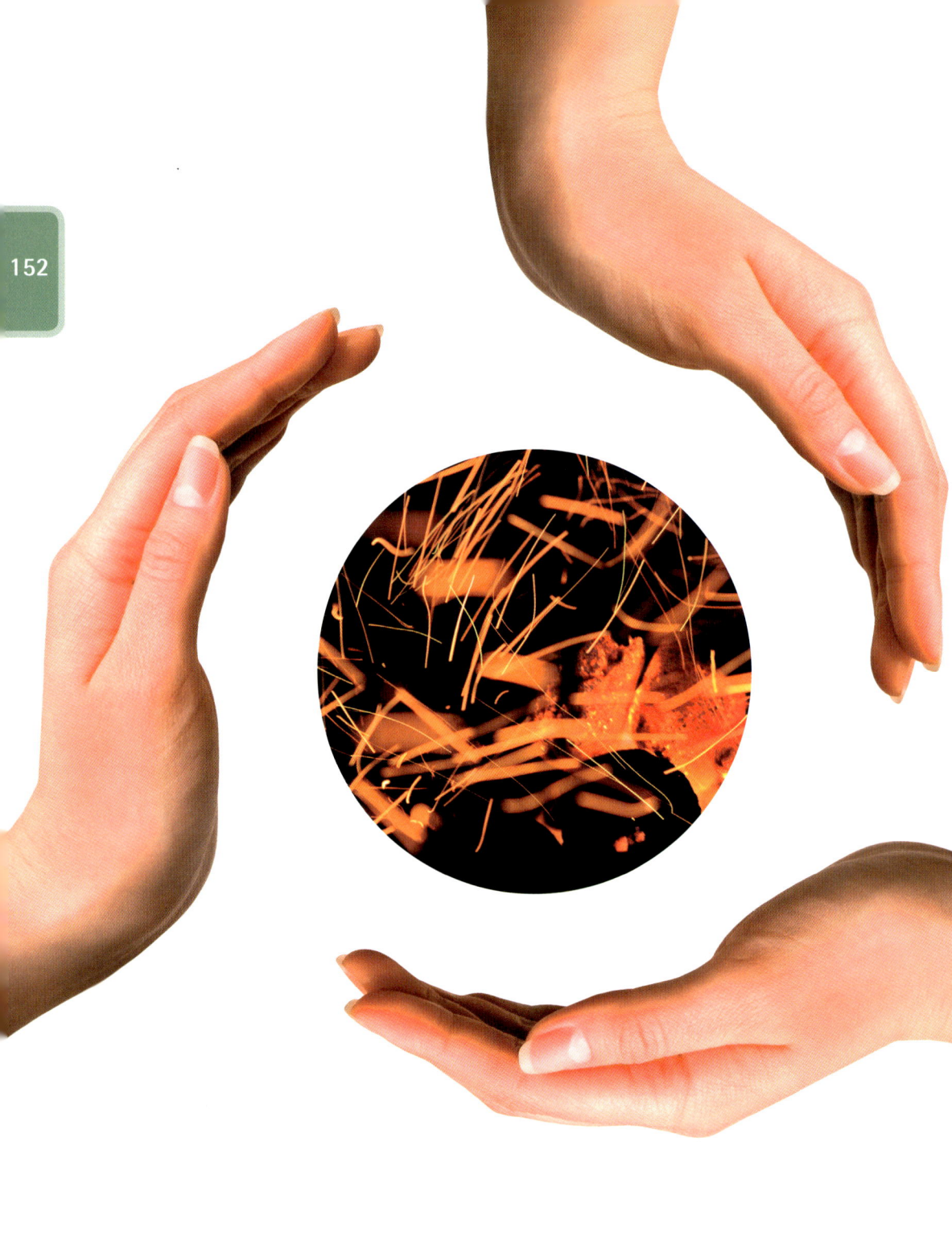

Unterstützung: Achtsamkeit und Eigenaktivität

von Renate Hölzer-Hasselberg

Die Bezüge auf den Prüfstand stellen

Viele Menschen, die einmal von einer Burnout-Erkrankung betroffen waren, erleben das als einen absoluten existenziellen Zusammenbruch.

Warum?

Weil sie in der Regel aus allen beruflichen und privaten Bezügen ausgeschlossen sind. Das fühlt sich für die Betroffenen so an: „Es geht überhaupt nichts mehr!" Beruflich erleben sie ein bedrohliches Leistungstief, Müdigkeit, Resignation, Verzweiflung, Angst und Apathie.

„Ein Haus ist abgebrannt, es stehen nur noch die Stützpfeiler."

Das stellt einen Menschen mit einer Burnout-Diagnose vor folgende Fragen: Ganz offensichtlich haben mich meine bisherigen Verhaltenmuster, meine Lebenseinstellungen und mein Wertekatalog bis zu diesem Ereignis meines Zusammenbruches geführt. Jetzt aber gilt es, sich einzugestehen: Alle meine persönlichen und beruflichen Bezüge müssen auf den Prüfstand! Dabei ist die entscheidende Frage: Wie werde ich wieder der Regisseur meiner eigenen Biografie? Wer agiert auf der Bühne meines Lebensschau-

platzes? Sind die Rollen richtig oder falsch besetzt? Und vor allem: Wie lerne ich das Wesentliche (was für *mich* wesentlich ist) vom Unwesentlichen (was für *mich* unwesentlich ist) zu unterscheiden?

Diese Fragen hängen natürlich auch mit dem Lebensalter der Betroffenen zusammen, d. h. der Wertekatalog eines 30-Jährigen wird sich anders gestalten als der eines 60-Jährigen.

Jüngere Menschen haben oft das Problem der Identitätsfindung und investieren auf das falsche „Konto", z. B. Imagepflege durch Statussymbole, die nur durch einen erhöhten Leistungsdruck und -anspruch finanzierbar sind. Ohne eine Ausbalancierung, die auf die Bedürfnisse des Seelischen und Geistigen im Menschen Rücksicht nimmt, ist ein seelischer Zusammenbruch fast vorprogrammiert.

Bei älteren Menschen ist die Sache oft etwas anders gelagert. Sie, die nun eher „loslassen" müssen, geraten oft unter Stress, wenn sie den Paradigmenwechsel von einem aktiven Lebensentwurf zu einer Verinnerlichung nicht akzeptieren können oder wollen. Oft genug weisen sie einen Terminkalender vor, der eher einem 30-jährigen Menschen entspricht als einem Menschen weit nach der Lebensmitte. Wer die

Leistungsgrenze im Älterwerden einfach leugnet, bezahlt dies oft mit Gefühlen von Sinnlosigkeit, Überforderung und schweren Depressionen.

Es ist für Menschen, die ein tätiges und äußerlich erfolgreiches Leben geführt haben, wichtig, ihren Wertekatalog neu zu veranlagen, die Kraft aus dem operationalen Bereich abzuziehen und stattdessen eine tiefe Lebensbefriedigung zu empfinden, die nächste Generation in ihren Intentionen zu unterstützen. Dies ist aber nur möglich, wenn wir von äußerer Anerkennung gleich welcher Art unabhängiger werden und einen inneren Werthorizont pflegen, der Solidarität, Weisheit, Gelassenheit und religiöse Fragen in den Vordergrund stellt. Es kommt darauf an, im Älterwerden nicht nur die Verlust-, sondern eben auch die Gewinnseite einer neugewonnenen Freiheit zu sehen.

Dazu gibt es verschiedene Übungen, die aber nur greifen, wenn sie konsequent durchgeführt werden.

Neben den beruflichen Herausforderungen sind oft auch die privaten Bereiche Ehe und Familie keine wirklichen Kraftquellen, sondern eher weitere „Schlachtfelder". Wenn Menschen aber in allen ihren persönlichen und beruflichen Bezügen nur ein- und nicht ausatmen können, droht auch hier ein Zusammenbruch aller Lebenskräfte. So muss eben auch untersucht werden, inwieweit die private Situation durch Überforderung an der Erkrankung mit beteiligt ist. Oft sind es eine Fülle von ungelösten Problemen, die eher chronifiziert als besprechbar sind. Hier müssen Menschen bereit sein, diese Fragen wirklich zu „erlösen". Ob dies nun beispielsweise auf eine Trennung oder eine Eheberatung hinausläuft, hängt natürlich von dem individuellen Fall ab. Eine grundlegende Neugestaltung ist aber unabdingbar.

Eine *Biografiearbeit* oder wenn nötig auch eine *Psychotherapie* haben das Ziel, die verdeckten Muster in Kindheit und Sozialisation aufzudecken, um zu klären, was Menschen unbewusst an Botschaften aus ihrer bisherigen Lebensgeschichte einfach fortsetzen, die schon lange nicht mehr zu ihnen passen, sondern eigene Lebensimpulse bedrohen und in der Konsequenz ersticken.

Dazu einige Beispiele aus der Beratungspraxis:

Wenn Liebe und Anerkennung in der Kindheit und Jugend an Leistungsnachweise gekoppelt waren, besteht immer die Gefahr, dass ein Mensch durch die unbewusste Empfindung bestimmt wird *„Ich bin nur etwas wert, wenn ich etwas leiste"*. Es ist unschwer zu erkennen, dass dieses Muster in einem erwachsenen Leben, wenn es nicht durchschaut und verändert wird, zu enormen Überforderungen führen kann. Dies ist daher ein so verhängnisvolles Verhalten, weil das Selbstbewusstsein und das Selbstwertgefühl eines Menschen ständig durch Arbeitsanforderungen und Erfolge gestützt und ernährt werden müssen. Eltern geben diese Botschaften auch an ihre Kinder weiter. Und so entsteht ein verhängnisvoller Kreislauf, der oft mit der Frage endet: „Wer bin ich selbst und was will ich tatsächlich?" Kann diese Frage nicht befriedigend beantwortet werden, ist ein großes Lebensleid die Folge.

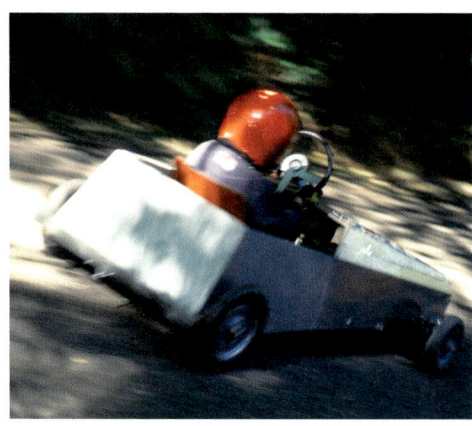

Zusammenfassend lässt sich sagen, dass ein erster Schritt in der Behandlung einer Burnout-Erkrankung die Klärung des bisherigen Lebensentwurfs nötig macht.

Menschen mit einer Burnout-Erkrankung haben fast immer ein erhebliches *Abgrenzungsproblem*, sie können einfach nicht Nein sagen. Lebensgeschichtlich hat dieser Tatbestand sehr viel mit dem Thema Angst zu tun, die eben in einer Biografiearbeit geklärt werden muss. Denn Nein-sagen setzt voraus, dass man Ablehnung, Isolation und möglichen Liebesentzug zumindest ertragen kann und genügend seelische Ressourcen und ein stabiles Selbstgefühl hat, um die Folgen seiner Abgrenzung ausgleichen zu können.

Wirkliche Wandlung

Zunächst ist dies eine sehr anstrengende Bewusstseinsleistung, denn wer würde nicht verstehen, dass man, wenn man wieder gesund ist, die alten, über Jahrzehnte „gepflegten" Gewohnheiten fortsetzen möchte? Hier handelt es sich um einen subtilen seelischen Vorgang, der Folgendes notwendig macht: Nur, wenn der Betroffene sich wirklich mit seiner Krankheit (die in seinem Verantwortungsbereich liegt) auseinandergesetzt hat, zu ihr „Ja" gesagt hat und eben nicht nur das Störende beseitigen wollte, wird er Kraft und Willen mobilisieren können, um die neuen Verhaltensmodalitäten nach der Erkrankung so weiterzuführen, dass er keinen Rückfall erleidet.

Nun hat die Verlustseite, dass nichts mehr so geht wie vorher, auch eine ungeheure Gewinnseite, wenn diese verstanden und realisiert wird. Ein neuer Lebensentwurf, der eben das geleistet hat, alle privaten und persönlichen Bezüge neu zu justieren, ist vergleichbar mit einem Umzug in ein neues, schönes Haus. Wir alle kennen folgende Situation: Wie erleichtert sind wir, bei einem Umzug altes Gerümpel aus Keller, Boden und Wohnung zu entfernen, sich auf das Wesentliche zu beschränken und wenn nötig Neues anzuschaffen, das frisch und unverbraucht ist. Um diesen Akt der Befreiung geht es, darum, alten Ballast hinter sich zu lassen, z. B. falsche Lebenseinstellungen, falsche Anpassungsleistungen, die zu Selbstentfremdungen führen. Demgegenüber steht ein selbstverantworteter Lebensentwurf, in dem ich der Regisseur bin und die Verantwortung für mein Leben in Gänze übernehme. Dies erleben die Betroffenen häufig wie ein neugeschenktes Leben, und vor diesem Hintergrund fällt es ihnen viel leichter, das für sie Wesentliche von dem für sie Unwesentlichen zu unterscheiden und ihren neuen Lebensentwurf auch wirklich umzusetzen. Die notwendige Achtsamkeit, die dafür erforderlich ist, wird dann aber nicht mehr als Last erlebt, sondern im Gegenteil als eine vertiefte Beziehung erstens zu der eigenen Lebensgeschichte und zweitens zu den eigenen Gefühlen. Die Betroffenen haben in den menschlichen Beziehungen, z. B. Ehe, Kinder, Kollegen, einfach mehr Tiefe und Präsenz und schlussendlich das Gefühl, ein erfülltes Leben zu führen.

Der Neurologe Viktor von Weizsäcker beschreibt hier sehr eindrücklich, dass eben der Sinn einer Krankheit nicht darin bestehen kann, dass man nach ihrer Überwindung so weitermacht wie bisher, sondern dass eine wirkliche Wandlung stattfinden muss:

„Das Wesentliche der Krankheit ist nicht die Überwindung von einer Ordnung zur anderen, sondern die Preisgabe der Identität des Subjekts des Kranken. Das Ich des Kranken wird in diesem Riss oder Sprung vernichtet, wenn es sich nicht wandelt – nachdem der Kranke durch seine Krise gezwungen ist, das Unmögliche zu vollziehen."

Übungen

Hier nun die Übung dazu: Bei jeder Anfrage „Kannst du mal dies oder jenes tun" rate ich meinen Patienten grundsätzlich, weder sofort Ja noch Nein zu sagen, sondern sich eine Bedenkzeit zu erbitten. Dazu wird ein Abgrenzungstagebuch angelegt, in dem der Betroffene sich jeden Abend selbst Rechenschaft ablegt, wie sein Abgrenzungsverhalten war.

Welchen Sinn hat nun diese Bedenkzeit? Es gilt zu klären: Sind meine Entscheidungen einmal durch einen inneren Freiheitspunkt gegangen, d. h. will ich das wirklich, und wenn ja, warum, und wenn nein, warum nicht? So unspektakulär diese Übung auch zu sein scheint, so wirksam ist sie. Weil Menschen dadurch erfahren, wie oft sie über ihre Kräfte gehandelt haben, ohne dass sie es eigentlich wollten und oft ohne dass es wirklich notwendig gewesen wäre. Diese Übung ist eine sehr fruchtbare Selbsterkundung, wenn sie mit absoluter Ehrlichkeit sich selbst gegenüber verbunden ist.

Eine weitere gute Übung ist folgende: Jeden Tag eine kurze Zeit etwas zu tun, was keinen Zweck verfolgt oder ein bestimmtes Ziel hat, sondern was einfach nur Freude macht. Das ist für Menschen mit einem großen Leistungsanspruch eine richtige Tortur. Das kann sein: eine Blume betrachten, beriechen und spüren: „Was macht das mit meiner Seele?" Oder einfach in die Wolken zu schauen und der Fantasie freien Lauf zu lassen – was für Empfindungen und Sehnsüchte werden erlebbar?

Der Übungskatalog muss natürlich auf die jeweilige Lebenssituation des Betroffenen abgestimmt sein. Besonders hilfreich ist es, wenn die Übungen jeden Tag zu einer bestimmten Zeit gemacht werden. Eine wichtige Voraussetzung für das Gelingen dieser Übungen ist, dass sie Freude machen und nicht wieder als eine Leistungsanforderung empfunden werden.

Der Sinn dieser Übungen ist vor allem *Entschleunigung und Präsenz in der Gegenwart*. Denn in der Regel ist es so: Wir hängen in der Vergangenheit und erleben dort oft Schmerz über alles, was nicht gelungen ist. Vor der Zukunft haben wir oft Angst. Und in der Gegenwart sind wir nicht wirklich anwesend. So ist eine gesteigerte Selbstwahrnehmung durch Präsenz und Entschleunigung von außerordentlicher Wichtigkeit, damit man überhaupt lernt und bemerkt, wann Pausen und Ruhezeiten notwendig sind.

Menschen nach einer Burnout-Erkrankung beschreiben ja gerade, wie sie einen beginnenden Vitalitätsverlust mit weiteren Überanstrengungen kompensieren wollten und wie gerade dies in den Zusammenbruch geführt hat, eben weil die Antwort gewesen wäre: Jetzt muss ich meine Kräfte regenerieren, anstatt sie zu strapazieren.

Betroffene, die ein Burnout überstanden haben, beschreiben sehr eindrücklich, wie fragil ihr Kräftehaushalt ist. Das heißt konkret: Was in früheren Zeiten einmal möglich war, nämlich über die Stränge zu schlagen, das geht jetzt überhaupt nicht mehr, denn die Erkrankung kann wiederkommen. Und diese Menschen müssen lernen, mit ihren Kraftreserven sehr sorgsam umzugehen.

Noch eine wichtige Übung ist, die Aufmerksamkeit auf den *Lebensrhythmus* zu lenken. Wichtige Elemente eines rhythmischen Alltags können sein: geregelte Mahlzeiten, geregelte Schlafenszeiten (auch an Wochenenden diese Rhythmen einhalten!), Pausen und ein ausbalancierter Arbeits- und Tätigkeitsbereich. Man sollte beispielsweise kognitive Beanspruchungen durch Spaziergänge in der Natur ausgleichen.

Viele Betroffene beschreiben *Heileurythmie*, wenn die Übungen regelmäßig gemacht werden, als sehr unterstützend und harmonisierend. Zur Stärkung der Lebenskräfte können *rhythmische Massagen* sehr hilfreich sein. Viele Menschen erleben es als eine Zumutung, sich so intensiv mit den eigenen Belangen beschäftigen zu müssen. Sie sollten den Zusammenhang verstehen und dann bejahen, dass diese Anforderungen die Folge eines jahrelangen Fehlverhaltens sind, das eben zu diesem Kräftezusammenbruch geführt hat.

Kunst- oder Musiktherapie kann bei entsprechender Indikation sehr hilfreich sein. So gibt es Betroffene, die eine künstlerische Betätigung,

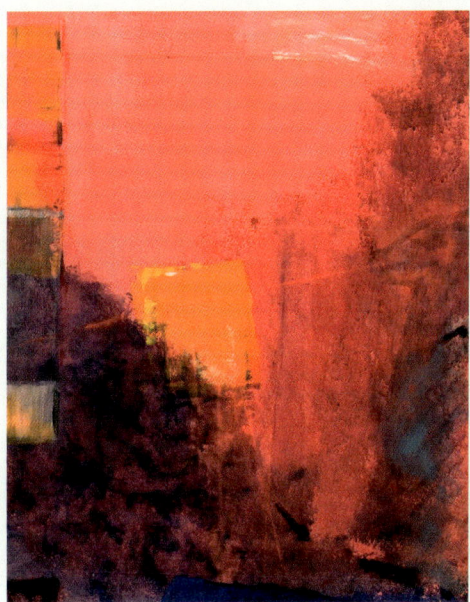

»Sinkendes Gelb« (© Stefan Krauch)

z. B. Chorsingen, fest in ihren neuen Lebensentwurf einbauen. Zielsetzung ist hier die Abwendung vom Inhaltlichen hin zu einem Prozesshaften, denn dies stärkt die Lebenskräfte, während Inhaltliches eher eine abbauende Tendenz hat.

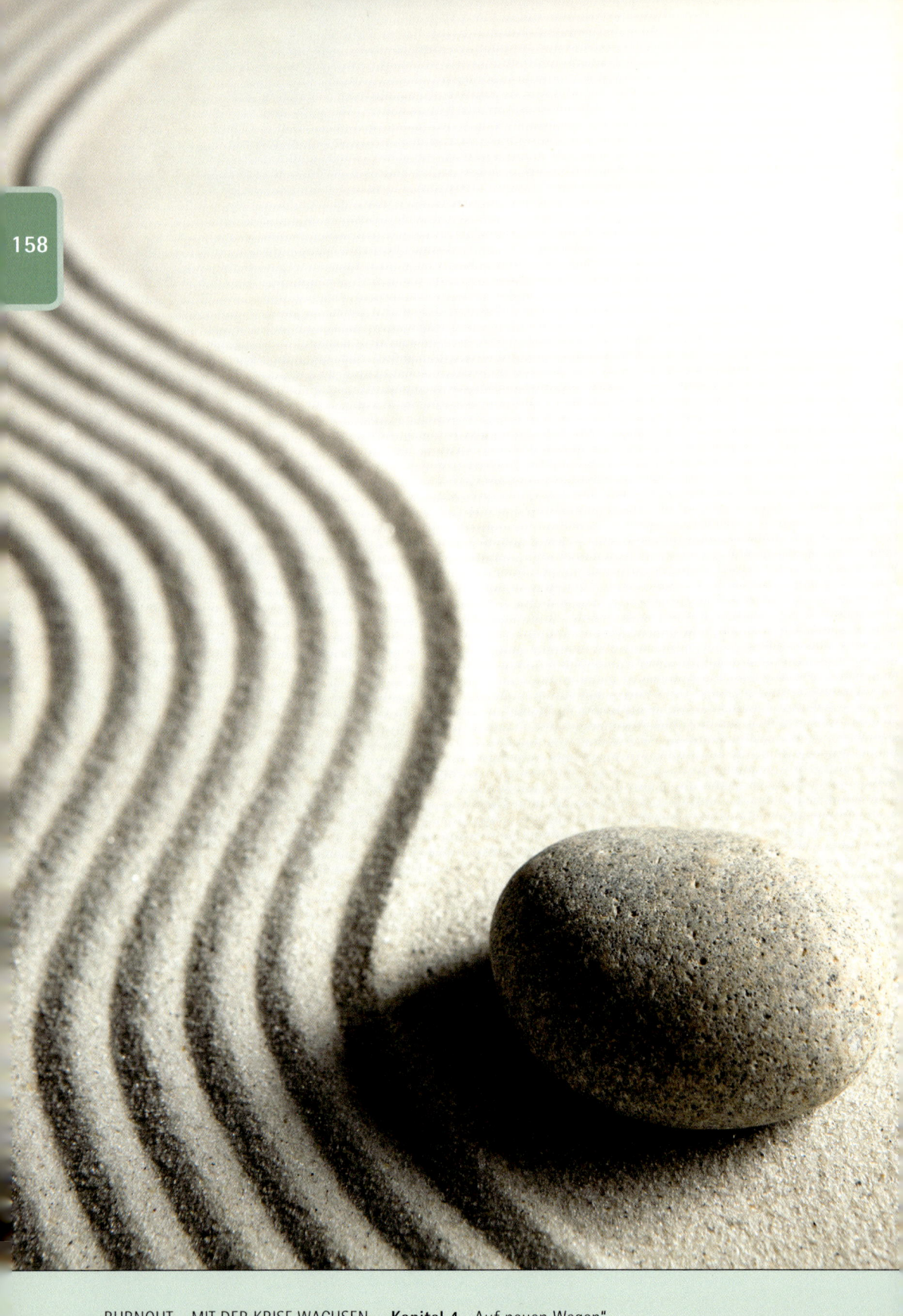

Kapitel 4.3

Salutogene Übungen (Teil 2)

von Theodor D. Petzold

Weiter Prävention betreiben

Alle Übungen, mit denen Sie sich bereits vorbeugend schützen und stärken können, sind auch in dieser Phase geeignet, um zu einem Leben im Rhythmus zu finden. Zur weiteren Ausgestaltung Ihrer Selbstwahrnehmung und Autonomie sind die salutogene Kommunikation und die Meditation hilfreiche Maßnahmen.

Selbstwahrnehmung sowie Anregung und Unterstützung der Autonomie durch Kommunikation

Durch die Individualisierung unserer westlichen Kultur wurde die zwischenmenschliche Kommunikation längere Zeit nicht angemessen beachtet. Heute wächst die Erkenntnis, dass jede gesunde Individualisierung nur im Kontext von – auch direkter, sinnlicher – Kommunikation gedeihen kann, dass Kommunikation eine Voraussetzung ist für Lernen, Gesundheit, Entwicklung und auch geistige Evolution. Deshalb nimmt die Kommunikation einen ganz besonderen Platz in der modernen Salutogenese ein. Sie ist die wichtigste Methode sowohl für die Entwicklung psychischer Gesundheit, also für die Entfaltung von Kreativität und Lebenslust, als auch für gesellschaftliche Gestaltungsprozesse.

Eine einfache Technik der salutogenen Kommunikation funktioniert so: Sie verabreden sich mit einem guten Bekannten – z. B. einem Freund oder Ihrem Partner – zur partnerschaftlich salutogenen Kommunikation. Einer übernimmt die Rolle A, in der er von sich erzählt, und der andere die Rolle B, in der er vornehmlich (aktiv) zuhört. Bei Belieben können die Rollen gewechselt werden. Sie legen ein Thema und eine Zeit fest; ich schlage Ihnen unten für jede einzelne Übung eine Mindestzeit vor. Dann beginnen Sie in der Rolle A, alles zu erzählen, was Ihnen zu dem gewählten Thema oder der gewählten Frage einfällt.

Ihr Partner in der Rolle B hört Ihnen aufmerksam und interessiert zu. Er kann Sie fragen, wenn er etwas noch genauer verstehen möchte. Er darf auch Fragen stellen, um das gewählte Thema noch umfassender zu beleuchten, also um Ihnen mithilfe von Fragen noch weitere Aspekte des Themas nahezubringen. Er darf aber keine Kommentare, Bewertungen und Interpretationen einbringen und soll auch keine Geschichten von sich erzählen. Er soll die Zeit im Blick haben und nach dem verabredeten Zeitraum das Gespräch zu Ende bringen. Nach einer kurzen oder langen Pause können Sie dann die Rollen wechseln – wenn Sie möchten.

Ich schlage Ihnen hier zunächst vier Themen vor, die sich für diese Übung als besonders hilfreich erwiesen haben. Sie können diese Themen an vier Tagen hintereinander behandeln oder auch eines pro Woche. Wenn Sie einmal alle besprochen haben, können Sie Wiederholungen jederzeit durchführen – auch in großen Abständen (z. B. einmal im Monat).

1. Was tut mir gut? Was tut mir nicht gut? Was tut mir nachhaltig gut und was nicht (auch in verschiedenen Lebenssituationen)? (Pro Person mindestens 20 Minuten.)
2. Was sind mir wichtige Bedürfnisse? (Herzens-)Wünsche? Ziele? Aufgaben? (Pro Person mindestens 20 Minuten.)
3. Was sind meine Ressourcen/Kraftquellen/Fähigkeiten, um meine Bedürfnisse zu befriedigen; um meine Ziele zu erreichen und Herausforderungen zu meistern? Gegebenenfalls, um aus einer Krise wieder herauszukommen? (Pro Person mindestens 30 Minuten.)
4. Was will ich Neues in meinem Leben entdecken und leben? (Pro Person mindestens 30 Minuten.)

Der Zuhörer B kann nachfragen, wenn Person A gerade nicht weiterweiß oder nur von einem Lebensbereich berichtet. Er kann z. B. nach Erfolgen, Glücksmomenten oder Krisen und anderen besonderen Situationen und Bereichen fragen, die nicht von alleine erzählt werden: Körper, Familie, Beziehungen, Arbeit, Spiritualität ...

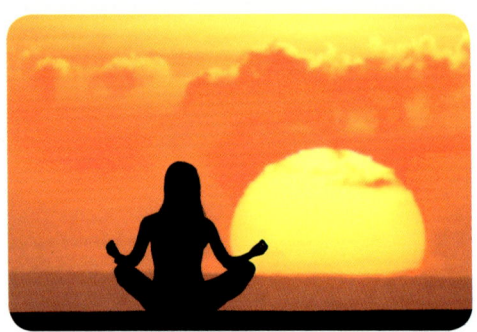

Meditation

Regelmäßigem Meditieren kommt in der Therapie und Vorbeugung des Burnout-Syndroms besondere Bedeutung zu. Beim achtsamen Meditieren ist die Aufmerksamkeit vorwiegend neutral nach innen gerichtet. Dies bedeutet gerade bei Menschen, die stark nach außen orientiert und vom Ausbrennen bedroht sind, eine Umkehr der Aufmerksamkeit.

In der Meditation können Sie wieder zu Ihrem ureigenen inneren Rhythmus finden und gleichermaßen in Resonanz zu stimmiger geistiger Verbundenheit kommen.

Meditieren Sie am Anfang 15 bis 20 Minuten (wenn es Ihnen körperlich schwerfällt, beginnen Sie mit fünf Minuten).

Wenn Sie keine Knieprobleme haben, sind der Schneider- oder Lotussitz auf einem Meditationskissen oder der Hocksitz auf einem Meditationsbänkchen eine gute Position. Sie können aber auch auf einem Stuhl sitzen. Die Haltung soll aufrecht und bequem sein. Die Hände können im Schoß gefaltet sein oder auf den Oberschenkeln liegen. Die Schultern sind locker, das Gesicht ist entspannt. Die Augen können Sie schließen.

Die Aufmerksamkeit ist ruhig, offen und nach innen gerichtet. Damit ist Meditation eine bewusste Intensivierung der Ruhephase im BRAC (s. o.).

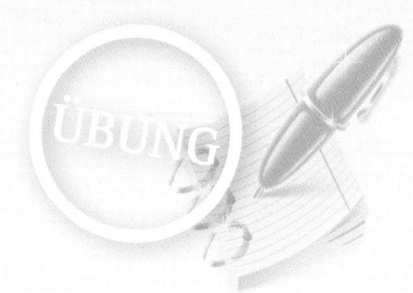

Wenn Sie mit Meditieren anfangen wollen, probieren Sie eine Technik aus, die Ihnen attraktiv erscheint. Üben Sie eine Art zunächst für mindestens vier Wochen, bevor Sie eine andere versuchen. Sie können auch Bewegungsmeditation wie Qi Gong oder Yoga ausführen.

Eine sehr günstige Zeit für das Meditieren ist früh morgens, direkt nach dem Aufstehen – noch schlaftrunken, ungewaschen und vor dem Frühstück. Sie können aber auch zu jeder anderen Tageszeit meditieren. Versuchen Sie, sich regelmäßig die Zeit dafür zu gönnen. Bei der Meditation ist Regelmäßigkeit besonders wirkungsvoll. Sie ist in ihrer Wirksamkeit in vielerlei Hinsicht gut erforscht, insbesondere in Bezug auf die neurophysiologische Wirkung mit nachhaltiger Verbesserung der Lern-, Denk- und Gedächtnisfunktionen bis ins höhere Alter.

Achtsamkeitsübung

Bei dieser Achtsamkeitsmeditation ist die Aufmerksamkeit wohlwollend annehmend auf die Atmung konzentriert – eine Schulung der inneren Achtsamkeit. Sie können mit einem kurzen Meditieren von fünf Minuten beginnen und diese Zeit nach Belieben ausdehnen.

Diese einfache Achtsamkeitsübung können Sie jederzeit und überall ausführen, wo sie genügend Zeit und Sicherheit haben, z. B. auch beim Zug fahren.

Die Aufmerksamkeit ist ruhig und offen und auf die Atmung gerichtet. Spüren Sie die Bewegung der Luft beim Atmen, wie sie durch Ihre Nase einströmt, durch den Rachenraum, den Kehlkopf und die Luftröhre strömt und sich dann im Brustkorb ausbreitet. Spüren Sie, wie die Eingeweide durch die Bewegung des Zwerchfells zusammengedrückt werden, sich der Bauch vorwölbt und beim Ausatmen die Luft wieder ausströmt.

Es ist eine Schulung für achtsame, wohlwollend annehmende Selbstwahrnehmung – in Ruhe und Stille, ohne kritische Bewertung und ohne Eingreifen.

Meditieren schult den inneren Beobachter und vertieft die Selbsterkenntnis

Indem Sie Ihre Achtsamkeit auf einen Fokus richten, z. B. auf die Atmung, auf bestimmte Worte oder vielleicht auf ein Mantra, ein Bild oder ein Musikstück, lösen Sie sich von Ihren Alltagsverstrickungen emotionaler oder mentaler Art. Durch diese Lösung auch von stresserzeugenden Verstrickungen kann sich Ihr System wieder neu finden und ausrichten. Um diesen Prozess zu fördern, können Sie Ihre Achtsamkeit auf positive Worte wie Licht, Liebe, Weisheit und guter Wille oder Sätze, Bilder und Musik, die positive Prozesse in Ihnen anregen, lenken. Wenn Sie Worte oder Sätze zur Meditation aussuchen, achten Sie darauf, dass sie sowohl inhaltlich als auch formal eine *positive* Aussage haben, also keine Verneinungen beinhalten, da das Unbewusste Verneinungen oft nicht versteht. Dadurch könnte Ihr Gehirn in einen ungünstigen Funktionsmodus, nämlich den Vermeidungsmodus kommen.

Es gibt sehr viele Möglichkeiten und Arten von Meditationen. Jeder sollte die Technik finden, die ihm guttut, die er gut ausführen kann und die gerade seinem aktuellen Bedürfnis zu entsprechen scheint. Sie brauchen sich nicht mit einem Anspruch von „Gedanken-Leere" unter Druck zu setzen. Vielmehr können Sie beim Meditieren alle aufsteigenden Gedanken und Empfindungen willkommen heißen, wahr- und annehmen und wieder ziehen lassen. Sie haben alle ihren Ursprung, ihre Bedeutung und ihren Sinn. Gelegentlich kann man während des Meditierens die Bedeutung von Vorkommnissen neu erkennen. Sie können beim Meditieren Ihre innere Beobachterposition schulen, einen Standpunkt, von dem aus Sie Ihre inneren Prozesse ruhig betrachten und geschehen lassen und zunehmend zu einer vertieften Selbsterkenntnis kommen können.

Heileurythmie – Die eigene Melodie finden

von Lasse Wennerschou

Gehen, Sprechen, Denken – wie ein Grundthema sind diese drei Tätigkeiten in jede individuelle Lebensmelodie einkomponiert. Mit unterschiedlicher Betonung werden die einmal erworbenen Fähigkeiten im Laufe des Lebens genutzt. Ein Auseinanderfallen oder eine zu einseitige Betonung kann die Lebensmelodie erheblich stören. In der Heileurythmie versuchen wir das Gehen, Sprechen und Denken so zum Klingen zu bringen, dass der Mensch mit den drei Fähigkeiten lebensgemäß seine Melodie finden und spielen lernt.

Die Beine sind es, die uns vornehmlich mit der Erde in Beziehung bringen. Mit ihnen betreten wir die Erde, mit ihnen gehen wir unseren Weg, den eigenen Weg, sie lassen uns zu den anderen kommen, ermöglichen uns Begegnungen. Das Erdzugewandtsein prägt die Bewegungsmöglichkeiten der Beine.

Die Arme entspringen gewissermaßen dem mittleren, dem rhythmischen Menschen. Mit den Händen kann ich zupacken, meine Umgebung gestalten, aber Arme und Hände können auch selbst Ausdruck dessen werden, was in meiner Seele lebt. Die nahe Verbindung mit den Sprachorganen ist so durchaus erlebbar. Der Rhythmus der Lungen und des Herzens verwandelt sich

durch Arme und Hände in das Geben und Nehmen. – So komme ich dank meiner Beine zu dem Ort, an dem ich durch Arme und Hände mich einbringen und empfangen kann.

Das Haupt bleibt ruhig, lässt sich bewegen, sich hinbringen zu dem Ort des Geschehens. Aus der Ruhe vermag es die Lebenssituationen zu überschauen, kann das Jetzt einordnen in den Zeitenstrom. Sinnend vermag ich mich dem Sinnvollen zu nähern, auch den Sinn des eigenen Lebens zu erahnen. In der Auseinandersetzung mit der Erde werden die nützlichen Bewegungen der Beine und der Arme gefördert und erübt. Die Ruhe des Hauptes ist gefordert, um die Gliedmaßen in eine sinnvolle Bewegung zu führen. „Nützlich" und „sinnvoll" sind ganz unterschiedliche Qualitäten, die sich aber nicht ausschließen müssen. Die beiden Qualitäten übend abwägen, ohne sie definieren zu wollen, aber bereit sein zum Staunen: das Staunen kann dann Ausgangspunkt einer Therapie sein.

Die Heileurythmie-Behandlung

Anfang einer Heileurythmie-Behandlung kann das Gehen sein. Mit dem Bewusstsein: *Ich* gehe

– mit den Beinen. Die Beine gehen nicht. Dann kann ich bestimmen, *wie* ich gehe. Ob ich zuerst die Hacke aufsetze oder den Vorderfuß, die Füße werden mir unterschiedliche Empfindungen vermitteln. Oder will ich nur den Oberschenkel heben, hinauf und hinunter, und ihn dabei stramm halten. Wiederum wird mir eine neue Empfindung vermittelt. Die Vielfalt der Empfindungen, die mir die Beine vermitteln können, ist zum Staunen.

Für die Arme gilt auch: die Grundstimme nicht vergessen. Ich bewege die Arme. Mit ihnen kann ich schenken und empfangen. Die Empfindung „von mir" oder „zu mir" kann durch die gegliederte Gestalt der Arme und der Hände differenziert werden. Dies würde dem Vokalischen der Sprache entsprechen. Die Konsonanten der Sprache artikulieren die Atmung, um dem, was ich sagen will, eine dem Inhalt gemäße Gestalt zu geben. Zu den gestaltbildenden Kräften komme ich in ein empfindendes Verhältnis, wenn ich mit den Armen die Bewegungen ausführe, die den gesprochenen Konsonanten entsprechen.

Arm- und Beinbewegungen können getrennt, in Folge nacheinander oder auch gemeinsam ausgeführt werden, gerne bis zu einer gewissen Ermüdung.

Nun darf das Haupt seine Rechte einfordern. Arme und Beine, sie dürfen nach getaner Arbeit ruhen oder anders gesagt: in die wache Ruhe des Hauptes einschlafen. Die „wache Ruhe" bildet den Abschluss einer Heileurythmie-Behandlung. Warum? Weil auch das geübt werden will: die Ruhe, in der das Sinnvolle des Getanen empfunden und immer mehr erkannt werden kann.

Beine, Arme, Haupt, in der Heileurythmie dürfen sie sich hineinleben in das menschliche Grundthema von gehen, sprechen, denken und damit dem Täter, dem Ich, Empfindungen vermitteln vom Sinn des menschlichen Leibes – oder auch von seinem Schöpfer.

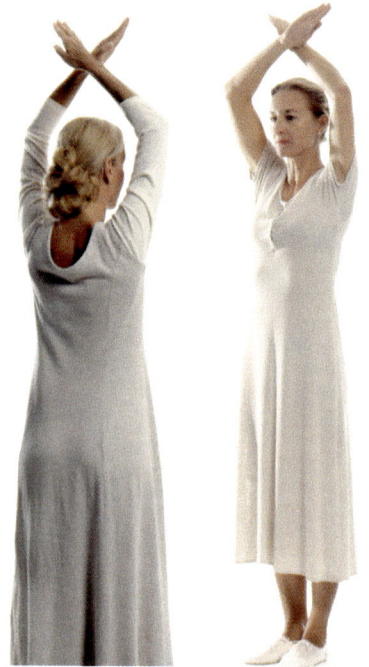

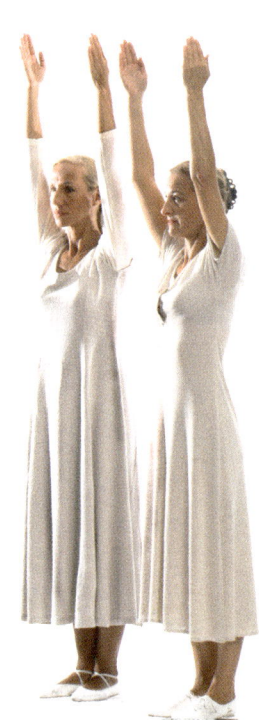

Gelebte Menschenkunde, das will die Heileurythmie sein, und weil die Menschenkunde durch den eigenen Leib erfahren wird, kann aus der regelmäßigen Pflege der Heileurythmie Selbsterkenntnis werden.

Hinweis auf das Ätherische

Im Lukas-Evangelium wird von zwei Jüngern berichtet, die nach der Kreuzigung Jesu unterwegs waren: „Und sie redeten miteinander über all das, was vorgefallen war. Und es geschah, während sie miteinander redeten und sich besprachen, dass Jesus selbst sich zu ihnen gesellte und sie begleitete." (Lk 24, 14–15)

Diese Begebenheit kann zum Leitbild werden für eine Annäherung an die Kräfte, die im Lebendigen walten, das Ätherische.

Die beiden waren von dem Geschehen seelisch berührt, ja erschüttert, nun waren sie unterwegs und sprachen von all dem, was geschehen war – kann sich das nicht jederzeit zutragen, dass zwei Menschen unterwegs sind und über etwas sprechen, was sie gemeinsam erlebt haben? Wenn beide die Kraft aufbringen, bei dem zu bleiben, was sie berührt hat, und nicht abschweifen in Vergleiche und Interpretationen oder ausweichen zu Nebensächlichem, dann kann das gemeinsam Erlebte sich erschließen. Beglückend ist es, wenn uns im Gespräch ein Licht aufgeht.

Die Kraft aufzubringen, darum geht es. Wir sind unterwegs, es ist ein Feiertag, die Sonne scheint. Der Vorsommervormittag macht uns das Gehen leicht, die Sprache löst sich. Vergangenes taucht auf, wird im Erzählen erinnert und gehört. Gemeinsam Erlebtes steht vor der Seele, der Gang wird langsamer, etwas will geklärt werden. Die Frische des Vormittags aber nimmt uns mit, wir gehen weiter bis ein quirliges Bächlein uns innehalten lässt. Gemeinsam schauen wir auf das dahinströmende Wasser, eine Fülle von Erscheinungen verzaubert uns. Das Gespräch verstummt. In der Stille beruhigen sich die vielen Eindrücke, eine Frage entsteht: Das Strömende, wer ist das? Nicht das strömende Wasser, sondern das Strömende. Auf dem Heimweg wird das Strömende im Gespräch umkreist. Wir entdecken, dass das Strömende auch in uns ist, im Menschen. Die Naturerscheinungen nicht, aber die Kräfte, die in den Naturerscheinungen wirken: das Strömende, das Drehende, das Umwendende ... – die Kräfte sind auch im Menschen wirksam.

Die Sprache selbst, der Umgang mit der Sprache, das Sprechen kann uns hinleiten zu den Lebenskräften. „Die Furcht davor", sagt Rudolf Steiner, „sich in das Phantastische zu verlieren, hat davon abgehalten, von diesem Gegensatz (irdisch-ätherisch) zu sprechen. Ohne ein solches Sprechen kommt man aber zu keiner Einsicht in Mensch und Welt."

Ein gemeinsam Erlebtes kann Ausgangspunkt sein, mithilfe der Sprache und des Sprechens löst sich das Erlebte in ein Geschehen hinein, in dem wir nicht feststellen wollen, sondern beschreiben. Märchen können helfen, uns auf ein so gewolltes Gespräch einzustimmen. Gewiss nicht zufällig wird das oft zitierte Goethe-Wort: „„Was ist erquicklicher als das Licht?', fragte jener. ‚Das Gespräch', antwortete diese." innerhalb von „Das Märchen" gesprochen. Wenn auch die Erfahrung lehrt, dass ein Gespräch nicht immer erquicklicher ist als das Licht, ist es doch das Gespräch, das uns zum und im Lebendigen Weg sein kann.

Bei Lukas erfahren wir nur von einem der beiden, die unterwegs waren, den Namen: Kleophas. Wer war der andere, können wir fragen, oder: Warum wird nur der eine mit Namen genannt? Die zweite Frage lässt uns bei dem Bericht von Lukas verweilen. Kann es ein Hinweis sein auf die Möglichkeit, unterwegs zu sein im Gespräch mit dem eigenen Du, verweilend vor einer Naturerscheinung mit der Frage nach dem Wesen, das im Strömenden, Knospenden, Fruchtenden Kraft findet? Diese Art des Fragens und Sprechens müssen wir üben.

Zur Heileurythmie-Behandlung bei Frau St.

Dauer: 30 Monate, die ersten vier Monate alle zwei bis drei Wochen, dann in größeren Abständen; insgesamt 36 Behandlungen

In der ersten Begegnung mit Frau St. zeigten sich ihre Offenheit und ihre Bereitschaft, Neues zu erfahren, aber auch, dass ihr wenig Kraft zur Verfügung stand, um das Neue zu pflegen. Daraus ergab sich die Grundstimmung für die Therapie: wenig Neues, damit dies gepflegt werden konnte.

Zuerst wurde die Aufmerksamkeit auf das Gehen gerichtet. Die Entdeckung dabei: ein anderer kann für mich nicht gehen, ich muss gehen. Dann wurde das Bewusstsein zu den Beinen gelenkt und darauf, die Aufgabe der Zehen, der Füße, der Fersen, der Unter- und Oberschenkel und der Hüfte beim Gehen zu bemerken. Dies kann überall geübt werden. Im weiteren Verlauf bekam Frau St. die Aufgabe, sich den Oberschenkeln zuzuwenden, einen Oberschenkel „stramm" machen, ihn dann hinaufzuheben, um ihn wieder hinunterzuheben. Dass ich dabei kaum vorwärtskomme und dass es nicht unbedingt leicht ist, den Oberschenkel „stramm" zu machen, ohne dass andere Teile des Leibes stramm werden – diese Entdeckung wurde Anlass zum eigenen Üben.

Ein Teil des Leibes ist Teil eines Ganzen und kann sich stärken, nicht um Grenzen zu bilden oder gar um sich abzugrenzen, sondern um Übergänge mitgestalten zu können. Dies ist eine Erfahrung, die uns der Leib vermitteln kann. Das Thema „Übergänge" war jetzt anwesend.

Eine weitere Übung bestand darin, die Qualitäten „vorwärts" und „rückwärts" zu erleben. Nicht die Vorstellungen „vorne" und „hinten", sondern die Tätigkeiten: ich gehe vorwärts oder ich gehe rückwärts. Die Empfindungen, die dabei geweckt werden, bringen mich seelisch sowohl in ein Verhältnis zum Leib als auch zur Welt.

Dann haben wir uns den Armen zugewandt. Vom Herzen durch die Arme kann ich eine Bewegung hinaus in die Welt führen und etwas liebevoll umfassen. Die Arme runden sich von innen nach außen. Die Empfindung, die dabei entsteht, hat Frau St. anfänglich so beschrieben: „Es wird warm."

Eine andere Armbewegung: Ich nehme den rechten und linken Arm, führe sie so, dass die Unterarme sich kreuzen und der eine Arm auf den anderen ruht. „Ich spüre mich", hat Frau St. dazu gesagt.

Kurz zusammengefasst: Im Gehen wurde das Bewusstsein zu den Beinen gelenkt, dann wurden die Oberschenkel mit einer gezielten Aufgabe bewegt und die Bewegung empfunden. Das Bewusstsein für die Tätigkeiten vorwärts oder rückwärts wurde geweckt. Durch zwei verschieden geführte Armbewegungen entstanden zwei Empfindungen: „Es wird warm" und „Ich spüre mich".

Dass die Bewegungen selbst einfach waren, hat Frau St. die Begegnung mit der Heileurythmie erleichtert, und dass die einfachen Bewegungen zum Ausgangspunkt wurden, um die eigenen Empfindungsmöglichkeiten zu wecken oder zu entdecken, hat sie motiviert, das Zusammenspiel von Bewegung und Empfindung zu pflegen.

Welche Bewegungen für den Patienten gewählt werden, beruht auf den Kenntnissen des Therapeuten und seinem Gespräch mit dem Arzt. Aufgabe war hier zunächst, die Leber in ihrer Aufgabe zu unterstützen. Wie die Glieder der Beine und Arme ihre besondere Aufgabe im Bewegungsgeschehen haben und durch Übergänge miteinander verbunden sind, so sind auch die inneren Organe in ihren Funktionen miteinander verbunden. Die Empfindung kann dahin geschult werden, dass der Zusammenhang von bestimmten Bewegungen und Organprozessen erkannt wird. Wenn der Patient zu üben anfängt, begibt er sich auf den Weg, den der Therapeut etwas weiter gegangen ist. Patient und Therapeut werden Weggenossen.

Das Wichtigste zum Schluss: Die Bewegungen, die in der Heileurythmie ausgeführt werden, sind nicht erdacht oder erfunden. Rudolf Steiner hat sie in seinen geisteswissenschaftlichen Forschungen entdeckt und sie in seinen Vorträgen zur Eurythmie und Heileurythmie genau beschrieben. Je mehr wir es vermögen, seine Angaben und Anregungen zu verwirklichen, desto mehr staunen wir über die Weite, die sich erschließt, und darüber, wie kleinste Erscheinungen in der Natur und im Menschen sinnvoll in diese Weite eingebunden sind.

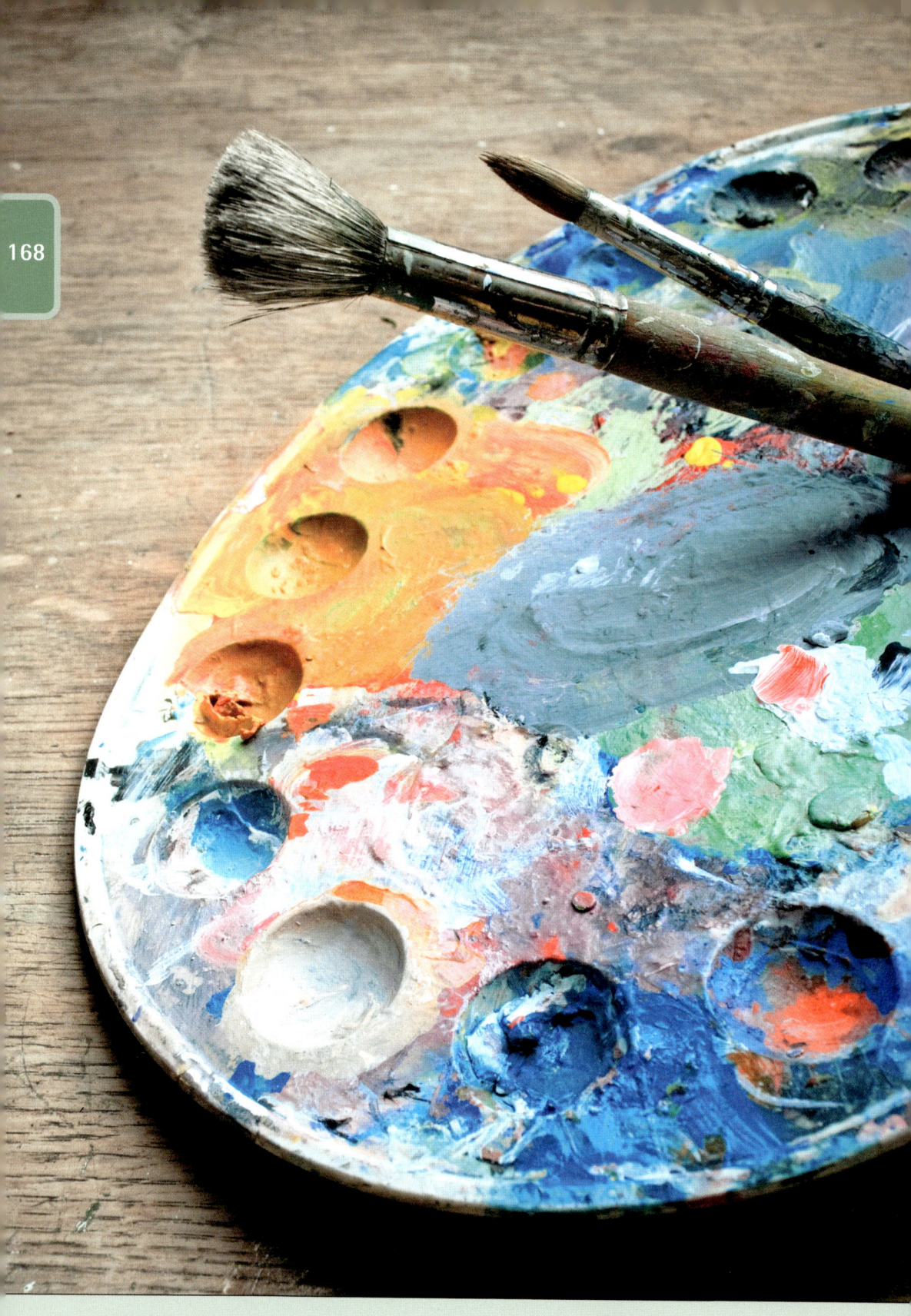

Heilsame Wirkung einer künstlerischen Therapie bei Erschöpfungskrankheiten

von Kerstin Dietz

Stellt man der Krankheitserscheinung Burnout, die durch Ausgebranntsein, Leere und Erschöpfung charakterisiert wird, als Gegenpol die Schöpfung gegenüber, so liegt es nahe, dass sich im schöpferischen Tun ein heilsamer Weg entwickeln kann. Durch die Hinwendung an die den Menschen umgebende Schöpfung können immer wieder große und kleine Rhythmen und Naturgesetze beobachtet werden.

An der eigenen Atmung erlebt man am deutlichsten, dass nach einer Ausatmung eine Einatmung folgen muss, um immer ausreichend Sauerstoff zur Verfügung zu haben. Die Lebenskraft entsteht im rhythmischen Schwingen zwischen den Polen. Findet auf der seelischen Ebene dieses lebenserhaltende Schwingen nicht statt, so entstehen krankhafte Tendenzen: Die Lebenskräfte erschöpfen sich.

   Ein kunsttherapeutischer Prozess kann hier ein Übungsfeld werden, in dem die erschöpften Lebenskräfte in kleinen Schritten wieder in Lebensfreude, zweckfreies Tun und neue Erfahrungsräume verwandelt werden.

Führt der therapeutische Ansatz durch die Farbenwelt, so wird es als wohltuend empfunden, wenn in die innerlich erlebte Leere hinein äußerlich eine erste zarte Farbe auf dem leeren, weißen Blatt erscheint. Wird dieser erste Schritt vorbehaltlos umgesetzt, ohne an ein Ergebnis oder eine willentlich umgesetzte Idee zu denken, so kommt der Mensch mit dem Wesenhaften der Farbe in Berührung. Dieses heilsame Erleben steht zunächst im Vordergrund.

Im Wechsel von Tun und Wahrnehmen sucht man ein Oben und Unten, Helligkeit und Dunkelheit, in der Begegnung zweier Farben erlebt man das Entstehen einer dritten. Im Aufbau des Farbverlaufs des Regenbogens oder des Farbenkreises empfindet der Mensch Harmonie und eine ordnende Gesetzmäßigkeit.

Im weiteren Prozess können Bildthemen auftauchen, die Schritt für Schritt verwandelt werden

Wem die Natur ihr offenbares Geheimnis zu enthüllen anfängt, der empfindet eine unwiderstehliche Sehnsucht nach ihrer würdigsten Auslegerin, der Kunst.

J. W. von Goethe

möchten: Das Erwärmen für ein Thema wie zum Beispiel einen Baum, eine Pflanze, ein Tier oder eine Landschaftsstimmung oder die Inspiration durch ein künstlerisches Werk.

Eine weitere Belebung der Lebenskräfte kann über das Formenzeichnen geschehen, eine der ältesten Kunstformen. Das Formenzeichnen beschäftigt sich mit den lebendigen Bildekräften der Natur, die unaufhörlich rhythmisierend ihre Gestaltungen hervorbringt. Die Gesetzmäßigkeit der Formbildung und ihre Wandelbarkeit werden durch das Formenzeichnen erlebbar und sichtbar gemacht.

In der Begegnung mit dem Material Ton, im therapeutischen Plastizieren, ist die Schöpferkraft besonders gefordert, da der Ton zunächst durch die eigene Körperwärme belebt werden will. Im rhythmischen Aufbau des Materials entstehen hier einfache Formen, ausgehend von der Kugel, die weiter in ein Tier oder auch andere Formverwandlungsreihen verwandelt wird.

Im künstlerischen Tun, ob über die Farbe oder ein anderes Material, entwickelt sich ein Interesse. Die vermeintlich unbedeutenden, kleinen Dinge in seiner Umwelt beginnt der Mensch wieder bewusster wahrzunehmen und aktiv im eigenen Tun nachzuempfinden. Dadurch verbindet er sich mit den Naturkräften, die das heilsame Schwingen wieder anregen, um aus sich selbst heraus schöpferisch auf die Anforderungen des täglichen Lebens antworten zu können.

Unrein und verzerrend ist der Blick des Wollens. Erst wo wir nichts begehren, erst wo unser Schauen reine Betrachtung wird, tut sich die Seele der Dinge auf, die Schönheit.

H. Hesse

Wir dürfen keinen prinzipiellen Unterschied machen zwischen den begnadeten, schöpferischen Menschen, den wahrhaftigen Künstlernaturen und all den anderen, die es nicht sind.
Nach dem Grunde der Seele gibt es keine prinzipiell unkünstlerischen Menschen.
Alle sind sie durch ihre Seele mit den ewigen Schöpferkräften unmittelbar verbunden.
Aber nicht alle sind imstande, sich ihnen zu erschließen, sie frei in sich walten zu lassen.

Ch. Natter

Ich und die anderen

von Hilmar Dahlem

Arbeiten und leben in Organisationen

Wir bewegen uns in der Arbeit, mit dem, was wir mit und für andere tun, in einer Welt, die von Menschen gestaltet ist. Wenn uns die Arbeit krank macht, wenn uns die Arbeitswelt in einem Unternehmen oder einer anderen Einrichtung schwer auf der Seele lastet, dann sind dies Wirkungen einer von Menschen gestalteten sozialen Welt. Was uns in dieser sozialen Welt begegnet, ist nicht objektiv, kein Naturgesetz, keine unumstößliche Wahrheit, sondern es ist das Resultat des Denkens und Handelns von Menschen. In seinen Auswirkungen wird es notwendigerweise von verschiedenen Menschen unterschiedlich erlebt und erfahren. In jedem Fall handelt es sich um ein Feld, das immer konkret ist, immer angebunden an bestimmte Menschen in einer konkreten Situation – das eröffnet auch Möglichkeiten für die Entwicklung eines gesunden Verhältnisses von Menschen zu ihrer Organisation und für die Gestaltung gesundheitsfördernder Ansätze innerhalb der Organisation. Einige Gesichtspunkte sollen im Folgenden näher betrachtet werden.

Spannungsfelder

Wer arbeitet, ist in einem sozialen Zusammenhang tätig. Wir bewegen uns nicht in der Harmonie einer göttlichen Welt oder in der Ordnung der Natur, wo Tiere und Pflanzen, Erde, Wasser und Luft den natürlichen Gesetzen folgen. In der sozialen Welt werden wir ständig mit Überraschungen, Widersprüchlichkeiten und Spannungsfeldern konfrontiert. Stellt sich doch einmal das erlösende Gefühl von Harmonie und Stimmigkeit ein, dann meist nur für kurze Zeit – und schon geht es wieder von vorne los. Man wird nie fertig. Und weil dies so ist, ist es für die eigene seelische Gesundheit von enormer Bedeutung, sich diese soziale Gesetzmäßigkeit bewusst zu machen. Das Prinzip der sozialen Welt ist Entwicklung, menschliche Gestaltung, ist „Lernen als Lebensform" (Peter B. Vaill). Die Überforderung in der eigenen Seele beginnt, wenn wir mit den Paradigmen von Vorhersagbarkeit, ewiger Ordnung und allgemeingültigen Wahrheiten in sozialen Zusammenhängen leben und arbeiten wollen.

Der amerikanische Unternehmer Dee Hock, der vor allem durch die Gründung des Unternehmens Visa-Card bekannt wurde, formuliert dies folgendermaßen:

Absolute, vollkommene Vorhersagbarkeit und Kontrolle findet man im Grab. Sie erfordern die völlige Verneinung des Lebens. Leben heißt Unsicherheit, Überraschung, Hass, Verwunderung, Spekulation, Liebe, Freude, Mitleid, Schmerz, Geheimnis, Schönheit und tausend andere Dinge, die wir uns nicht einmal vorstellen können. Im Leben geht es nicht um Kontrolle. Es geht nicht um Bekommen. Es geht nicht um Haben. Es geht nicht um Wissen. Es geht nicht einmal um Sein. Leben ist ewiges, ständiges Werden und nichts anderes. Das Werden kann man nicht kennen. Es lässt sich nicht kontrollieren. Das Werden ist eine großartige, geheimnisvolle Odyssee, die man erfahren muss.
(Hock 2001: 31)

Dieses Werden bedeutet: Leben in Spannungsfeldern. Zwischen eigenen Idealen (oder den Idealen der Organisation) und der stets unzureichenden Praxis. Zwischen dem eigenen Ich und den anderen (die meistens natürlich nicht das tun, was ich mir von ihnen wünsche). Zwischen Gewissheiten der Vergangenheit und Ungewissheiten der Zukunft – und, und, und.

All diese Spannungen, Dissonanzen, Widersprüchlichkeiten sind nicht Ausdruck einer ausnahmsweise auftretenden Abweichung von der Norm, eines besonders bedauerlichen Defizits oder von persönlichem Versagen, sondern sie sind konstitutionell im sozialen Leben, in unserem Arbeitsleben anwesend. Dass diese Phänomene auftreten, ist Ausdruck von Entwicklungsprozessen, in denen Menschen und Organisationen permanent dabei sind, mal mehr, mal weniger schmerzhaft, etwas zu lernen, was sie noch nicht können. Denn der Sinn unseres Arbeitslebens in einer Organisation ist die Entwicklung: für den Kunden, das Schulkind, den Patienten, den Klienten – für soziale Fähigkeiten und Zusammenarbeit, für die eigene Persönlichkeit und die eigene Biografie.

Menschen- und Organisationsbild

Vor diesem Hintergrund erscheint es ratsam, wenn wir uns selbst unser eigenes Bild vom Menschen und von den Organisationen, in denen er arbeitet, bewusst machen. Der Mensch als Gen-gesteuertes, von vornherein determiniertes Wesen? Oder als Entwicklungswesen, das hier auf Erden ist, um zu lernen – und gerade dazu die anderen braucht? Die Organisation als perfekte Maschine, planbar, vorhersagbar, vollständig kontrolliert, oder die Organisation als lebendige, lernende Gemeinschaft, die es sich zum Ziel gemacht hat, für einen anderen (stellvertretend für die jeweils gemeinten Kinder, Eltern, Patienten, Klienten nennen wir ihn hier „den Kunden") tätig zu sein – immer wieder voller Überraschungen und Veränderungen?

Wir können immer wieder die Erfahrung machen, dass diese Bilder ausgesprochen stark in unserer Seele wirken. Natürlich gibt es Rahmenbedingungen und allerhand, was von außen an uns herankommt. Aber wie es in unserer Seele wirkt, ob es Kräfte raubt, Ärger oder Frustration hervorruft, das hängt doch sehr stark von diesen inneren Bildern ab, mit denen wir in unserer Seele leben.

So liegt diesem Beitrag ein Menschenbild zugrunde, das den Menschen als ein dreigliedriges Entwicklungswesen mit Leib, Seele und Geist betrachtet. Der Leib ist unsere wahrnehmbare Physis; die Seele sind die Aktivitäten Denken, Fühlen und Wollen; der Geist ist unser Ich, der unverwechselbare Wesenskern eines jeden Menschen. Dieses Ich ist über unsere Seele und unseren Leib auf Erden tätig.

Organisationen werden in diesem Beitrag als Entwicklungsräume betrachtet, als Arbeitsgemeinschaften, die darauf gerichtet sind, miteinander etwas zu leisten, das die Bedürfnisse des Adressaten unserer Leistung (den Kunden) befriedigt. Der Wertschöpfungsprozess für den Kunden steht im Mittelpunkt. Er wird erweitert durch Aspekte einer lernenden und lebendigen, auf Entwicklung, Erneuerung und Sinngebung ausgerichteten Gemeinschaft.[1]

Für wen arbeiten wir?

Arbeiten heißt: tätig sein für einen anderen. Es reicht nicht, sich einfach „nur" anzustrengen. Die Anstrengung muss intentional darauf gerichtet sein, die Bedürfnisse des anderen (des Kunden) zu befriedigen. Deshalb muss das Arbeitsergebnis auch nicht nur gut gemeint, sondern für den anderen in vollem Umfang brauchbar sein. Anders gesagt, nur dort, wo wir uns so anstrengen, dass wir einen Beitrag leisten für den Wertschöpfungsprozess, schafft unsere Arbeit einen Wert und bekommt eine Bedeutung für den Kunden sowie Sinn für uns. Zwei Konsequenzen aus dieser Sichtweise seien hier näher beleuchtet:

Verschwendung vermeiden

Dort, wo wir mit Kollegen diskutieren, wo wir in einer Konferenz lange über grundsätzliche Fragen verhandeln, dort wo Arbeitsprozesse nicht auf die Bedürfnisse des Kunden/Klienten/Patienten ausgerichtet sind, wo es Doppel- und Mehrfacharbeiten gibt, handelt es sich unter dem oben genannten Gesichtspunkt der Wertschöpfung um Verschwendung. Für den „Kunden" hat es keine Bedeutung, und den Tätigen raubt es Kraft und Zeit. Eine wichtige Aufgabe in der Burnout-Prophylaxe ist es, solche Verschwendung zu vermeiden und Arbeitsprozesse im Hinblick auf Sinnhaftigkeit, Fluss und Einfachheit immer wieder zu befragen. Sie stetig und in kleinen Schritten einfach, flüssig, sinnvoll, zielgerichtet und schlank zu gestalten. Wa-

1   Siehe hierzu ausführlicher Bekman 2008.

rum? Weil wir auch in der besten, ganz auf Ideale orientierten Arbeitsgemeinschaft (z. B. einer sozialen oder pädagogischen Einrichtung) damit leben müssen, dass unsere Kräfte und Möglichkeiten begrenzt sind. Weil wir davon ausgehen sollten, dass Routinearbeiten – und sei es die für uns schönste Tätigkeit der Welt – nicht unseren ganzen Arbeitstag ausfüllen sollten. Weil wir noch Kräfte brauchen für das Unplanbare, für Erneuerungen oder Entwicklungsprozesse in der Organisation. Denn das hat nicht nur für die Nachhaltigkeit unserer Organisation oder für die Atmosphäre dort eine Bedeutung, sondern auch für unsere eigene Seele und unsere individuelle Gesundheit. Egal, wo und wie wir tätig sind, gerade die Arbeit mit Entwicklungsfragen ernährt unsere Seele.

Arbeit und Einkommen

Der Unternehmer Götz Werner unterscheidet zwischen Arbeitsplatz und Einkommensplatz. Er will damit deutlich machen, dass Arbeit im oben genannten Sinn und die Sicherung des Lebensunterhalts zwei verschiedene Prozesse sind: „Wenn ich einen Arbeitsplatz habe, dann mache ich meine Arbeit, weil ich sie für sinnvoll halte. Ich erlebe, dass meine Tätigkeit meinen Intentionen und Fähigkeiten entspricht – und vor allem, dass sie gebraucht wird. Diese drei Dinge, Lebensintention, Fähigkeit und gesellschaftlicher Nutzen, müssen zusammenkommen, dann wird die Arbeit als sinnvoll erlebt." (Werner 2007: 65) Einkommen ist etwas, das man braucht, um seinen Lebensunterhalt zu bestreiten. Erst in unserem Bewusstsein, in den Denkgewohnheiten unserer heutigen Zeit verbinden wir diese beiden Vorgänge so, dass eine Kausalität entsteht. Sie besagt, dass man arbeitet, um seinen Lebensunterhalt zu bestreiten: „Wir brauchen Arbeit, weil wir unsere Talente und Fähigkeiten entfalten wollen. Dabei wollen wir in dem, was wir tun, zugleich einen Sinn sehen und Befriedigung finden. Ein Einkommen dagegen brauchen wir schlicht, um zu überleben." (Werner 2007: 65) Faktisch ändert sich zunächst durch diese getrennte Betrachtungsweise wenig. Für die eigene Seele und für die Kultur in einer Organisation zeigt eine solche Veränderung durchaus Wirkung.

Wirksamkeit erfahren

Das Ich, unser individueller, unverwechselbarer Wesenskern, lebt im Handeln, in der Initiative. Dieses Tätigwerden aus einem individuellen Antrieb ist existenziell für unser Leben. Wir brauchen das Erlebnis und die Erfahrung, dass unser Handeln etwas bewirkt, dass wir als Person wirksam sind in dem, was wir tun. Im Arbeitsalltag ist oft das genaue Gegenteil der Fall: Seit 2001 befragt das internationale Gallup-Institut repräsentativ Beschäftigte in Deutschland zum Thema Arbeitszufriedenheit. Für 2009 stellte das Institut fest, dass sich knapp 90 Prozent der Beschäftigten in Deutschland ihrem Unternehmen nicht verbunden fühlen. 13 Prozent der Arbeitnehmer sind engagiert bei der Sache, 67 Prozent machen Dienst nach Vorschrift, 20 Prozent haben schon innerlich gekündigt. Diese Werte variierten in den vergangenen Jahren nur geringfügig. (FAZ 14.01.2009) Sich nicht verbunden zu fühlen führt dazu, dass Arbeit etwas Äußerliches ist und bleibt. Etwas, worin man von äußeren Zwängen (Vorgesetzten, Kollegen, Rahmenbedingungen usw.) fremdgesteuert wird – oder es zumindest so erlebt. Wo man entweder keine Initiative mehr ergreifen will oder mit Initiativen nicht mehr wahrgenommen wird. Diese Erfahrungen machen die eigene Seele eng. Individuelle Initiative, kleine oder große Entwicklungsprozesse, mit denen sich Einzelne existenziell verbinden, führen zu der Erfahrung, dass das eigene Denken und Handeln eine soziale Wirkung hat.

Organisationen können nicht lernen, aber sie können Bedingungen schaffen, offene Räume, in denen Fragen der Menschen zum Vorschein kommen können. Wo aus Fragen Initiativen und Prozesse entstehen, in denen Menschen aus vollem Herzen heraus aktiv werden, Neues entwickeln und als lernende Mitarbeiter an der stetigen Erneuerung der Organisation mitwirken können. Eine solche Lernkultur, die es ermöglicht, die eigene Wirksamkeit zu erfahren, ist eine weitere Quelle der Mitarbeitergesundheit in einer Organisation.

Sinngebung

Warum tun wir, was wir tun? Der Sinn unseres Handelns ist nicht objektiv gegeben. Er ist abhängig davon, welchen Sinn wir in der konkreten Situation in diese Handlungen hineinlegen. Wir können den Sinn finden in dem Tätigsein und in unserer eigenen Biografie. Warum sind wir genau jetzt zu dieser Zeit in dieser Organisation mit diesen Kollegen tätig? In einer Organisation muss es Möglichkeiten und Räume geben, wo diese Fragen in angemessener Weise lebendig werden können. Räume, wo wir in den Dialog mit Kunden und/oder Kollegen treten können, konstruktiv und gleichzeitig wohl wissend, dass es gar nicht darum geht, eine endgültige Antwort zu geben, sondern vielmehr darum, unterschiedliche Sichtweisen miteinander ins Gespräch zu bringen und auf diese Weise vielleicht mitzuhelfen, dass sich die Fragen schärfen.

Diese Sinnebene ist auch die Frage der Leitbilder und Visionen, die Frage danach, was diese Organisation von anderen Organisationen in diesem Feld unterscheidet – und warum ich genau hier dabei sein will. Welche Leitbilder, Visionen und Werte teilen wir hier gemeinsam? Fragen wiederum, die nicht mit einem Mal zu beantworten sind, die man vielleicht sogar sein ganzes Leben lang stellt – und die gerade dann besonders wirksam sind, wenn sie in der Organisation eine eigene Form, einen eigenen Sinngebungsprozess haben, in dem sie versorgt werden. Das macht eine Organisation zur lebendigen Gemeinschaft, in der auch geistige Fragen Nahrung bekommen können.

Führung

„Schlank, lernend, lebendig" – so lässt sich das Bild einer modernen Organisation beschreiben. Dies erfordert auch ein modernes Verständnis von Führung. Führung ist nicht mit Management gleichzusetzen. Es geht nicht darum, Macht auszuüben und die Menschen wie Rädchen ins System einzupassen. Führung ist auf die Menschen gerichtet, auf das Erreichen von Zielen im Rahmen einer Arbeitsgemeinschaft, die gemeinsam etwas für den Kunden leisten will und kann. Führung ist, so gesehen, eine Dienstleistung für die Entwicklung einer modernen Gemeinschaft, die der Organisation hilft

- sich auf das Wesentliche, die Wertschöpfung für den Kunden, auszurichten,
- Lern- und Entwicklungsräume zu schaffen und
- Sinngebungsprozesse im Spannungsfeld von Ideal und Praxis zu versorgen.

Die Führungsaufgabe besteht darin, für diese zentralen Handlungsfelder Prozesse einzurichten, in denen die Menschen leben und Schritte machen können. Prozesse, in denen die Führungskräfte auf horizontale Weise steuern – und mit klarem Rollenbewusstsein doch als Menschen sichtbar werden. Führung in diesem Sinne heißt, gemeinsam mit den Menschen in einer Organisation Ziele zu erreichen.

Was tun?

Was heißt dies nun praktisch für das Leben und Arbeiten von Menschen in einer Organisation? Zunächst einmal heißt es: Es gibt keine allgemeingültigen Rezepte. Es gibt Wahrnehmungen, Bilder, Gesetzmäßigkeiten, Fragen und Wirkungen, die uns helfen können, mit diesen sozialen Herausforderungen konstruktiv umzugehen. Bewusste, lebendige Begriffe in unserer Seele zu pflegen, ist ein wesentlicher Schritt.

Darüber hinaus heißt es, bewusst den eigenen Standort zu bestimmen: Was ist meine Initiative, mein Beitrag, warum will ich gerade jetzt, mit diesen Menschen, an dieser Aufgabe zusammenarbeiten? Dabei geht es nicht um schnelle Antworten, sondern vielmehr darum, im bewussten Spannungsfeld von Ich und Gemeinschaft eine Weile mit diesen Fragen zu leben.

Besonders aus der Perspektive der Verantwortlichen in einer Organisation heißt es, sich zu fragen: Worauf richte ich meine Aufmerksamkeit? Aufmerksamkeit ist eine Kraft, deren Wirkung enorm ist – auf Kunden, Arbeitsprozesse, Lernkultur, Sinngebung, Gemeinschaftsbildung, Führung. Rhythmische, gerichtete Aufmerksamkeit auf die wesentlichen Felder einer Organisation kann dazu führen, Fragen aus der Praxis zu entwickeln, die für den Einzelnen und die Gemeinschaft relevant sind. Gelingt es, dass sich Menschen mit relevanten Fragen verbinden, dass Prozesse eingerichtet werden, damit diese Fragen in der Organisation lebendig werden, dann ist schon viel getan.

Quellenangaben und weiterführende Literatur:

- Bekman, Adriaan (2008): Horizontal Führen. Kernqualitäten und Werkzeuge. Berlin.
- FAZ 14.01.2009, Nr. 11.
- Hock, Dee (2001): Die chaordische Organisation. Stuttgart.
- Werner, Götz W. (2007): Einkommen für alle. Köln.

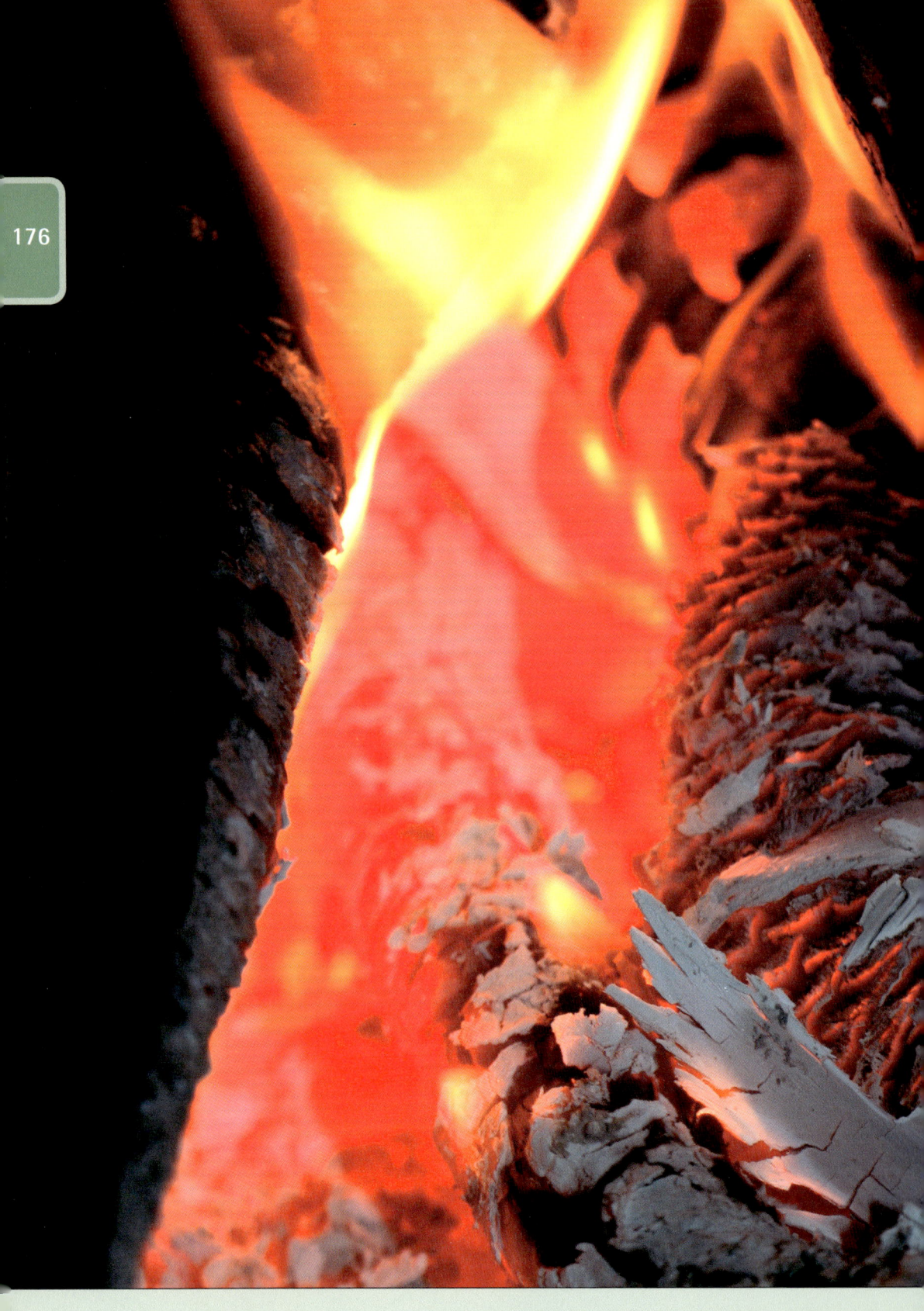

Exkurs

Das erloschene Feuer – Burnout aus biografischer Sicht

von Eva Wolter

Warum erlischt das Feuer?

Burnout heißt auf Deutsch „Ausgebranntsein". Folgen wir der sprachlichen Spur, so wird deutlich: wo etwas ausgebrannt ist, da hat es gebrannt, da gab es ein Feuer. Da war jemand Feuer und Flamme, entzündet, entbrannt, entflammt, befeuert, er brannte darauf, er war heiß, etwas zu tun. Feuer wandelt feste Substanz in gasförmige um, in Licht und Wärme.

Die Umwelt freut sich an diesem Menschen, der mit Enthusiasmus und Begeisterung bei der Sache ist, sie lässt sich anstecken, um auch an dem Licht und der Wärme teilzuhaben. So weit ist alles in bester Ordnung. Wo liegen die Gefahren? Schauen wir uns das echte Feuer an. Die Grenze zwischen dem wohltuenden und dem zerstörerischen Feuer ist schmal. Feuer will immer gezähmt und behütet werden. Von zwei Seiten droht die Entgleisung: Bleibt das Feuer nicht in seinem vorgesehenen Raum,

Nur jemand, der einmal entflammt war, kann auch ausbrennen! Pines, Aronson & Kafry, 1985

breitet es sich in Windeseile aus und zerstört alles, zurück bleibt Brachland. Bekommt das Feuer keine Nahrung mehr, erlischt es bald.

Bezogen auf den Menschen ist schnell deutlich, wie sich das, was einst voller Feuer angefangen hat, ins Gegenteil verwandeln kann, wenn auf der einen oder anderen Seite die Pflege des Feuers nicht beachtet wurde und werden konnte.

Dieses Ausbrennen hat Gründe in der Außenwelt wie auch im Inneren des Menschen. Meist liegt eine hohe Arbeitsbelastung vor, ein großer Erwartungsdruck, sei es von einem Chef, vom eigenen Ideal oder von den „Kunden", Termin- und Zeitdruck, Zwänge, mangelnde Anerkennung und wiederkehrende Anforderungen, die nicht befriedigend erfüllt werden können. Die Liste ließe sich in dieser Richtung noch beliebig ergänzen, jedoch fragen wir bei der biografischen Betrachtung mehr nach den inneren Gründen. Warum kann der eine Mensch mit der „gleichen" Belastung anders umgehen als der andere? Welche Rolle spielt das Lebensalter, wie gehen wir mit einem Burnout um und natürlich: Wie lässt sich dem vorbeugen?

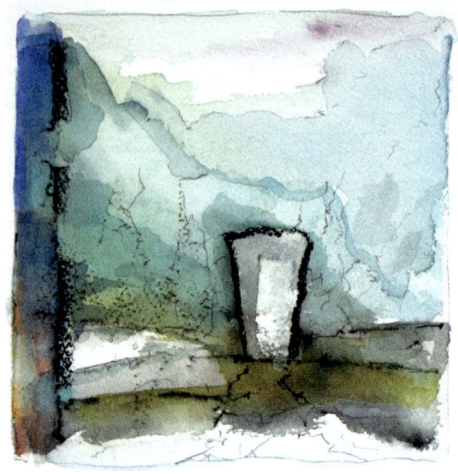

»Ausgebrannt« (© Stefan Krauch)

Von der Begeisterung zum Burnout

Im oben erwähnten Feuer erkennen wir eine Kraft, die ganz aus dem Inneren kommt. Eigene Lebensimpulse und Ideale, mit denen man sich zutiefst verbunden fühlt, sind zum Leben erweckt. Diese Kraft kann wirksam werden, wenn sie ungehindert nach außen in die Tat fließen kann. So fängt der begeisterte Mensch an. Er ist Feuer und Flamme.

Und schon bald zeigen sich die ersten Hürden: äußere Stolpersteine und eigene Unvollkommenheiten.

Dann ist eine Möglichkeit darauf zu reagieren, dass man sich sagt: Wenn ich nur noch mehr Engagement, noch mehr Enthusiasmus einbringe, dann muss es doch einfach klappen. Das mag durchaus funktionieren. Doch diese Haltung steht einer realitätsbezogenen Analyse im Weg,

da nur an einer Stellschraube, dem eigenen Einsatz, gedreht wird. Aus Idealismus entsteht blinder Ehrgeiz. Das Feuer droht sich auszuweiten, und das könnte der erste Schritt in einen Kreislauf hinein sein, bei dem auf Schwierigkeiten mit immer mehr Einsatz geantwortet wird. Man legt sich die Verantwortung für das Gelingen allein auf seine Schultern, übernimmt allerdings keine Verantwortung für die eigene Gesundheit. Hier steht oft das Burnout am Ende.

Die Wandlung im Lauf des Lebens

Ein anderer Faktor ist die Verwandlung des Menschen im Lebenslauf. Mein Umgehen mit mir, meiner Umwelt, meiner Arbeit, meiner Familie kann sich nicht gleichmäßig durchs Leben ziehen. In der Anthroposophie wird das Menschenleben – wie bei den alten Griechen – in Sieben-Jahres-Abschnitte unterteilt.

Jedes Lebensalter stellt andere Fragen, es entstehen neue Bedürfnisse, neue Gewichtungen, worauf sich die Beziehungen anders einstellen müssen.

Gibt es in der fordernden Alltagsbelastung Zeit und Ruhe, der Seele, die da anklopft, die Tür zu öffnen? Habe ich die Möglichkeit, das, was ich wahrnehme, auch umzusetzen? Kann ich es ernst nehmen oder erdrücken mich die äußeren Zwänge?

Sowohl die Ernährung als auch die Abgrenzung des Feuers müssen sich beim Älterwerden wandeln, denn was mich im einen Lebensalter trägt, kann im späteren eine auszehrende Kraft sein.

Nehmen wir beispielsweise einen jungen Menschen um Mitte 20, der sich im jugendlichen Überschwang in eine Aufgabe stürzt und sie mit großem Einsatz erfolgreich bewerkstelligt. Er möchte die Welt in all ihren Facetten kennenlernen, ist flexibel, unkompliziert und probiert sich aus in seiner Rolle.

Nun kommt dieser Mensch in die 30er-Jahre, vom vierten ins fünfte Jahrsiebt. Dies ist das Alter, in dem man sich in der Welt einen eigenen Umkreis einrichten will, seinen Platz finden, sich niederlassen, vielleicht eine Familie gründen und aus der Stabilität dieses Platzes heraus in der Welt wirksam werden möchte. Wer nun gefangen ist in der Rolle, die er in den 20er-Jahren eingenommen hat, in den Ansprüchen von innen und von außen, dass doch das, was bisher so gut funktioniert hat, genauso auch jetzt weiterlaufen muss, ohne dass ein Ankerpunkt, ein Lebensmittelpunkt eingerichtet wurde, bei dem findet das innere Feuer nicht mehr genügend Nahrung, Arbeit wird zur Pflichterfüllung. Die eigene Aktion aus Begeisterung weicht der Reaktion, die all den Verpflichtungen von außen hinterherrennt. Der biografische Wandel von der Aneignung der Umwelt zur Emanzipation im Eigenraum-Finden kann nicht vollzogen werden, das nährende Umfeld wird nicht genügend abgegrenzt und gepflegt.

Oft fällt das Burnout in die Zeit der Midlife-Crisis, die im sechsten und siebten Jahrsiebt, also zwischen 35 und 50, anzusiedeln ist. Es sind die zwei Jahrsiebte, in denen die Bewusstwerdung stattfinden möchte. Der realistischer werdende Blick auf sich selbst, errungen durch die Erfahrungen des eigenen Handelns, ermöglicht ein vertieftes Erkennen eigener Fähigkeiten und Schwächen. Daraus erwächst die Frage, ob man am richtigen Platz ist, den richtigen Beruf, den richtigen Partner hat – die Sinnfrage des eigenen Handelns entsteht wieder neu.

Findet man nicht die Möglichkeit, diesen Erkenntnissen und Fragen Raum zu geben, weil der Alltag mit seinen vielen Anforderungen an einem zerrt, arbeitet man weiter wie am Anfang der 30er-Jahre, als man sich in der Welt eingerichtet hat, und es entsteht eine latente Unzu-

friedenheit. Sie kann sich über viele Jahre hinziehen, ohne dass man eigentlich weiß, was los ist. Man ist gefangen in dem Handeln, das dem vorigen Jahrsiebt entsprach, verliert die Anbindung an sein inneres Wesen und schiebt die Schwächung gerne aufs „Älterwerden". Kommen dann die 40er-Jahre, in denen biografisch die neuen, inneren Erkenntnisse nach außen umgesetzt werden wollen, kann diese Diskrepanz unerträglich werden. Die Kräfte reichen nicht mehr, um eine Arbeit „nur" aus Idealismus, Einsicht und Sachverstand durchzuführen, wenn der Individualisierungsprozess nicht in ausreichendem Maße hat stattfinden können. Wer jetzt noch „brav" ist und immer tut, was von ihm erwartet wird – oder was er meint, von sich selbst erwarten zu müssen –, steht unter enormem Druck und kann dem Feuer keine Nahrung mehr geben. Es erlischt. Der eigene, innere Wesenskern, in dem einst das Feuer brannte, hat nur noch eine lose Verbindung zu dem Alltagsmenschen, der in dem Wunsch, alles möglichst gut und richtig zu machen, seine Pflicht zu erfüllen, nur noch funktioniert und immer erschöpfter wird.

Eine andere Nuance finden wir beim Burnout im letzten Drittel des Berufslebens.

Die rein körperlichen Kräfte fangen an sich zurückzuziehen, zuerst in den Fortpflanzungsorganen. Bei Frauen fängt dieser Prozess früher an als bei Männern, dennoch sind beide betroffen. Eine neue, seelisch-geistige Kreativität will entdeckt und zum Ausdruck gebracht werden. Die Sinnesorgane, die Augen und Ohren, lassen in ihrer Funktion nach: Das ist ein Aufruf, das innere Sehen und Hören mehr zu pflegen. Anfang der 50er-Jahre erlebt man meist die innere Fülle des eigenen Erfahrungsschatzes. Wenn es die Möglichkeit gibt, diesen der Welt zu schenken, kann hier eine fruchtbare, erfüllte Zeit liegen. Rückt jedoch Mitte 50 der dritte Mondknoten und das neunte Jahrsiebt näher, steht der Mensch bei sich selbst auf dem Prüfstand und muss sich mit dem inneren Wert seines bisherigen Lebens auseinandersetzen, der Frage, was wirklich Bestand hat und bleibt. Diese heftige Konfrontation mit dem nicht Erreichten, mit eigenen Mängeln, zusammen erlebt mit dem zunehmenden Nachlassen der körperlichen Kräfte, kann eine große Unzufriedenheit und das Gefühl, die Anforderungen des Berufs- oder auch Lebensalltags nicht mehr bewältigen zu können, entstehen lassen. Dabei möchte man doch auf keinen Fall den Eindruck machen, dass man jetzt alt ist und nicht mehr mithalten kann. Also versucht man durch erhöhten Einsatz, wie früher weiterzumachen. Hält dieser Zustand längere Zeit unverändert an, tritt eine große Erschöpfung ein.

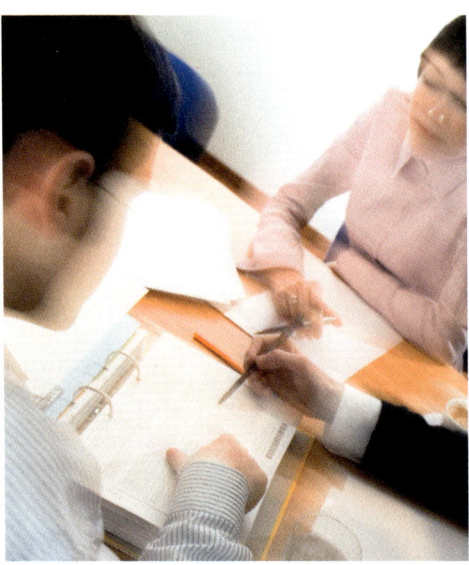

Dem vorzubeugen hieße, sich rechtzeitig um die Pflege der eigenen Ressourcen zu bemühen. Der Körper lässt uns als Kraftquelle zunehmend im Stich, unsere Erfahrungen helfen, reichen aber nicht völlig aus. Es braucht eine neue, die geistige Dimension im Leben, deren Kräfte unendlich sind, um weiterhin mit innerem Feuer die anstehenden Aufgaben zu bewältigen.

Die eigene Biografie verändern

Wird die Erschöpfung so stark, dass auch Erholungsphasen nicht mehr ausreichen um Kraft zu gewinnen, hilft nur noch ein deutlicher Abstand zum bisherigen Alltag. Es beginnt eine mühsame Zeit des Sortierens. Welche Lebensbereiche muss ich, welche kann ich, welche will ich weiterführen und welche kommen ganz neu hinzu? Wie schaffe ich mir ein nährendes, grünes und befruchtendes, jedoch abgegrenztes Umfeld? Wie kann ich mein Feuer wieder entzünden? Wofür möchte es überhaupt brennen?

Für diesen Prozess ist es ratsam und hilfreich, das eigene Leben wie von außen, von einem übergeordneten Standpunkt aus zu betrachten, eventuell mit einem Begleiter an der Seite, und nach den wesentlichen, den Richtung gebenden Faktoren zu suchen. Eine künstlerische Tätigkeit kann die eigenen Seelenprozesse wieder verlebendigen und dadurch einer inneren Umwandlung, einer Öffnung für das Wesentliche den Weg bereiten. Ist das Burnout bereits weit fortgeschritten, muss medizinisch und physiotherapeutisch für diese Tätigkeit erst eine Grundlage geschaffen werden.

Das Ausbrennen des inneren Feuers, die Veränderung eines entflammten, begeisterten Menschen zu einem erschöpften Pflichterfüller ist ein schleichender Prozess. Begleitet wird er meist von großem Idealismus, viel Arbeit und einem hohen Erwartungsdruck. Mitentscheidend ist auf jeden Fall das beschriebene Verharren in einem überholten Zustand, der einmal angemessen war. Dies bedeutet, dass wir in unserem Leben aufgefordert sind, uns ständig zu wandeln, Altes loszulassen und Neues zu ergreifen. Wie geht das? Wenn wir den Mut haben, den unbequemen und immer völlig unpassenden Fragen, die aus unserem Inneren aufsteigen, Aufmerk-

samkeit zu schenken, wenn wir sie ernst nehmen
ebenso wie unsere Fähigkeiten, Bedürfnisse und
Schwächen, können sie auf unserer Wanderung
durchs Leben Wegweiser sein. Und manchmal ist
auch das Burnout selbst ein Wegweiser, denn genau diese Erfahrung ist es, die im weiteren Leben
eine wichtige Rolle spielt. Deshalb braucht ein
Mensch, der im Burnout steckt, keinesfalls den
Vorwurf: Da hättest du doch vorbeugen können!
Wer mag sich erkühnen, das Schicksal des anderen zu überblicken?

Das Feuer zu bewachen, war früher eine heilige Aufgabe. Unser inneres Feuer brennt, wenn
wir in Verbindung mit unserer Schicksalsaufgabe
stehen. Doch diese Verbindung wird nicht einmalig errungen, sie muss das ganze Leben lang
beständig neu geknüpft werden, denn durch
jede Tat, die wir vollbringen, verändert sich unser Lebensschicksal, wandelt sich also auch unsere Schicksalsaufgabe. Deshalb sind wir aufgefordert, sie immer wieder neu zu entdecken. Ist
dies nicht auch eine heilige Aufgabe?

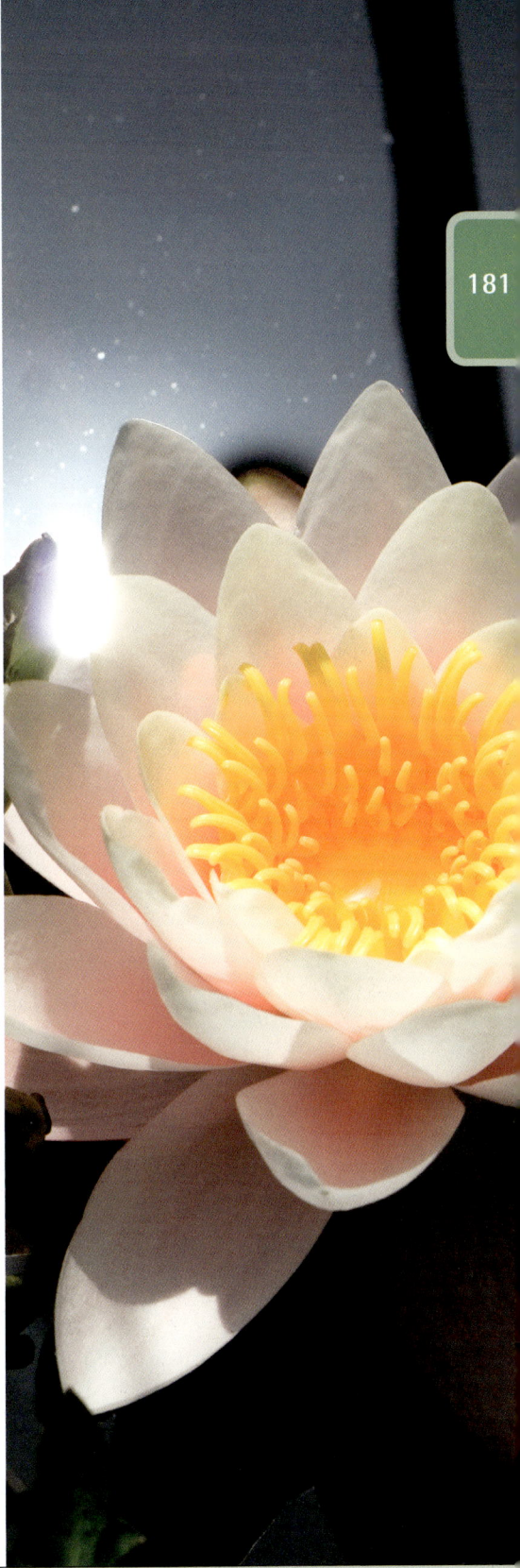

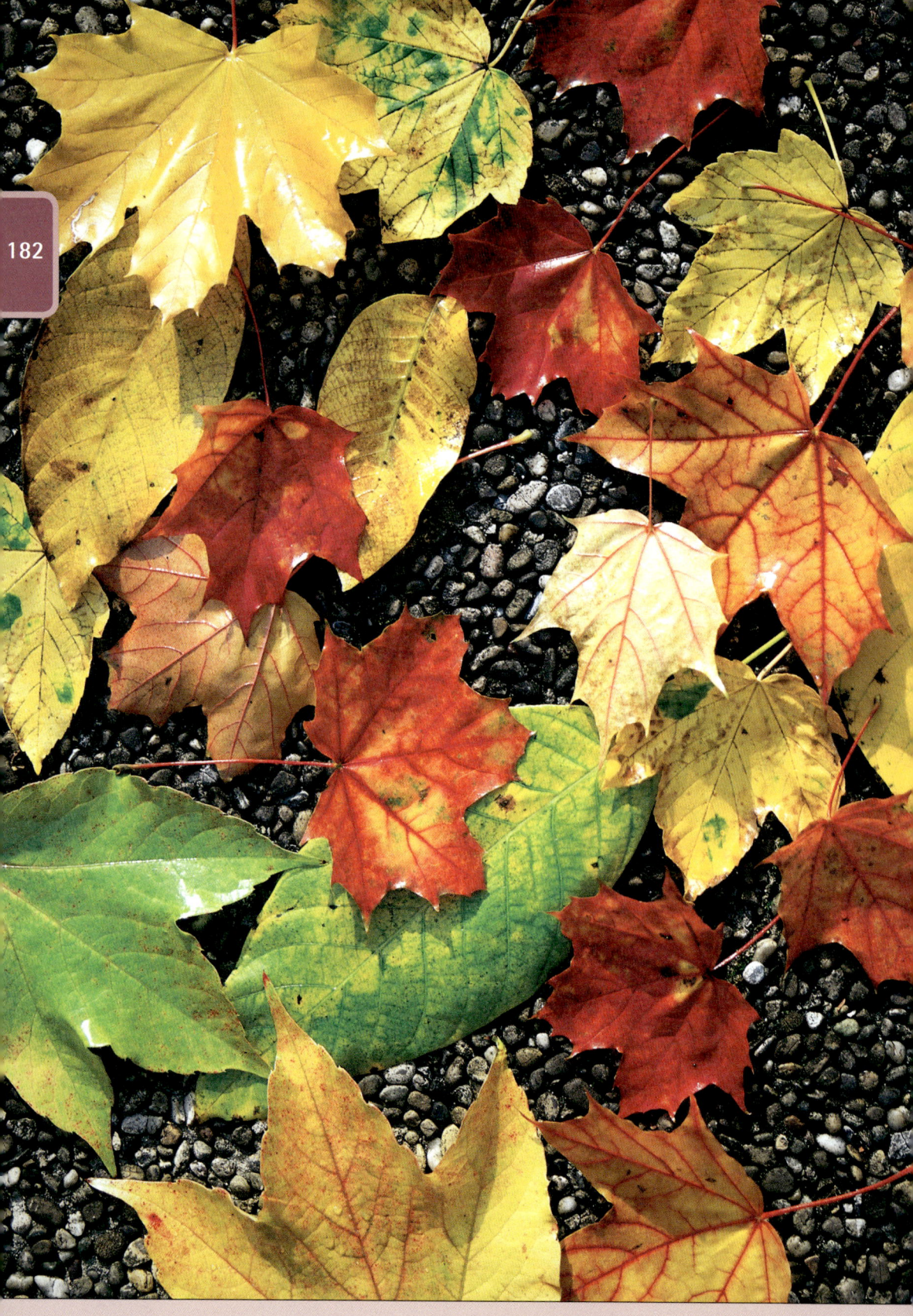

Kapitel 5

Ein Ausblick ...

von Hilmar Dahlem

Liebe Leserinnen und Leser,

was können wir Ihnen für die Zukunft noch mitgeben? Wir haben uns in diesem Buch mit den persönlichen Erfahrungen von Betroffenen beschäftigt. Wir haben medizinische und therapeutische Fragestellungen vertieft und viele andere Aspekte beleuchtet. Wir haben uns gefragt, was durch ein Burnout an neuen Entwicklungsschritten möglich werden kann.

Eine Botschaft verbindet alle diese Erfahrungen und Betrachtungen: Es gibt immer einen Weg. Im Burnout kommt das Alte, das Gewohnte an ein Ende – aber das ist bei Weitem nicht das Ende jeder Entwicklung. Vielmehr bieten auch die schmerzlichen Erfahrungen des Burnouts eine Chance, dass etwas Neues in die individuelle Biografie einziehen kann, das ohne diese schmerzhaften Erfahrungen nicht möglich gewesen wäre: die Chance, mit dem Burnout zu wachsen.

Das ist vielleicht die tiefste und heilsamste Kraft, auf die wir auch in einer solchen Extremsituation vertrauen können: Die Kraft der menschlichen Entwicklung – eine Kraft, deren Quelle umso stärker sprudelt, je mehr wir aus ihr schöpfen. Pflegen Sie diese Quelle in sich. Vertrauen Sie Ihrer inneren Stimme und seien Sie bereit, diese Botschaften anzunehmen. Bleiben Sie offen für das Unvorhergesehene und für das scheinbar Unerreichbare. Bleiben Sie dabei dennoch mit beiden Beinen auf der Erde. Machen Sie kleine Schritte, diese allerdings sofort und kontinuierlich. Bleiben Sie bescheiden in der Erwartung innerer und äußerer Erfolge – und bleiben Sie doch dran. Mit Gelassenheit und heiterer Beharrlichkeit.

In diesem Sinne
alles Gute für Sie!

Um zum Schluss noch eine neue Perspektive zu eröffnen, haben wir Matthias Schenk (Schloss Freudenberg) um ein Fazit gebeten. Er zieht es auf seine Weise und macht aus dem Schluss einen Anfang.

... und ein Fazit

Einleitung

Wenn alle Beiträge, Berichte und Kommentare geschrieben sind, wenn der Leser weiss:
Es kann nicht mehr so weiter gehen!
Wenn Alle ihre Ratschläge, Tipps, Empfehlungen und Hinweise gegeben haben ...

dann kommt es am Ende nur noch auf mich an.

Ich muß anfangen.
Und ein Anfangen hat keine Bedingungen ausser, man muß den Anfang machen.

Der Anfang ist da, wo ich gerade liege, sitze, stehe oder gehe.

Vom Anfangen handeln die folgenden Blätter.

Wie geht es Dir?

Anzufangen ist damit: Sich selbst zuzuhören.
Was sage ich, wenn ich etwas sage?
Wie geht es? So dahergesagt.

Beim Gehen nehmen wir das Wagnis des Fallens
auf uns. Wir geben die Sicherheit, die Stand=
festigkeit auf und fallen in den Schritt.
Im Gehvorgang zeigt sich das Prinzip
dessen, was wir „Prozeß" nennen.
Prozesse verlaufen im Wechsel von Sicherung
und Entsicherung.

Was ist der Fall,
wenn wir
gehen.

Ich seh etwas,
was Du nicht' siehst.
— Was Du immer siehst !
Da ist doch gar nichts
zu sehen.

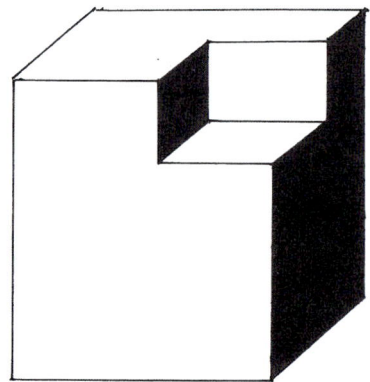

Beim Betrachten dieses Würfelgebildes kommt es zu
einer eigenartigen Erscheinung: Sehe ich eine hervor=
springende Ecke, eine zurückspringende Nische, einen Tisch
in einem Zimmer ein Fenster in einer Zelle …
Sehe ich das 'Zuviel'? Sehe ich das Zuwenig'?
       Das steht nicht zur Diskussion,
nicht zur Entscheidung! Das Sehen, das Lebendige
vollzieht sich und zeigt sich in Sprüngen, im Hin und Her.
Ich kann es nicht festhalten und 'fixieren.

Ich kann nicht mehr!

So weit, so lang, so viel... Mehr kann ich nicht.
Ich bin' am Ende. Ich hab Alles gegeben.
... und jetzt will man noch mehr
von mir.

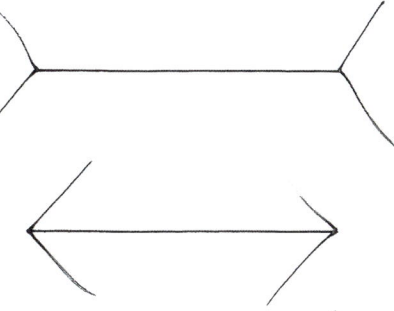

Ohne die Strecke zu verlängern oder zu verkürzen,
erscheint sie im einen Fall länger, im andern Fall
um ein weniges gekürzt. Unsere Augen nehmen
(wie alle Sinnesorgane) dadurch und nur dadurch wahr,
daß sie Alles auf Alles beziehen. So erhält jedes
Einzelne Eigenschaften, die es für sich allein nicht hat.

Die Luft ist raus!

Jeder weiß, es kommt auf
das "Zweit Loch" an.
Das 2. Loch ist völlig überflüssig.
Es fließt nichts heraus. Kein Tropfen.
Es gibt kein Mehr, kein Gewinn.
Wozu also ist es nutze?

Versuch es selbst: Es kommt alles
auf das zweite Loch an.

Ich bin kraftlos.

Wir sehen eine fein
gezeichnete Kreislinie mit
einem haarfeinen Umriß.
Die Kreisscheibe scheint
hell auf. Heller als ihre
Umgebung. Die Bedingung
für dieses Schauspiel ist Schwäche
und sind: Unsicherheit
Es ist Nichts da,   Wagnis:
und doch sehe ich (es) mit meinen Augen.

Wenn ich nun auf Nummer
Sicher gehe und die Kreislinie
ausmale. Sicher ist Sicher !
"Man kann ja nie wissen."
Verschwindet der Glanz,
der helle Schein ... der Zauber.
So ist es auch mit
dem Leben.

Ich komme an meine Grenzen.
Ich muss mich abgrenzen.
Ich fühle mich zu sehr eingegrenzt,
beengt.

a

(a)

Von den beiden a erscheint das von einem Kreis
umgebene erheblich größer. Umgrenzungen engen
nicht ein, sondern steigern. Vorausgesetzt, sie
finden das richtige Maß.

Verhüllung steigert,
Entblößung verringert.
Das gilt auch für das Sprechen.

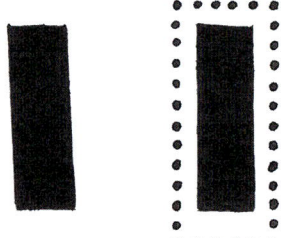

Warum handschriftlich?
Das macht man doch nicht. Gedrucktes ist
doch viel bequemer zu lesen. Es gibt doch
Schriftprogramme auf jedem PC.

Warum also ?

Seine Handschrift kann man nicht ver=
stellen. Sie ist unmittelbarster Ausdruck
meiner Stimmung. Warum schreibt man
persönliche Briefe mit der Hand.
Da nun diese kleine Sammlung technischer
Texte den Leser wie den Schreiber höchst
persönlich angehen, mußte mit der Hand
geschrieben werden.
Beim Lesen der Handschrift wird man
zum Schreiber des Gelesenen.

mit Dank an
Hugo Kükelhaus,
Jolanda Rodio und
Beatrice.

Matthias Schenk
im Advent 2009
Schloß Freudenberg

Anhang

Autorenspiegel

Hilmar Dahlem

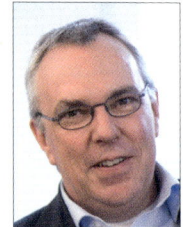

- Vorstand in den Hannoverschen Kassen (www.hannoversche-kassen.de) sowie Berater für IMO – Institut für Mensch- und Organisationsentwicklung in Zeist (NL) (www.het-imo.net)
- geboren 1960
- Ausbildung und Berufstätigkeit als Krankenpfleger
- sozialwissenschaftliches Studium in Frankfurt/Main und Studium der Waldorfpädagogik in Witten
- Tätigkeit als selbstständiger Berater seit 1997
- unter anderem mehrere Jahre Gesellschafter eines Forschungs- und Beratungsinstituts mit den Schwerpunkten Arbeitsforschung, Berufliche Bildung und Organisationsentwicklung in München
- 2003 erste Projekte für die Hannoverschen Kassen, seit 2005 Mitglied der Kerngruppe von IMO
- seit 2004 bis heute Mitglied der internationalen Beratervereinigung Association for Social Development (www.asd-international.org)

Renate Hölzer-Hasselberg

- Heilpraktikerin für Psychotherapie, Entwicklungsbegleiterin und Coach
- geboren 1946
- Ausbildung zur Krankenschwester und vierjährige Tätigkeit in der Psychiatrie, Gemeinschaftskrankenhaus Herdecke
- berufsbegleitend Zusatzausbildung zur Sozialtherapie, Priesterseminar in Stuttgart, Studium für Waldorfpädagogik in Dornach (Schweiz) und Mitarbeit bei der Aidsinitiative (Amfortas)
- eigene Praxis für Psychotherapie-HP und Erziehungsberatung in Pforzheim
- Fortbildung zur Schul- und Entwicklungsbegleiterin in der anthroposophischen Einrichtung (bei Michael Harslem)
- jetzige Arbeitsfelder: Heilpraktikerin für Psychotherapie; Dozentin am Rudolf Steiner Seminar Bad Boll; Supervision, Entwicklungsbegleitung für Menschen und Organisationen, Krisenintervention; Vortrags- und Seminartätigkeit zu verschiedenen anthroposophischen Themen; Einzelcoach für Lehrer und Führungskräfte an Waldorfschulen und Waldorfkindergärten

Dr. med. Christian Schopper

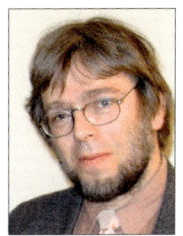

- Facharzt für Neurologie, Psychotherapie und Psychiatrie
- geboren 1959
- Medizinstudium in Tübingen
- Begegnung mit der Anthroposophie
- von 1994 bis 2000 in der Neurologischen Universitätsklinik Zürich tätig, zuletzt als Oberarzt und Leiter der Abteilung für Schmerz
- von 2000 bis 2009 Oberarzt in der Psychiatrischen Universitätsklinik Zürich (PUK)
- umfangreiche Tätigkeit in der Lehre, Publikationen und Forschung, Schwerpunkte Schizophrenie, Neurophysiologie, Psychotraumatologie
- Lehrauftrag für Anthroposophische Medizin an der Universität Zürich seit 2003
- Consultant für Neurorehabilitation im Rafael Medical Centre in Tonbridge/GB seit 2005
- Psychosomatisch-psychiatrisch-neurologische Praxis in Zürich (Teilzeit) seit 2007
- Ärztlicher Direktor der psychosomatischen Kliniken Sonneneck in Badenweiler seit 1.8.2009
- umfangreiche Vortragstätigkeit im In- und Ausland

Dr. Solveig Steinmann-Lindner

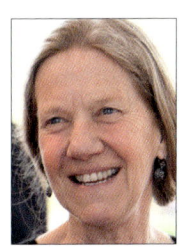

- Leitung Sozialfonds der Hannoverschen Unterstützungskasse e.V.
- geboren 1949
- Beratung von Versicherten (meist wegen Burnout), Arbeit an Fragen der MitarbeiterInnen-Gesundheit an Waldorfschulen
- nach dem Studium der Germanistik, Geografie, Geologie und Bodenkunde naturwissenschaftliche Promotion und einige Jahre in Forschung und Lehre an der Hochschule tätig
- durch die Erziehung von drei – inzwischen erwachsenen – Kindern langjährig ehrenamtlich im Rahmen der Waldorfpädagogik tätig
- Zertifikatsstudium Deutsch als Fremdsprache, Lehraufträge an der Hochschule

Beitragende

Birgitt Bahlmann

- Gesundheits- und Krankenpflegerin
- geboren 1956
- langjährige Erfahrung im Bereich der Intensivpflege
- als Pflegepädagogin, Expertin für anthroposophische Pflege (IFAP) und Ausbilderin für Rhythmische Einreibungen u. a. einige Jahre in der Ausbildung am Dörthe-Krause-Institut am Gemeinschaftskrankenhaus Herdecke tätig
- Aufbau und Leitung des Fachbereichs Pflegeberufe bei einem großen Heilmittelhersteller
- Gründerin des Instituts für Pflege und Gesellschaft, Hannover (www.ipug.eu)
- Mitglied des Leitungskreises des Internationalen Forums für anthroposophische Pflege

Prof. Dr. Klas Diederich

- geboren 1938
- bereits mit sechs Jahren Beginn der ersten Anschauungsübungen zu den Pflanzen
- Parallel zu einem Studium der Mathematik in Göttingen Vertiefung des Anschauens der Pflanzenwelt; seitdem systematischer Aufbau eines Katalogs von Pflanzen der alpinen Region. Der Katalog umfasst bisher mehr als 3500 Arten, unter besonderer Berücksichtigung möglicher Heilpflanzen.
- seit 1965 Aufnahme einer intensiven Zusammenarbeit mit Frau Dr. med. M. Kusserow, Leiterin der Belegstation für Homöotherapie und Naturheilkunde am Heidener Klinikum
- Entwicklung und Erforschung vieler neuer Applikationen und Therapien an der Heidenheimer Belegklinik
- seit 2005 Übergang der Leitung der Belegklinik auf Herrn Dr. Andreas Laubersheimer
- Seitdem Tätigkeit als wissenschaftlicher Berater der Klinik. Die Zusammenarbeit führte zur Entwicklung eines breiten Spektrums von in der Literatur dokumentierten neuen Therapien mit überraschenden Heilerfolgen

Kerstin Dietz

- Erzieherin, Kunsttherapeutin
- geboren 1971
- im Bereich der Beschäftigungstherapie innerhalb einer Pflegeeinrichtung tätig
- Kunsttherapie in der Rehaklinik Haus am Stalten

Dr. med. Andreas Laubersheimer

- Facharzt für Allgemeinmedizin, Anthroposophische Medizin (GAÄD)
- geboren 1965
- Medizinstudium in Heidelberg und Berlin
- Promotion am Max-Delbrück-Centrum für Molekulare Medizin in Berlin Buch
- seit 2005 Leitender Arzt der Belegklinik für Homöotherapie am Klinikum Heidenheim
- niedergelassen in einer Praxisgemeinschaft mit zwei Kollegen

Markus Peters

- Allgemeinarzt/Naturheilverfahren
- geboren 1968
- Medizinstudium in Berlin
- Besuch des Ärzteseminars an der Filderklinik, heute Eugen-Kolisko-Akademie
- Tätigkeit in verschiedenen Krankenhäusern und Praxen der Anthroposophischen Medizin
- niedergelassen in eigener Praxis in Bordesholm bei Kiel zusammen mit Anja Peters, Frauenärztin, seit 2002
- ein Schwerpunkt der Praxistätigkeit ist die Therapie bei onkologischen Erkrankungen
- Ein weiteres Hauptanliegen ist die eigene chronobiologische Forschung und chronobiologisch ausgerichtete Therapie, vor allem bei Erkrankungen des Herz-Kreislauf-Systems, Burnout und Krebs. Hierzu werden in der Praxis ergänzt regelmäßige Vorträge und Seminare angeboten, wie: „Folge Deinem Herzen – aber wie?"
- www.peters-bordesholm.de

Theodor Dierk Petzold

- Arzt für Allgemeinmedizin, Naturheilverfahren; Europ. Cert. f. Psychotherapy
- geboren 1948
- Lehrbeauftragter für Allgemeinmedizin (Arzt-Patient-Kommunikation) an der Medizinischen Hochschule Hannover (MHH)
- seit dem Studium interessiert an autonomer, psychophysischer Selbstorganisation und Selbsthilfe – an gesunder Entwicklung
- Aus- und Fortbildung in mehreren psychotherapeutischen und Kommunikationsverfahren
- Aufbau einer Ausbildung im Autonomietraining nach Grossarth-Maticek
- früher Landarztkassenpraxis – jetzt Privatarztpraxis bei Bad Gandersheim
- Aufbau des Zentrums für Salutogenese in Bad Gandersheim (www.salutogenese-zentrum.de)
- Vorsitzender des Dachverbands Salutogenese
- Entwicklung der Salutogenen Kommunikation SalKom® und Ausbilder und Supervisor in SalKom®

Matthias Schenk

- ehemaliger Zirkusdirektor
- geboren 1955
- Leitet seit 17 Jahren zusammen mit seiner Frau „Das Erfahrungsfeld zur Entfaltung der Sinne und des Denkens" im Schloss Freudenberg. 80 Menschen gestalten dort ein Universaltheater, bei dem der Besucher zugleich Autor, Regisseur, Spieler und Zuschauer ist (www.schlossfreudenberg.de)
- hat eine trostlose Alpenlandschaft (Lift- und Bergbahnanlagen, Betonstationen und Autobahnraststätten auf dem Berg) in eine Erfahrungslandschaft verwandelt (www.hexenwasser.at) und betreut seit sieben Jahren die Entwicklung und die Pflege des Teams der Handwerker, Architekten, Ingenieure und der Gesamtanlage
- begleitet regelmäßig Veränderungsprozesse in Unternehmen und Organisationen

Markus Treichler

- Facharzt für Psychiatrie u. Psychotherapie
- geboren 1947
- Studium der Theaterwissenschaft, Psychologie und Philosophie in München und Köln sowie der Medizin und Philosophie in Frankfurt und Heidelberg
- nach dem Studium Facharztausbildung und klinische Tätigkeiten in verschiedenen Kliniken
- seit 1987 Leitender Arzt der Abteilung für Psychosomatische Medizin, Psychotherapie, Kunsttherapie und Heileurythmie an der Filderklinik bei Stuttgart
- Schwerpunkt der Tätigkeit sind anthroposophische Psychotherapie und Psychosomatik sowie Kunsttherapie und Biografik
- viele Jahre Mitglied im erweiterten Vorstand der Gesellschaft Anthroposophischer Ärzte in Deutschland
- 2002–2008 Ärztlicher Leiter (Klinikleitung) der Filderklinik
- ausgedehnte Lehr- und Vortragstätigkeit im In- und Ausland
- zahlreiche Buch- und Zeitschriftenveröffentlichungen zur anthroposophischen Psychiatrie, Psychotherapie, Psychosomatik, Biografik und Kunsttherapie

Lasse Wennerschou

- Heileurythmist
- geboren 1944 in Oslo
- Studium der Eurythmie und Heileurythmie in München und Wien
- als Heileurythmist tätig in Basel und Dornach 1972–1982, in Kiel 1982–1991, seit 1992 in Hamburg
- 1977–1982 Dozent der Heileurythmie-Ausbildung in Dornach
- 1978 Mitbegründer des Ausbilderkollegiums der Heileurythmie-Schulen
- 1992–2005 Mitbegründer und mitverantwortlich für die Heileurythmie-Ausbildung in Hamburg
- seit 2007 Dozent an der Carl-Gustav-Carus-Akademie in Hamburg und mitverantwortlich für den „Lehrgang Heileurythmische Kunst nach Rudolf Steiner"

Eva Wolter

- Entwicklungsbegleiterin
- geboren 1960
- Ausbildung zur Klassenlehrerin am Seminar für Waldorfpädagogik Stuttgart
- Tätigkeit als Klassenlehrerin an der Waldorfschule
- Weiterbildung zur Entwicklungsbegleitung und Biografiearbeit am Bernard-Lievegoed-Institut in Hamburg
- Vorträge, Seminare sowie Arbeitsgruppen zur Biografiearbeit
- selbstständig tätig als Entwicklungsbegleiterin (Lebens- und Erziehungsberatung)
- Ausbildung zur Reinkarnationstherapie bei evadio (Marianne Carolus)

Künstler

Stefan Krauch

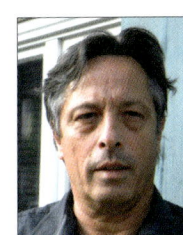

- Schreiner,
  Sozialpädagoge, Künstler
  (www.krauch.de)
- geboren 1957
- seit 1989 tätig in Frank-
  furt-Niederursel am „hof"
- 10 Jahre Aufbau und Be-
  treuung eines Berufsorientierungsseminars, seit 1998
  Gründung einer Frühförderstelle zur Förderung ent-
  wicklungsauffälliger Kinder und Mitbegründer eines
  pädagogisch-therapeutischen Zentrums (www.der-
  hof.de).
- Seit 1997 habe ich begonnen zu malen und freue
  mich über das wachsende Interesse an meinen Bildern. Im Mittelpunkt meiner Arbeit steht die abs-
  trakte Darstellung seelischer Vorgänge und Erlebnisse, mit dem Ziel immer wacherer Beobachtung und
  Bewusstmachung innerer Vorgänge.
- Die Anfrage, ob ich mich an diesem Buch mit einigen
  Bildern beteiligen möchte, freut mich ganz besonders
  deshalb, weil mir die Stärkung der Kreativitäts- und
  Selbstheilungskräfte durch die Kunst zum Hauptanliegen geworden ist.

Weiterführende Adressen

Kureinrichtungen

Alpenhof Mutter-und-Kind Kuren
Breitensteinweg 6
87549 Kranzegg
Tel.: 08327 923-0
www.alpenhof-kranzegg.de

Casa di Cura Andrea Cristoforo
Via Collinetta 25
6612 Ascona
Schweiz
Tel.: 0041 91 786 96 00
www.casadicura.ch

Casa di Salute Raphael
Piazza de Giovanni, 4
38050 Roncegno, TN
Italien
Tel.: 0039 0461 772000
www.casaraphael.com

Centro de Terapia Antroposófica S.L.
Calle Salinas 12
35510 Puerto del Carmen – Lanzarote
Spanien
Tel.: 0034 928 51 28 42
www.centro-lanzarote.de

Eridanos
Zentrum für Salutogenese
Calle Vence 35
38530 Candelaria – Tenerife
Spanien
Tel.: 0034 922 50 62 96
www.eridanos.org

Haus am Stalten
Staltenweg 25
79585 Steinen-Endenburg
Tel.: 07629 9109-0
www.stalten.de

Reha-Klinik Schloss Hamborn
Schloss Hamborn 85
33178 Borchen
Tel.: 05251 3886-0
www.schlosshamborn.de

Rehaklinik Sonneneck
Kanderner Str. 18
79410 Badenweiler
Tel.: 07632 752-0
www.kliniken-sonneneck.de

Vidarkliniken
15391 Järna
Schweden
Tel.: 0046 85 51 509 00
www.vidarkliniken.org

Akutkrankenhäuser mit umfassendem Angebot

Filderklinik
Im Haberschlai 7
70794 Filderstadt
Tel.: 0711 7703-0
www.filderklinik.de

Gemeinschaftskrankenhaus Havelhöhe
Kladower Damm 221
14089 Berlin
Tel.: 030 365 01-0
www.havelhoehe.de

Gemeinschaftskrankenhaus Herdecke
Gerhard-Kienle-Weg 4
58313 Herdecke
Tel.: 02330 62-0
www.gemeinschaftskrankenhaus.de

Krankenhäuser und Abteilungen für Innere Medizin

Abteilung Innere und Anthroposophische Medizin,
Asklepios Westklinikum Hamburg
Suurheid 20
22559 Hamburg
Tel.: 040 8191-2300
www.integrativemedizin-hamburg.de

Belegklinik für Homöotherapie am Klinikum Heidenheim/
Brenz
Schloßhausstr. 100
89522 Heidenheim
Tel.: 07321 33-2502 oder 33-2381
www.kliniken-heidenheim.de

Klinik Öschelbronn
Am Eichhof 30
75223 Niefern-Öschelbronn
Tel.: 07233 68-0
www.klinik-oeschelbronn.de

Paracelsus-Zentrum für Anthroposophische Medizin
Burghaldenweg 60
75378 Bad Liebenzell-Unterlengenhardt
Tel.: 07052 925-0
www.paracelsus-krankenhaus.de

Fachkliniken für Psychiatrie und Neurologie, Psychosomatik und Psychotherapeutische Medizin

Friedrich-Husemann-Klinik
Friedrich-Husemann-Weg 8
79256 Buchenbach
Tel.: 7661 392-0
www.friedrich-husemann-klinik.de

Krankenhaus Lahnhöhe
Am Kurpark 1
56112 Lahnstein
Tel.: 02621 915-0
www.lahnhoehe-psychosomatik.de

Psychosomatische Klinik Sonneneck
Wilhelmstr. 6
79410 Badenweiler
Tel.: 7632 752-400
www.kliniken-sonneneck.de

Register

Buchempfehlung

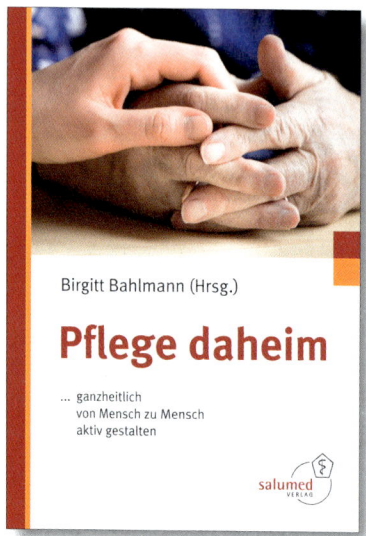

Bibliografische Angaben:

272 Seiten, Ladenverkaufspreis EUR 29,– [D]
ISBN 978-3-928914-19-2

BIRGITT BAHLMANN (HRSG.)

Pflege daheim

… ganzheitlich von Mensch zu Mensch aktiv gestalten

Wie Sie diese Aufgabe bewältigen und zu einer sinnreichen Erfahrung gestalten können, zeigt Ihnen dieses Buch. Sie lernen, eine geeignete Umgebung zu schaffen und Pflegemaßnahmen auszuführen. Dazu gehört die Gestaltung von Beziehung durch Kommunikation und Berührung ebenso wie die Vorbeugung von Beschwerden, z. B. durch richtige Lagerung, und die Strukturierung des Alltags hinsichtlich der Ernährung oder der Medikamentengabe. Das Buch bietet Lösungsvorschläge für Probleme, die etwa durch Schmerzen entstehen, zeigt, wo Sie Hilfe finden und beschreibt, wie Sie der Gefahr persönlicher Überforderung begegnen können. Das hier vorgestellte Pflegekonzept basiert auf dem anthroposophischen Menschenbild und Medizinverständnis und bietet neben der praktischen Anwendung auch eine reflektierende ganzheitliche Ebene. Es wird dem ganzen Menschen gerecht. Erfahrene Pflegeexperten helfen Ihnen, richtig zu handeln, die Situation zu gestalten und dabei eine gute Pflegebeziehung aufzubauen.

Pressestimmen:

„Betroffene, die den Pflegealltag zu bewältigen haben, fühlen sich nicht mehr allein gelassen, nachdem sie das Buch gelesen haben. Es sollte nicht erst dann in einem Haushalt zu finden sein, wenn konkrete Pflegesituationen sich bereits eingestellt haben. Jedem ambulanten Pflegedienst, aber auch Ausbildungsstätten sei dieses Buch wärmstens als Schulungsinstrument empfohlen."
(Dr. med. Mabuse)

„Neben Pflegethemen ist [den AutorInnen] aber auch der pflegende Angehörige besonders wichtig: Wie kann er selbst dafür sorgen, dass er gesund bleibt – körperlich und seelisch? Durchgehend wird zu allen praktischen Erklärungen, Tipps, Checklisten und Tabellen immer auch Lebenshilfe im anthroposophischen Sinne angeboten […]. Ganz besonders positiv fällt dies auf in den beiden Kapiteln, die sich mit Sterbebegleitung und der Phase nach Pflege und Tod befassen."
(www.das-pflegeportal.de)

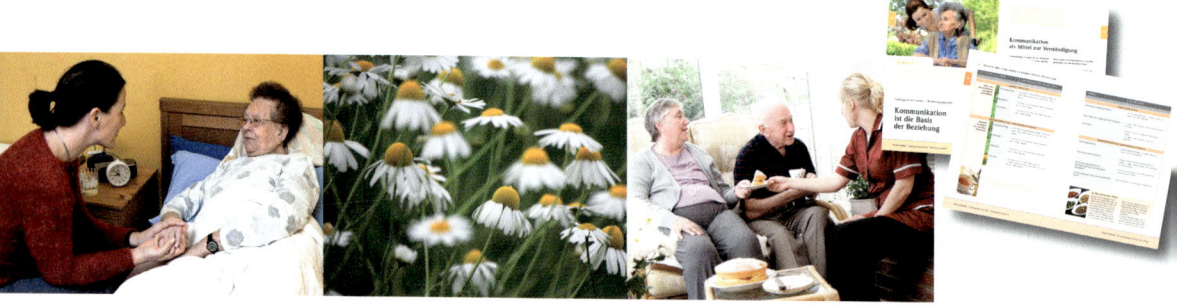

Buchempfehlung

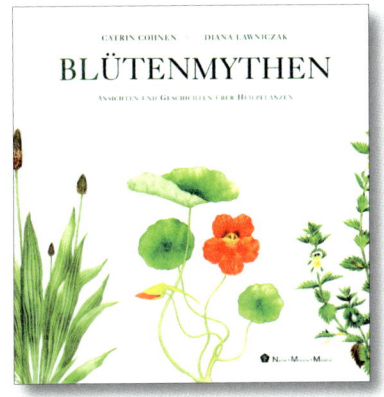

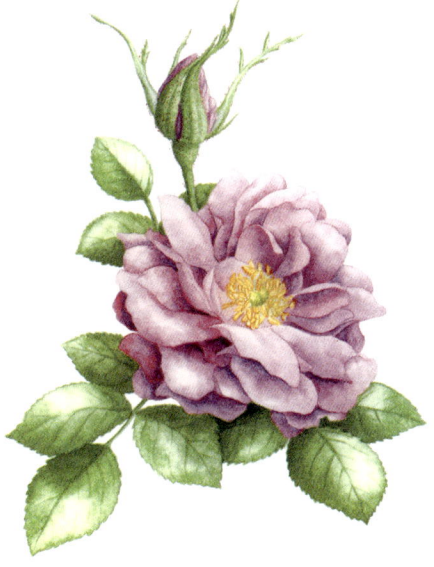

CATRIN COHNEN | DIANA LAWNICZAK

Blütenmythen

Ansichten und Geschichten über Heilpflanzen

Ob Augentrost, Kapuzinerkresse oder Wundklee, hier werden Pflanzen aus einer ungewöhnlichen Perspektive betrachtet; buchstäblich unter die Lupe genommen. Als ob man in die Haut eines Insekts geschlüpft wäre, ganz an die Pflanze herankommt und sehen kann, was anderen Betrachtern verborgen bleibt. Die liebevoll und kenntnisreich erzählten Mythen und Geschichten machen Lust, sich intensiv mit Heilpflanzen zu beschäftigen, und lassen staunen, wie viel Spannendes, Interessantes und Originelles in der Pflanzenwelt verborgen liegt. – „Blütenmythen" bezaubert dabei auf zwei Weisen: Die Aquarelle von Diana Lawniczak eröffnen Einblicke in Details der Pflanzen, die man vorher nie bemerkt hat. Die von Catrin Cohnen gesammelten und erzählten Geschichten und Mythen werden ergänzt durch Verwendungshinweise und eine ganz andere Art der Pflanzenbetrachtung: jene, die das Wesen der Heilpflanze verstehen möchte.

Bibliografische Angaben:
80 Seiten, gebunden, Ladenverkaufspreis EUR 19,90 [D]
ISBN 978-3-928914-15-4

Pressestimmen:

„Mit wunderschönen Aquarellen illustriert, vermag dieses Buch den Leser in die mystische Welt der unscheinbaren Heilpflanzen zu entführen, die am Wegesrand wachsen und zu Unrecht nicht beachtet werden."
(Body and Mind)

„Die detailverliebten, ungeheuer ansprechenden Pflanzen-Aquarelle ergänzen die Informationen und machen das Buch zu einem ungewöhnlich schönen Geschenk."
(wood.stock)

„Catrin Cohnen führt uns mit ihrem Wissen über Heilpflanzen durch das ganze Jahr. Ihre Texte sind informativ und gut lesbar. Auf diese Weise gibt sie uns den Blick zurück für Pflanzen am Wegesrand, über die wir oft hinwegsehen. Die Aquarelle von Diana Lawniczak machen das Buch zu einer Augenweide. Ein schönes Geschenk für liebe Menschen."   *(Ausblick)*

Impressum

Bibliografische Information der Deutschen Nationalbibliothek

Die Deutsche Nationalbibliothek verzeichnet diese Publikation in der Deutschen Nationalbibliografie; detaillierte bibliografische Daten sind im Internet über http://dnb.d-nb.de abrufbar.

© **Salumed-Verlag GmbH**
12161 Berlin, Rheinstraße 46
www.salumed-verlag.de
info@salumed-verlag.de

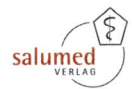

1. Auflage 2011
ISBN 978-3-928914-20-8

Autoren: Hilmar Dahlem, Renate Hölzer-Hasselberg, Christian Schopper, Solveig Steinmann-Lindner

Mit Beiträgen von: Birgitt Bahlmann, Klas Diederich, Kerstin Dietz, Andreas Laubersheimer, Markus Peters, Theodor D. Petzold, Matthias Schenk, Markus Treichler, Lasse Wennerschou, Eva Wolter

Lektorat: Claudia Schulz, Salumed Verlag

Satz & Gestaltung: Michael Reichmuth, Berlin

Diese Publikation wurde gefördert durch eine Mengenabnahme der Hannoverschen Unterstützungskasse e.V.

Die Kapitel „Salutogene Übungen (Teil 1 und 2)" von Theodor D. Petzold enthalten Textauszüge aus dem Buch des Autors „Praxisbuch Salutogenese", 2010. Mit freundlicher Genehmigung des Südwest Verlags, eines Unternehmens der Verlagsgruppe Randomhouse GmbH.

Gedicht „Dornen" von Rose Ausländer aus: dies., Und preise die kühlende Liebe der Luft. Gedichte 1983–1987. Mit freundlicher Genehmigung der S.Fischer Verlag GmbH, Frankfurt am Main 1988.